古中医学传承丛书　　陈余粮　总主编

系统的古中医学

彭子益 〈著〉

陈余粮 〈校〉

中国科学技术出版社

· 北京 ·

图书在版编目（CIP）数据

系统的古中医学 / 彭子益著；陈余粮校 . — 北京：中国科学技术出版社，2023.8
（2025.4 重印）

（古中医学传承丛书）

ISBN 978-7-5046-9664-9

Ⅰ . ①系… Ⅱ . ①彭… ②陈… Ⅲ . ①中医学—中国—古代 Ⅳ . ① R22

中国版本图书馆 CIP 数据核字（2022）第 112910 号

策划编辑	于　雷　韩　翔
责任编辑	王久红
文字编辑	王　征　靳　羽
装帧设计	佳木水轩
责任印制	徐　飞

出　　版	中国科学技术出版社
发　　行	中国科学技术出版社有限公司
地　　址	北京市海淀区中关村南大街 16 号
邮　　编	100081
发行电话	010-62173865
传　　真	010-62179148
网　　址	http://www.cspbooks.com.cn

开　　本	889mm×1194mm　1/32
字　　数	290 千字
印　　张	12
版　　次	2023 年 8 月第 1 版
印　　次	2025 年 4 月第 4 次印刷
印　　刷	北京盛通印刷股份有限公司
书　　号	ISBN 978-7-5046-9664-9/R·2917
定　　价	33.00 元

整理说明

彭子益在大半生的医疗实践和医学理论探索中，最终准确把握了中国传统医学的精髓——一种对症下药、辨证施治的根本治疗原则；一种宏观着眼、微观着手的系统性思维方法；一种追根溯源、实事求是的科学精神，并创立了"中医圆运动功"。

兹有以下几点需要说明，便于读者阅读。

1. 该书初版于20世纪三四十年代，原版竖排，繁体字，此次出版改为简化字横排。

2. 原书虽使用新式标点，但现在看来并不规范，既有句子太零散且不连贯之处，亦有该断不断之处，而且句号、逗号、问号等用法亦较混乱。另外，原版凡是有书名之处大多未加书名号。此次出版尽量改用现代汉语的规范标点符号，但全书标点需要改动或增删的地方太多，难免会有漏改及不妥之处。

3. 原书本身也存在一些文字错误，如"粳米"之"粳"误作"饭"，"中脘"之"脘"误作"腕"，"想象"之"象"误作"相"，"合"误作"和"，"膈"误作"隔"等，此外还有个别在当时可能是通用或流行的汉字，现在已属不规范汉字者，如化学元素"碳"之写作"氮"或"炭"等，这些情况凡经发现者，则根据上下文语境直接改正。

4. 为保持原著风貌，对于药名，如"炙草""炙甘草""甘草"，"麦冬""麦门冬"，"薏仁""薏苡仁"等，原则上照原书不改。

全书概要及读法

全书概要

读商务印务馆最近出版之大学丛书《疾病总论》曰：夫宇宙间之森罗万象，几是变化之无穷，然总括之，悉可纳诸物质与劳力之二大原则。物质发生势力，运动于空间。势力借物质，始能成可以计测之运动。宇宙间诸现象，写为分子运动之结果。其运动之源，势力是也。而吾人灵妙之身体机能，溯其来源，毕竟不外乎自物质所发生之分子运动之一现象。尽人体之构造，虽复杂错综至于极点，要之不过自物质所成之一肉块耳。

又曰：细胞出自细胞。细胞病理学者，宜以微妙错综之生活现象，归纳于一个细胞之小体，更进而研究其变化，遂知疾病由来，为细胞实质之变化。

又曰：疾病有二因，一为外因，一为内因。如外因虽具而内因缺如者，不至发病。外因虽微而内因较重者，则易罹病。

以上云云，现代最进步之西医新学说也。现代科学，研究宇宙间一切物体，大而太阳个体，小而细胞个体，以至大气中肉眼所不能得见之小粒子个体，皆是圆运动着的。此物质势力运动的事实，而又指出运动的公式是圆的也。

古中医学，乃在西医科学发明前数千年，已是物质势力的圆运动，而且是最初一个细胞的物质势力圆运动，而且能计测物质组织成细胞之程序，而且能计测势力运动之圆与不圆。运动圆为古中医学的生理，运动不圆为古中医学的病理。运动的何处不圆，用药以恢复其圆，为古中医学的医理。最古的旧中医学与最近的新西医学，于原则上原来是一致的。而内因外因之说，更可引为改正晋唐以后中医学说的错误之帮助。

吾人须知古中医学物质势力圆运动的原则，中医书籍中未见有能明之者。即谓中医学说，至今尚未根本成立，亦无不可。

本书以物质势力圆运动归纳于一个细胞小体的原则编成的。完全用中医书向来的说法为说法，不插入一句新的名词。如插入一句新的名词，反将合于物质势力圆运动原则的古中医学，说不清楚了。

中医学加一古字，古的中医学乃有如是的原则，晋唐以后的中医学无有如是的原则之故。

全书读法

科学青年，欲学古中医学，须先读生命宇宙篇。认识生命与宇宙，是一个并非两个。自然对于古中医学的名词，得到根本的认识，然后可言学医。

宇宙图的虚线，在宇宙为地面上下之际，在人身为胸下脐上之间，把握此点以运四维，自然滴滴归源，得到成功。

然后读系统原理篇，由十二经名词以求原理，由原理以求古法。处方基础篇的古法，生命宇宙与古法合而为一不可分开之法也。

读处方基础篇，先将前六方本位的意义，合成一个宇宙读。因处方基础篇，是本书全书的基础，此六方又为本篇的基础故也。一个宇宙，就是一个人身。此六方有切实的着落，然后推而广之，自有化裁不尽之妙。

《伤寒论》为中医方法祖本，须立志作整个研究。立志二字，与整个二字，须特别重视。因自来医家，皆无整个研究之志，所以医学都不能学到彻底地步而医风日坏也。科学青年，于生命宇宙除系统原理篇、处方基础篇贯彻之后，再聚精会神以研究整个《伤寒论》，我知其必定成功。然后读温病、本气等篇，自然一个系统，事半功倍。之后读前贤所解《金匮》及药性、脉法、医案、女科、外科，以系统原理归纳之，由约而博，复由博而约。成功之后，乃知古中医学，是实在的，是有系统的，有原理的，是科学的也。

中华民国二十九年（1940 年）庚辰夏至
子益重著于成都四川国医学院

目　录

生命宇宙篇

系统原理篇

处方基础篇

伤寒读法篇

温病本气篇

时病本气篇

儿病本气篇

时方改错篇

金匮药性脉法医案女科外科读法篇

编后感言 ————————————————— 371

生命宇宙篇

> 此篇，用现代法医学、气象学、土壤学、植物学、动物学、细胞学、生理学、无线电学、化学、物理学、营养学、力学、矿物学，十三种科学证明我中国古代文化整个的原则。整个原则者，关于生物生命的宇宙中的大气间运动也。宇宙大气的圆运动，为古中医学的原则所从出。认识宇宙，然后能认识古中医学。欲整理中医，不先认识宇宙，此自来整理中医之大错。系统学以生命宇宙，列为首篇，此根本解决的编法也。

按：《经》曰："人禀天地之气而生，四时之法而成。"彭子益先生既是通过种种证据来论证此点。

生命宇宙篇序

中医学在现代分三个界说，一为潮流医学，一为世俗医学，一为宇宙医学。

根据形体解剖学，以运用中医方药，不问实际上有无见效之可能，惟以迎合科学潮流是务，施治不效，不解何因，为潮流医学。认伤寒为风寒伤人，由皮毛而入，认温病为温气由口鼻而入，认小儿疹病为热毒等等，不求甚解，相习成风，病家医家，众口一辞，医不见效，死亦不悔，为世俗医学。汉长沙太守张仲景先师，著《伤寒杂病论》，为中医方药祖本，病症方法，根于阴阳，自序又云：人秉五行，以有五脏。阴阳五行者，宇宙大气中所含之物质也，为宇宙医学。宇宙医学，乃我中国数千年往圣先哲所有，最有功效的中医学，欲研究古中医学，须研究创造生命的宇宙，不先研究生命宇宙，即无从研究古中医学。

此篇乃研究生命宇宙之法，用十三种现代科学，作整个证明。使后来科学青年，由科学而认识阴阳五行的所以然，进而得着古中医学根本上极大功效的学术。此篇为普通辨证法，以下系统原理篇、处方基础篇、伤寒读法篇、伤寒方解篇、温病本气篇、时病本气篇、儿病本气篇、时方改错篇、金匮本草脉法医案读法篇，则专门之学矣。

中华民国二十七年（1938年）戊寅冬月

子益重著于昆明

宇宙间大气的圆运动

宇宙间的大气中，有氧氢氮碳四种物质，氧气是往上升的，氢气是往上浮的，氮气是往下降的，碳气是往下沉的，氧氢氮碳化合起来，是升浮降沉分析开，成为圆运动的中和的。

西医用氧氢氮碳治人身的病，因人身中的氧氢氮碳，发生或多或少的关系也。人身为何而有氧氢氮碳，因氧氢氮碳是宇宙间大气中的物质。宇宙间的生物个体，都是大气生的。人是生物之一，大气中有氧氢氮碳，故生物个体有氧氢氮碳，人的个体有

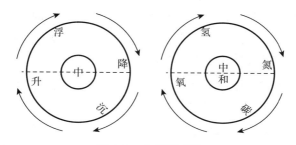

图 1-1　大气运动图

虚线为地面之际，线上为地面之上，线下为地面之下

氧氢氮碳，能明乎此，便已入古中医学之门。古中医学，人身个体，与造化生物生命的宇宙个体，整个大气运化学也。

创造生命的宇宙范围与中心

宇空间也，宙时间也，创造生物生命的宇宙，名曰"造化"。造化云者，一个生物所在地之宇宙间的"大气""圆运动时生育生物"之称。此造化个体的范围，约立体圆径一十里。个体中心在地面上下之际。日出的曙光，射到此生物个体所在地最远的东方地面，日入的曙光，射到此生物个体所在地最远的西方地面之间，便是一个造化平面的范围。立体的范围，详下文气象学的证明。此圆运动宇宙造化的进行，并非向前的，乃是向中的，并非日新的，乃是照常的。

宇宙造化的构成

创造生物生命的宇宙，简言之，即有造化的宇宙。此造化宇宙的构成，就是太阳射到地面的热，与地面相合起来成的。吾人思想其未合之前，地面上无有太阳的热，地面是冷静闭压黑暗的，纯阴的。太阳的热到地面之后，地面上原有的阴冷，遂将太阳的热，压入地面下云。此压入地面的热，又复澎出地面上来，澎压交互，出入不已，遂成有造化的宇宙。

夏至后太阳南行，此地的地面上压力渐增。冬至后太阳北行，此地的地面下澎力渐增，酉时后太阳西降，此地的地面上，压力渐增，卯时后太阳东升，此地的地面下，澎力渐增。宙是造化的个体，热是造化的运动。研究有造化的宇宙，从太阳的热，射到地面后起。

造化生物生命的原素与其方法

造化生物生命的原素，乃宇宙间的大气。大气者，阳气与阴气也，何为阳，太阳射到地面的热就是阳。何为阴，太阳射到地面的热已过，与热未到之间，就是阴也。《易经》伏羲画卦，一为阳卦，一为阴卦，其义即此。纯阴无气，纯阳无气，阴阳交合，乃能成气。既曰阳气，阳中已有阴矣。即曰阴气，阴中已有阳矣。

造化生物生命的宇宙方法，就是这阴气阳气合成的圆运动。阳性本动，动则直上。阴性本静，静则直下。本是各走极端的，不能成圆运动也。一自动的太阳的热，来到地面静的阴性之内。阴中有阳，静者亦动上去。阳在阴中，动者亦静下去。彼此合和，分析不开。于是动静相交，旋转升降，遂成一个圆运动也。此圆运动的中心，名曰中气。中气者，生命也。

造化之生物也，先有阴阳的升降，而后成生物的中气，是为先天。物之有生命，先秉造化旋转的中气，而后成体气的升降，是为后天。大气是圆运动，人身是大气生的，为宇宙的遗传体，人生亦是圆运动。中气旋转，体气升降。中气如轴，体气如轮。造化生物生命的原素与方法，阴阳升降，以成中气是也。

长养生物生命的常规

长养生物生命的常规，即造化的大气圆运动。圆运动者大气的升浮降沉也。

吾人向阳而立，左东右西，上南下北，造化生物生命的宇宙的南北，上南下北。大气上浮之方为南，大气下沉之方为北，大气的圆运动，东升南浮，西降北沉，春升夏浮，秋降冬沉。东温南热，西凉北寒。春温夏热，秋凉冬寒。东生南长，西收北藏。春生夏长，秋收冬藏。

夏至以后，太阳南行，直射成为斜射，地面上阳热渐减，地面上被直射阳热散开的阴压之气，又复渐渐的仍压下来，地面上压力渐增。此渐增的压力，将地面上的阳热，压入地面，愈压愈深，故地面之上，秋凉冬寒。冬至以后，太阳北行，地面上阳热渐增。此渐增的阳热，有两种力量，一则将阴压之气仍又散开，一则将压入地下的阳热，引升出来。阳热之性，本来升浮，阴气压之，故降沉入地。及至地面又到阳热，为之相引，且阴压之力，既已散开，故一引即仍升出。愈引愈出，故地面之上，春温夏热。秋收者，夏时地面之上，所受太阳直射到极大的热，经秋气之降，而收入于地面之下也。冬藏者，秋时所收太阳的热，经冬气之沉，而藏于地下之水中也。春生者，冬时藏地下水中的热，经春气之升，而生发于地面之上也。夏长者，春时生发于地面之热，经夏气之浮，而盛长于地面之上。同时地面之上，又盛满太阳直射到极大的热也。春夏秋冬如此，东南西北亦复如此。

大气的圆运动，一年为一整个，一日为一整个。一时一刻，一分一秒，以至无可分析，亦无不是一整个，吾人个体的生命，则在此一整个圆运动的中间，赖其长养也。常者，无差错违反之称。升降指地面之际言，浮指地面之上言，沉指地面之下言。

违反常规的影响

人身乃造化的大气所生，人身也是一小造化。身之左部，应东方，属春气。身之胸部，应南方，属夏气。身之右部，应西方，属秋气。身之脐部，应北方，属冬气，胸脐之间，应中央属中气。中气旋转于中央，四气升降于四维。造化之气，运动常圆，人身即得健康。运动不圆则反常。人身即多疾病。大气运动失圆即反常大气之病也。大气病，人气亦病也。

类如冬令以寒藏为常。倘或冬至之后，气候忽暖。水中阳热，当藏不藏，水中阳热，在造化为中气之根，在人身为生命之本。今当藏不藏，搜出地面。外则化为邪热，内则根本空虚。人与造化同气，于是冬温等病发生，人多死亡也（鼠疫即冬温病之最重者）。

春令以温生为常。倘或初春之时，气候过温，水中应当上升的阳热，升的太过，则阳根拔搜。人与造化同气，于是春病温等病发生，人多死亡也（猩红热即春温病之最虚者）。

夏令以热长为常。此时太阳盛满地面的热，以下降土中为贵。夏日雨多，则阳热下降，酷热无雨，则阳热不降。人与造化同气，如阳热不降，于是霍乱等病发生，人多死亡也。

秋令以凉收为常。倘或深秋之时，大气燥结不降，热气散而不收。人与造化同气，于是发生时行感冒，热伤风也。大气有病之时，惟中气健旺之人，自己本身运动能圆，然后不随大气之不圆以俱病也。

又如人身下部之气损伤，交春必病极虚弱的温病。左部之气损伤，交夏必病胸中空洞之病。上部之气损伤，交秋必病胸中闭塞之病。右部之气损伤，交冬必病干嗽之病。本身之气损伤，不能随大气的运动以俱圆，故病也。

人身一小造化的证据，病重之时，方能显现得出。因无病之时，是整个圆运动。病重之时，整个圆运动分开，然后显出证据也。

生物生命死亡的因果

人身人体的生命，乃秉受造化阴阳二气，和平升降所成圆运动的中气而来。是人身之有生命，因人身有造化的中气也。中气之亡，约分数项，一由天年已尽，中气终了，而中气亡。一由冬疾病将人身的圆运动消减而中气亡。或由疾病经医治误，将人身的圆运动损坏而中气亡。一由造化之大气先病，使人身的运动失圆即中气亡。一由不善养生，由渐而甚，将本身的圆运动损坏而中气亡。人有生命，因人身有造化的中气。中气既亡，所以死也。吾人身体轻健，眠食甘美，精神活泼，便是中气充足之象。

孔子的学说

论　语

《论语》云："子路问死，子曰：未知生，焉知死。"又云："四时行为，百物生焉。"

中　庸

《中庸》云："致中和，天地位焉，万物育焉。"云云。四时行者，四时运行，言时间也。天地位者，天上地下，言空间也。致中和者，空时之中，圆运动之和也。言空时间的大气，圆运动起来，造成一致中和的中气，则生生物的生命。中气在则生，中气亡则死也。

易 经

《易经·系辞》曰：帝出乎震，齐乎巽，相见乎离，致役乎坤，悦言乎兑，战乎乾，劳乎坎，成言乎艮云云。

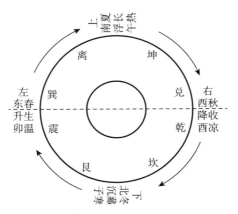

图 1-2　创造生物生命的宇宙图

左上右下，升降浮沉，东南西北，春夏秋冬，卯午酉子，温热凉寒，生长收藏，河图同此。图之虚线，地面之际

震巽者，东方之称，春气之位。离者南方之称，夏气之位。兑乾者，西方之称，秋气之位。坎者北方之称，冬气之位。坤者南西两方之间之称，中气之位。艮者北东两方之间之称，中气之位。震巽离坤兑乾坎艮乃《易经》八卦名词，卦者，大气运动的现象之称。

帝出乎震者，言上年夏时太阳射到地面的阳热，经秋气之降，收于地面之下，经冬气之沉，藏于地下之水中。到了今年春初之时，此阳热由水中上升，出于东方也。阳热为造成生物生命元素之始原，故称曰帝。

　　齐乎巽者，震居东方地面之下，巽居东方地面之上。震为春初，巽为春末。春末之时，地下水中所藏的阳热，升出地面，地面上的生物，生发都齐也。

　　相见乎离者，离居南方，正夏之时。此时地面下所藏旧年的阳热，升浮上来，与今年直射地面的阳热，相会见也。

　　致役乎坤者，役者事也，圆运动之事也。言今年直射地面的阳热，不可浮而不降。坤为圆运动升极而降之方，离位正浮的阳热，到坤方面初降也。

　　悦言乎兑者，阳热升而不降，则亢而悔，升而能降，则和而悦。此时地面的阳热，得地面上天空金气之收，而降入地下，阳热与阴气相和而生悦也。金气，详下文气象学证明。

　　战乎乾者，兑居西方地面之上，乾居西方地面之下。地面之下，乃为阴位，阳热降入阴中，阴阳乍合，必先战动而后安也。

　　劳乎坎者，阳热由地面之上，降入地面下之水中，当慰劳之，使安静不轻动也。

　　成言乎艮者，坤为升极矣之位，阳热至坤，如不能降，不能行圆运动之事，而直上矣。阳热至艮，如不能升，不能成圆运动之功，而直下矣。艮坤为升降之枢机，乃圆运动之中气。如无中气，直下不升，直上不降，造化息矣。成言乎艮，言一年的圆运动，成功于艮方也。

　　吾人欲求明了生物生命的宇宙造化，可将图之中心小圈，作为我的个体所在地。由我的个体所在地的地面，仰观俯察此地的环境。设想此地，未曾有太阳的热射到地面以前，是怎样的，是阴冷的。再设想太阳的热射到以后，由兑而乾，而坎、艮、震、巽、离、坤，而兑。用下文植物学实地证明。便能将这生物生命的宇宙造化，整个的所以然明了（近世科学家，研究有生命的宇宙，乃向太阳系的行星上，多少万里，多少万年去寻找，结果是徒劳无获）。

既将图之中心，作为我的个体所在地。由我的所在地，仰观俯察，以求明了大气造化的圆运动。又须在我的个体内，寻找大气升浮降沉的感觉。如此则我身个体的圆运动，与造化个体的圆运动，是二而实一矣。

帝出乎震之时，大寒立春节前后也。此时大气降极而升，由静而动。地下水中，所藏上年秋季所收降的阳热，升动出土，造化个体，根气摇泄。人身下部阳热，亦升动摇泄，身体不强，中气不足之人，尤其是年老之人，与常病之人。此时必感觉精神不振，食减不安。小儿如于此时发生麻疹，必多呕吐凶证，下部阳泄，中气失根故也，如麻疹发生于小寒前后多死，阳根拔散故也。冬至后有小虫飞动，或起热风，即是征兆。

齐乎巽之时，谷雨立夏节前后也。此时地面下所藏的阳热，升出地面者多。人身下部的阳热，亦升出中气以上者多也。

相见乎离之时，夏至节前后也。此时造化个体的阳热，盛于地面之上，虚于地面之下。人身的阳热，亦盛于中气之上，而我于中气之下也。

致役乎坤之时，夏秋之间也。此时造化，由升而浮的阳热，又须由浮而降，由浮而降，中气之能。人身如中气不足，上部虚热降不下去，便成病也。

悦言乎兑之时，立秋处暑节前后也。此时造化个体，由地下水中，升浮于地面之上的阳热，与今年夏季直射地面的阳热，都向地面下降。造化圆运动的个体，中下为植物个体的根本，中上为植物个体的花叶。在个体之上的阳气下降，乃生根本。在个体之下的阳气上升，乃生花叶，在上的阳气，即是在下的阳气。在下的阳气，即是在上的阳气，今秋悦言乎兑的阳，即是来春帝出乎震的帝。此时地面之上，阳热已多，不能下降以交阴，则澎渤而作吼。能下降以交阴，即收敛而生悦。人身此时，阳气下降，中下有根，精神强足，迥异寻常也。

战乎乾之时，霜降立冬节前后也。阳气出外则下虚，阳气入内则下实。兑居地面之上，上即外也。乾居地面之下，下即内也。此时阳气入内者多。造化个体，中下阳实。人身个体，亦中下阳实。造化个间与人身个体，中下为本。故人当秋冬之交，则特别壮健也。兑乾之时，宇宙与人身中气之上的阳气，收降于中气之下。中下的阳气既实，秋金之气又收敛之，江南的黑热病，西南的疟疾，即盛行也。

劳乎坎之时，冬至节前后也。此时阳气入地，封藏不泄，为来年岁气圆运动之本。惟水有封藏之能，故阳气入地，必须入于地下的水中，然后能封藏不泄。人身此时，如纵欲泄阳，来年交春，阳热出震，必根气虚乏，倘感时疾，必易致死。小儿冬春之交，发热出疹，服升散药、寒凉药、破气药，多死。即是阳根不藏，又遭药力升散之故。

成言乎艮之时，冬春之间也。离居南方升极之位。坎居北方降极之位。圆运动个体，升极必降，故阳降于坤位。降极必升，故阳升于艮方。艮坤为升降的中气。人身此时，中气不足，阳气升不上来，必成危险大病也。

以上节气，须将八卦图，按着自己的身体揣想，方有着落。

《易经》又曰：仰则观象于天，俯则观法于地，近取诸身，远取诸物云云，观象于天，天空有金气，能将地面上的阳热，收降于地下的水中也。观法于地，地下有水气，能将金气收降的阳热，封藏周密，不稍泄漏，以待来年升出地面之上也。俯仰之间有中气成此旋转相抱之环形，即圆运动的造化的中气现象，即造化工作之结果也。根干之交的树瘤，即此环形已老的状态。导管输送水分上升，筛管输送养分下降，水分，水也。养分，火也。水能上升，火能下降，非造化圆运动的中气的力量，其谁能之。

人身乃一温润之体，水气中有火气则温，火气中有水气则润。然非中气旋转于中，水火不能降升于上下也。所谓中气如轴，四维如轮，观于植物个体的运动，可悟人身个体的运动，可悟造化个体的运动。

造化一年的大气，本升浮降沉的自然，成生长收藏的宏功，最完备者，莫如人身，最显见者，莫如植物。植物经秋结实，壳坚而叶落者，气之收也。经冬眠睡，而根向下穿插者，气之藏也。经春而发芽者，气之生也。经夏而茂盛者，气之长也。一个圆运动的造化个体，地面上得一半，地面下得一半，观植物个体的现象，可无疑矣。一个生物所在地，即一个造化的单位也。

植物学又谓，太阳的光热，是植物的绿叶素云云。

秋后大气收降，将太阳射到地面的热，收而降于地下，经冬气之封藏，又将降下的热，藏于水中，交春阳气上升，草木发芽而呈绿色，此绿色，即上年夏秋之间太阳的热也。此《易经》八卦，悦言乎兑，劳乎坎，帝出乎震的事实也。

以人事言，春季为一年之始。以造化言，秋季为一年之根。秋季如不将地面所受太阳的热，收而降于地面之下，春季草木，便无发生之资也。

造化圆运动的个体，地面上有一半，地面下有一半。地面上为阳，地面下为阴，阳者，万物资始，将成造化之先，地面上的一半，为地面下的一半之本，阴者，万物资生，既成造化之后，地面下的一半，又为地面上的一半之本。

吾人于交秋之后，身体结实，精神充足，于交春之后，身体疲软，精神困乏，秋后地面上的阳气，降入地面之下，人身上部的阳气，降入中气以下。春后地面下的阳气，升出地面之上，人身下部的阳气，升出中气以上，造化个体，秋后中下阳实，春后中下阳虚，中下为造化之本，人身个体，亦复如是。

春月小儿出疹子，医家用寒性之药为治者，多死。寒药伤害阳气，中下阳虚，又遭伤害，故死。此宇宙造化个体，地面上一半，地面下一半，是整个圆运动的科学证明也。

土壤学的证明

土壤学谓试取地面上一克重的土壤，分析化验，（一克约重二分六厘）此些许土壤中，竟含有三十六种生物的原素。这些许土壤，不惟此处与彼处不同，即同一地的土壤，所取之时不同，所取得的土壤，亦不同云云。

其不同者，大气圆运动的时间不同，与圆运动的力量不同，所成的中气亦不同也。些许土壤，而有如许之多的生物原素者。土壤为大气升降交会的中气之所在，中气之所在，乃生命之所出也。

常见种旱地麦的两家人，一家三日锄地一次，一家总共只锄地一次，到了收获的时候，三日一锄的，比只锄一次的多收麦七八倍，因三日一锄的土质轻松，地面下的大气，容易升上来，地面上的大气，容易降下去。地面之际，乃大气升降制造中气之处，升降密，则中气旺，中气得的多，故生命多，所以收获多。只锄一次的，土壤胶固，大气的升降，不能迅速，所造成的中气减少，所以收获减少也。如将三日一锄的土壤，用化学化验，或不止有三十六种生物的原素，亦未可知。造化制造生命的中气，时时不同，所以人的清浊寿夭，人的贤愚灵蠢，亦各不同也。

吾人居住楼房，不如居住平地健康。居住水门丁建筑的市场，不如居住野地健康。一离中气的中心近，一离中气的中心远也。一则中气少，一则中气多也。人身中电，速用黄土调水敷身，可望救活。黄土，乃造化的中气所在，中气能和电气之毒也。任何毒物，埋于土中，其毒自消，造化之中和，在土壤之际也。

曾见一人，大吐血后，口开肢冷，两目上视，知觉全无，整个圆运动，已整个不运动矣。生命将告终矣。医以大枣冰糖浓汤进之，尚能下咽，下咽之后，呻吟一声，安睡片刻，知觉照常，肢温体和，调理而愈。冰糖大枣，乃古中医补中气之药，中气回复，生命即能回复，可见中气即是生命也。此宇宙造化个体圆运动的中气，在地面之际。地面之际的中气，为生物生命之所出的科学证明也。

无线电学的证明

无线电学谓无线电收音机的发音，乃大气中的电波，由天线地线通入机中，发生感应作用。由感应振动，发生音波。但必须天线地线，通入机内之线，作多数线圈之后，方能发生感应作用。如无线圈，仅系直线，便不能发生感应作用。海洋面与低原地面。诱电率极大，平原次之，大建筑物多的城市又次之，山岩诱电率极少云云。

电气是充满于创造生物生命的宇宙个体之间的。此宇宙个体，地面上得一半，地面下得一半，两半之间，中气所在，中气乃阴电阳电交合的媒能。宇宙的圆运动，为制造中气的工作。天线地线通入收音机之线，作多数圆圈。天线地线，便是一个制造中气的大圆运动。一个线的圆圈，又是一个制造中气的圆运动。圆运动的个体多，增加的中气多，即是增加的媒线多，所以感应而发音也。

电气升降，通过水质较通过土质迅速，水面之际，为电气升降交会之处，中气较地面之际特多，故诱电率极大。低原地水质，较平原地多。中气亦较平原地多，故诱电率亦较大。平原地水质较少，中气较少，故诱电率亦较少。如在蒙古沙漠极乏水质之地，诱电率必更少。人行沙漠，呼吸短促，大气的中气缺乏故也。大建筑物多之地，地面用水门丁坚筑之，大气不易升降，中气已少，砖壁相接，又将大气中原有的圆运动，阻凝而消减之，中气更少，所以诱电率更少。山岩的岩石，既无土质，又无水质，中气少，所以诱电率亦少。所以在建筑物多的市场居住的人，身体不壮，寿命不长，偶进郊野，便觉大快也。

近代卫生学谓海洋的大气，最能健身。何以最能健身，因其封藏的阳气多，升降速，中气密，圆运动的力量，较陆地的大气大也。人谓陆地有五行，海洋五行不全。不知木气，乃太阳的热，被金气收入水底，再由水底升出水外之称。土气即升降浮沉的中气，土气亦称中气，中气亦称土气，海洋无土气，有中气，将海水分作上下两层看，下层属水气，上层属中气，此海洋之河图也。大气运动最圆的河图宇宙，北温带之宇宙是也。

天津法国租界、英国租界，均有花园，英国花园少人游憩，法国花园游人极多，英国的是水门丁筑的地面，法国的地面，是松土上铺细石子，时时洒水，游人憩坐其间，身体顿觉健美故也。

无线电学又谓，落雷入地，便成中和云云。

地，阴气也。雷，阳气也。阳气郁升，离开阴气，澎涨作响，阴阳不交，中气减矣。然阳气以下交阴气为悦，虽暂时不交，必仍落入阴中，与阴化成中和。《易经》八卦之图，悦言乎兑，乃表示上空的金气，将阳气收敛而下，阳气因得下交阴气而欢悦。可见宇宙间的阳气，无可离开地下之时。造化之气，以中下为本，人身亦然也。

古中医学所治之极复杂极危险的病，用现在形体解剖学的科学医治，以我所闻所见，实在是治好了的太少，现代科学的医，不及古代的医，岂非古代的医，有什么神秘，驾乎科学之上乎。古中医书的伤寒金匮所载之方，约有三百，方虽三百，法子的原则，只是两个，一个是生扶中气，以运动四维，一个是运动四维，以生扶中气。无非本乎人身一小宇宙的造化自然之妙耳。临床实验，证据显然。此宇宙大气，升降运动则生中气的科学证明也。

气象学的证明

气象学谓，包围地面的天空，皆是极厚的星气。星气者，星体小而密，弥漫如气，须五百倍的显微镜，方窥得见。吾人所见之星，乃星之大者。又曰：此星气压力甚大，压入地面之下，则成矿质，矿质上升，又成星气云云。

矿为金属，是星气即金气也。满地面皆此星气的金气所降压，是极冷极阴极缩的，为何能成生物生命的宇宙。被金气降压的地面，有了太阳的光热，此光热射到地面是往上澎涨的，尽它的澎涨力量，将金气下降的压力散开，散开的范围内，就是生物生命的宇宙。散开的力量，最小是冬至前后，最大是夏至前后，此力量的大小，循环增减，大气中的澎力与压力，亦循环增减。澎压循环，因成岁气。澎是由地面之下，澎出地面上来，澎力增则大气升浮。压，是由地面上压入地面下去，压力增则大气降沉。由浮而降则凉，由降而沉则寒，由沉而升则温，由升而浮则热。地面上见为寒，地面下已热矣。地面上见为热，地面下已寒矣。

气象学又谓，吾人所居的大宇，乃一螺旋的星云窝。盖极冷极静压力极大的星气，与极热极动澎力极大的太阳光热，相合而成的运动也。

据游泳家言立秋之后，水中温度比夏时多，此金气将太阳的光热降入地下之据。

化学家于秋后将二十吨海水化验，内含有三便士之金质，可为秋后金气下压之据。

气象学又谓，由地面往上六英里，为空气的对流层，对流层以上，为空气的同温层。又谓，地面以下若干丈内，为不定温层，若干丈外，为有定温层云云。

对流层，空气圆运动个体的上方也。不定温层，空气圆运动个体的下方也。以上方六英里计之，下方当亦六英里，左方右方当亦六英里，大约可为圆径十英里。地面之际，为圆运动的中心，所以植物种子所发的芽，是旋转相抱的环形也。

说者谓，树株个体，在地面上者较长，在地面下者较短，认为地面之际，非圆运动的中心。不知气往上行易，气往下行难，地面上下的大气运动，容量是上多下少，力量则上下平均。如不平均，种子发芽，如何能有旋转的环形，惟六英里的测量，不必执着，试从地气上升，升到成雨成雪的界限度之，当较六英里为小。航空探险家亦谓，大气的同温层，七月距地面极远，一月距地面极近，远近之间，可以测界度之大小也。

科学家测量同温层，以对流层外边为准。创造生物生命的宇宙个体，以对流层以内为归。大气距地面远则稀薄，距地面近则浓厚，创造生物生命的宇宙，当在大气浓厚之处，中气多则浓厚，对流层以内，近地面处，则中气多。造化个体，皆中气的圆运动所分布，近地面处，中气多者，中气的中心，在地面上下之际也。

航空探险家谓，同温层，一月与七月比较，七月距地面最远。一月距地面最近。整个的远近中间，可以悟《易经》宇宙造化运动的范围焉。

云浮于天空，来自地面之下，雷出地则鸣声震惊。雷者，地面下所藏之阳气也。地面下如果容量不大，云与雷安所存在乎，故创造生物生命之宇宙的圆运动个体，地面上有一半，地面下有一半。

宇宙造化个体之构成，是金气与火气澎压循环成的。人身造化个体之构成，亦是金气与火气澎压循环成的。所以人身的疾病，完全是澎力与压力失其平衡而起，所以古中医治病之法，皆调和澎力与压力，复其平衡之法。此宇宙大气中有金气的科学证明。与宇宙大气圆运动个体上下范围的科学证明也。

化学的证明

化学化验大气，大气中有氢气、有碳气、有氧气、有氮气。氢氧之性往上浮的，碳氮之性，往下沉的，氧气之性，往上升的，氮气之性，往下降的。氢气自己燃烧，氧气在水中燃烧，惟草木中最多。氮气富有矿素。碳气乃大气压力，压沉地下所成云云。

氢气性往上浮，能自己燃烧，火气也。氧气性往上升，在水中燃烧，惟草木中最多，木气也。木气者，水中之火也。氮气性往下降，富有矿素，金气也。碳气性往下沉，并非水气，而皆大气之下沉也。河图代表创造生物生命的宇宙，大气整个的圆运动。大气之中，藏有五行，化学化验大气，藏有氧氢氮碳，可以思矣。

生物乃大气所生，乃大气整个圆运动时所生也。化学化验大气，乃不整个、不运动的大气也。河图者，示人以整个圆运动的大气。又示人以分析不运动的大气。示人以分析不运动的大气，正示人以愈能明了整个圆运动的大气也。

大气是人身的原素，大气中有五行，故人身有五行。人身五行的物质，不可得见，所得见者，发热的火而已。五行的物质，虽不可得见，物质的作用可得见，如收敛为金气作用，造化个体，是造化的金气，将太阳的火气，收入中气之下成的。人身的造化，亦是人身的金气，将人身的火气，收入中气之下成的。所以肺痨之病，初则咳嗽出汗，继则发热不退，皆金气收敛的作用，初则减少，继则消灭之故。所以古中医治肺痨之方，皆补助金气之收敛。将火气收入中气之下之法也。此宇宙大气中，有五行的科学证明也。

动物学证明

动物学化验动物死体，以寻找生命。见死体之内，尽是氧氢氮碳等毒质。兽脏粉内，尤为显著。生命乃在毒质之中，实为奇事云云。

毒质之中，绝无生命，浅而易知，显而易见之事。化验一切生物死体，尽是氧氢氮碳等毒质，生物个体，何以会有氧氢氮碳，氧氢氮碳何以会成毒质，本是极难知道之事，知道大气的圆运动，则知道矣。

大气之中本来原有氧氢氮碳，若是毒质，人人呼吸大气，岂不人人都不能生活乎，不知大气中的氧氢氮碳，本是随着大气升浮降沉的圆运动而中和的。中和者，氧氢氮碳分析不开，彼此融和，彼此互化，如河图的中气是也。五行的中气，是生物的生命，氧氢氮碳的中和，即是生物的生命。大气为生物的父母，生物个体的质素，为大气赋予的。赋予时是圆运动的，化验时是不运动的。圆运动时是有中和的，不运动时是无中和的。无中和则四气分析，分析则成毒质。

生物个体，本来是毒质所成的，不见为毒质，只见为生命者，圆运动而已。氧氢氮碳等毒质，兽脏粉内，尤为显著。兽的内脏内，有氧氢氮碳，人的内脏内，当然亦有氧氢氮碳。人身内脏内，既有氧氢氮碳，人身内脏内，当然有五行，可以思置（人身内脏的五行，详原理篇）。此人身中有五行的科学证明也。

细胞学的证明

细胞学谓，一个细胞，有膜，有螺旋网状，有核。一个分裂为二，二裂为四，以至裂为无数细胞，无数细胞集合而成人的个体。无数个细胞的体质与运动的规则，与最初一个细胞无异。将一个细胞切成二半，一半有核，一半无核。无核的一半，立即死灭。有核的一半，经核的运动，仍能回复成一整个细胞。又云细胞是氧氢氮碳所成云云。

阴阳精气，交合运动，则成细胞。圆运动的医学，视人身个体，只是一个细胞耳。细胞膜者，个体外维也，螺旋网状者，各脏经络的升降也，细胞核者，中气也。

将一个细胞，切为两半，无核的一半，即立死灭者，无中气也。有核的一半，仍能回复成一整个的细胞者，中气运动，能生四维也。一个细胞分裂为二者，中气运动，细胞增生也。无数细胞，集合而成人的个体者，中气分布也。无数个细胞的体质，与运动的规则，仍与最初的一个细胞无异者。人身是一个河图，细胞是一个河图，无数个细胞，仍是一个河图也。一个造化的单位，只是一个细胞耳。

氧氢氮碳，是升浮降沉圆运动大气内的实质。细胞是氧氢氮碳成的，可知细胞是升浮降沉圆运动的大气成的。科学能得见细胞中氧氢氮碳，不能得见细胞中氧氢氮碳的中和。氧氢氮碳的中和，细胞的生命也。科学无法得见细胞的生命，只因科学无法得见细胞的氧氢氮碳故耳。

古中医的方法，只有两个，一个是运动四维以生扶中气，一个是生扶中气以运动四维。曾有人病脚气，趾缝破烂，流水奇疼。一医用蔗糖内服，并用蔗糖擦破处。次日水止疼止，再二日生肌而愈。此即生扶中气以运动四维之事也。人身全体的细胞，由运动而增生者，中气运动敷布之能也。破烂流水奇疼，细胞破裂，中气不能运动，四维不能复生也。蔗糖补益中气，故效。此中气运动则生四维的科学证明也。

营养学的证明

营养学谓，用分析过的食物各成分，由人工混合，以行动物试验，其结果和天然食物大不相同。用分析过纯粹的牛乳蛋白质、豚脂、糖类、无机盐，照牛乳的成分配合，以为饲料。取体量和发育状态相等的数头白鼠，分为甲乙两组。于上列饲料之外，并加二毫的鲜牛乳于甲组。乙组不加。比较各组的发育状态，结果乙组体量日减，逐渐衰弱，甲组发育健全，体量日增。

十八日之后，加同量的鲜牛乳于乙组，甲组不加。其结果适相反，甲组渐衰，乙组则迅速的回复其元气。这天然食物内，必有一种营养上不可缺的活力素云云。

生物秉宇宙运动的大气而生，大气是天然的圆运动，生物亦是天然的圆运动。天然的圆运动，所谓活力素是也。天然的圆，一经分析，便成不圆，既成不圆，与生活力量的元素相反故有上述结果。生物生命，是整个的圆，故化学分析，独不可用于生物生命上。所以古中医的学理方法，总是一整个的圆运动。此整个圆运动乃有生命的科学证明也。

生理解剖学的证明

生理解剖学谓，人身各内脏的神经丛，皆通胃中云云。

造化的中气，在地面上下之际，细胞的中气在核，人身的中气在胸脐之间，胸脐之间胃也。

圆运动学是中气万能的，大气呼吸的枢机在胃，肺为呼吸的官能，中气为呼吸的主使。饮食的消化在胃，饮食化血，呼吸化气，分布各脏，以达全身的动力，亦在胃。胃者，中气之位也。吾人胃脏健强，各脏皆强，胃脏如坏，各脏皆败。治各脏之病的药，皆由胃脏输运以达各脏，非各内脏的神经丛皆通胃中，如何能由胃以达各脏乎，此中气所以为万能也。

生理解剖学谓，各内脏的神经丛皆通胃中，是胃脏之中，原有各内脏的原素矣。河图一二三四之中皆有五数，实由于五数之中，原有一二三四也。

科学家谓，成人的血液，一小时行六百八十七英里。运行之速，莫如圆运动，圆的运动，必有中力。中医学中气如轴，四维如轮，非各内脏的神经丛皆通胃中，哪能迅速如此。

中气如轴，四维如轮，此气化之事。今得生理解剖学，各内脏神经丛皆通胃中的证明，气化的空谈，得到实在的根据矣。生理解剖学有益中医，此为极大之帮助。此人身中气如轴四维如轮的科学证明也。

力学的证明

力学云，宇宙之间，只有五力，升力、降力、离心力、向心力、平衡力云云。

向心力，秉宇宙的阴气。离心力，秉宇宙的阳气，升力秉阴气中之阳气。降力秉阳气中之阴气。平衡力，秉宇宙的中气。向心力，河图之水气也。离心力，河图之火气也。升力河图之木气也。降力河图之金气也。平衡力河图之中气也。河图之水气云云，详系统原理篇。

由气生力，由力升作用。升为生疏泄的作用。降力生收敛的作用。向心力生封藏的作用。离心力生煊通的作用，平衡力生运化的作用。总由太阳的阳热，射到阴冷的地面运动而成。四时各有现象，人身各有感觉，整个的五力，惟河图能表现之也。

河图的力学，向心力，系由地面之上，向入地面之下。离心力，系由地面之下，离出地面之上。升力系由地面之下，升出地面之上，降力系由地面之上，降入地面之下。平衡力，系圆运动于地面上下之中。而升力即是降力，降力即是升力，离心力即是向心力，向心力即是离心力，皆由平衡的中气所变化，此河图圆运动的万能也。

所以古中医学治病，虽治极小局部之病，必合全身以研究治法，从无只管有病的一局部者。如今之所谓脑充血之病，古中医学的治法，必系降上部之气，潜入下部之法，与补助中气之法，因上部之血既有余，则下部之血必不足，气降血自降，又必中气旋转，气乃降也。此河图代表宇宙造化生物个体整个圆运动的科学证明也。

物理学的证明

牛顿发明宇宙引力是直线的。爱因斯坦绝不相信引力是直线，谓宇宙引力，一定是曲线。河图的圆运动即曲线也。

爱因斯坦的相对论，不承认地动说，亦不承认天动说。相对论的原理，乃创可以兼容天动地动之力学。河图则兼容天动地动之力学也。河图的范围，仅为太阳与地面向背之间，极小极小附着地面约二十里内的一段。无论天动地动，只见大气的圆运动耳。

爱因斯坦相对论谓，引力场合电磁场，其实是一个东西，只须用一种公律，便支配了它们两个。河图的圆运动乃完全的公律也。

科学家谓，原质变化，为宇宙的原则。河图的圆运动乃原则也。

物理学前十年，曾于阴电子阳电子之间，发现中子。谓一个阳电子，与一个阴电子，紧密接合，遂运动而成中子。宇宙间一切物质，根本归于阳电子阴电子与中子。近十年又于中子之间，发现㐄子。

中子者，河图的中气也。㐄子者，整个的河图运动也。物理学既发明中子，乃谓中子为零原素。因阳电子与阴电子是相对的，中子无相对的，故称曰零也。河图之中子，则是与各方面均相对的，而且各方面的运动，皆有中子化合在内。㐄子为整个河图运动，中子为河图中心。故中医学的生理病理医理，无不归纳于一个河图。本书处方基础篇，所列各方，皆整个河图之法，而首列理中汤，治全身上下左右内外的病，并不用上下左右内外之药，只理中气，而全身上下左右内外之病，同时皆愈，即是此理。此大气中有河图的科学证明也。

矿物学的证明

矿物学云，阳性之矿质为立方体，阴性之矿质为平方体。矿质的细胞最小云云。

万物皆秉宇宙大气而生，大气的圆运动，有升浮降沉中五部。矿质之生，大气之沉也，矿质亦有细胞，细胞者，中气也。造化之道，升浮降沉，皆有中气，阳性的立，升浮之意。阴性的平，降沉之意。独阴不生，独阳不生，无中气也。矿质亦有细胞，有中气也。阴阳合和，便成中气。既成中气，必生物体。矿质且有阴阳，有中气，何况有机之物乎。此人身有阴阳之科学证明也。

人之生也，得大气五行圆运动之全，故人为万物之灵。物之生也，得大气五行圆运动之偏，故物为人生之药。全者，五行均匀，不偏多，不偏少，圆而又圆之意。偏者，五行圆运动中有一方偏之意。类如中药之麻黄偏于疏泄，芍药偏于收敛，半夏偏于下降，升麻偏于上升，甘草偏于补中。古中医治病方法，汗闭之病，是人身疏泄作用偏少，收敛作用偏多，用疏泄作用偏多之麻黄，以生扶疏泄，克制收敛为药。汗多之病，是人身收敛作用偏少，疏泄作用偏多，用收敛作用偏多之芍药，以生扶收敛，克制疏泄为药。呕吐之病，是人身下降作用偏少，用下降作用偏多之半夏为药。肛门重坠之病，是人身上升作用偏少，用上升作用偏多之升麻为药。收敛与疏泄，欲调于平，上升与下降，欲调于平，必赖中气之旋转，故用以上诸药，必兼用甘草以补中气。反之汗闭而用芍药，汗多而用麻黄，呕吐而用升麻，下坠而用半夏，与用上升下降收敛疏泄之药，而不用中气之药，皆能将人身不圆的运动，偏上加偏，使圆运动的个体，成了直不运动的个体而死。人身五行的作用，即是人身之病，人身五行的作用，即是人身之药。药的作用，所以帮助人身自己的作用，以治人身自己的病，人身的作用已无，药亦不能发生作用的效力也。古中医学，用物性圆运动之偏，以调和人身圆运动之偏之学也。

结　论

生物学分生气说、机械说。生气说无物质上的证据，机械说有物质上的证据。故生气说不能存在，而机械说独能盛行。

不知生气的气，即是宇宙间的大气。大气中有氧氢氮碳等物质，大气即物质也。西医用氧氢氮碳治病，因人身的氧氢氮碳，有过多过少关系之故。人身何以会有氧氢氮碳，人身是大气所生故也。因未曾设法以证实人身为大气所生，遂将生气说作废，此乃科学之憾事。

中医自古认为人身是大气所生，故仲景先师《伤寒论》的病证方法，根于大气。又申其说曰，人秉五行以有五脏。宇宙造化，生物生命，古中医学，并非分得开的三个，乃是分不开的一个。不知生物的生命，不见宇宙造化之成功，不知宇宙的造化，不见生物生命的来源。古中医学，乃宇宙生命的解剖学与修理学，一个圆运动而已。今由科学得着整个的证明，中医学受科学之赐大矣。

以后国民皆科学青年，古中医学将来之或废或兴，全视科学青年之能彻底认识阴阳五行与否。

科学方法改良中医，科学云者，有原理，有系统，有证实之谓，非形体解剖之谓。形体解剖学是分析的，是片段的，是直不运动的，是死的。古中医学，是不能分析的，是整个的，是圆运动着的，是活的。彼此立场适成相反，由形体解剖，来学中医的医家，未曾见其能治大病者。

凡改良一事，必须确知此事本身的究竟，而后可言，何者为良，何者为不良。今之言改良中医者，亦曾确知中医学本身究竟是怎么一回事否，向相反之立场上去求改良，结果必更加不良而已。

人是生物之一，生物是大气生的，故人也是大气生的。世界的人，如都认识人是大气生的，岂只中医得着改良的根本办法，西医亦可悟到自己立场之不尽是了。中医不良，非中医学本身不良，乃为中医学本身说法的书不良耳。不注意此点，乃公然曰要取消五行，是无异坐井观天者，嫌天小也。老子曰：执古之道，以御今之有，能知古始，是谓道纪，老子之言善夫。

跋

去年夏，中央国医馆设特别研究班，陈立夫先生荐吾师彭子益先生充该班系统学教授，学员八十人，皆医专毕业，与行医多年之士，有充大学教授者，有业西医者。毕业之日，一致欢喜，曰：今乃得见我中国古医学的本身，早已合乎现代科学也。养林闻之，叹为先得我心，敢掬诚敬告于我辈科学青年。如学中医，读唯物辨证法的古中医学，可省医校百分之九十脑力，即能得到中医学整个的根本解决。读生命宇宙篇，即能得到中医学整个的根本信念。中医学无教科书，有之，自吾师唯物辨证法的古中医学始。

江苏省政府主席，陈果夫先生，设医政学院，考选各县有科学思想之中医六十人，到院训练。特约吾师演讲，听众相率请益，岂偶然欤。

中医是生命宇宙合一之学。明了生命宇宙，乃能明了阴阳五行，却非在现今科学潮流澎湃时代，无法明了阴阳五行。中国文化本位，自力更生，读此篇得见焉。中医的《内经》有云：善言天者，必验于人，善言古者，必合于今，善言气者，必彰于物，此篇有之。今之言物者不知有气，言人者不知有天，言今者不知有古，睹此篇，必知所返矣。

铁道部技正孙子明先生，于吾师抵南京之日，邀集现任要职，曾留学东西洋之张德流诸先生，六十余人，先后在南京第一公园，五洲公园，听吾师演讲生命宇宙。孙先生言于众曰：现今世界科学方法，所不能解决之事物，惟生命宇宙耳。彭叟由大气运动中，得着解决，将我中国古代的形上文化，与现代世界的科学文化，合而为一。源源本本，信而有征。爱因斯坦发明相对论，已令举世震惊。今彭叟发明生命宇宙，伟大过之。为天地立心，为万物立命，为往圣继绝学，非彭叟不足以当之也云。

中华民国二十六年（1937年）元旦太原医专学校毕业门人

山西屯留王养林谨跋于南京清凉山扫叶楼

系统原理篇

中医的书籍，如无字母无拼法文法的作文。人各一词，无有系统。中医方法，以汉代张仲景所著《伤寒杂病论》为祖本。仲景自序云，撰用素问九卷。素问为伤寒杂病论的原理所从出。素问文义，玄而又玄，甚难索解。中医书遂无整个原理可言。中医为世人诟病，原因在此，此篇于实在事实上，辨证出中医原则。系统原理，字母也。

按：本篇主要以五行六气的功能阐释生命的升降出入运动，以及关系的生克承制平衡。

系统原理篇序

中医学之有原理，犹世界文法之有字母。自来学中医的书籍，只有作文，并无字母，人各一辞，不能一致。后人学医不得要领，用力益深，入门益难，掩卷叹息，废然而返者，多少人矣。下焉者，则首读药性，记诵成方，只知此方能治此病，并不问此病何以要用此方。忽而大病赖以回生，忽而小病竟遭治死，问其何以回生不知也，问其何以治死不知。我古先圣哲功参造化利济民生之学，势将亡于现代唯物辨证的科学潮流澎湃之中，可惧可惧。此篇原理如字母，下篇处方基础如拼法文法，伤寒温病篇如作文。大匠之巧，人各不同，大匠的规矩，人人皆同，规矩既同，则巧之不同者，仅高下不同耳。无字母的作文，无规矩之巧也。今而后有字母矣，有规矩矣，字母同则文同，规矩同则巧同矣。

阴阳五行者，宇宙大气中的物质。由唯物辨证之法，以得着阴阳五行的物质的认识。于是乎中医学的原理，出现于当今科学潮流澎湃之世。先读此篇，认识原理，由字母而拼法，而文法，而作文，然后知古中医学之不我欺也。

中华民国二十八年（1939 年）己卯冬月

子益重著于成都四川国医学院

系统的认识

中医学，乃人身与宇宙共同整个气质运化学。气乃大气，质乃大气中的物质，运乃运动，化乃化合，其原理出于河图。河图的圆运动，大之表示一个宇宙造化的个体。小之表示一个细胞的个体，一个人的个体，即是一个河图。河图者，中医学之系统也，河图详生命宇宙篇。

人乃宇宙造化所生，欲知人身，须先知造化。故本篇未言人身，先言造化。一言造化，即是言人身。

中医的阴阳五行，乃宇宙造化的大气圆运动的物质。生物皆是秉受大气的圆运动而生的，大气中有阴阳五行，故人身亦有阴阳五行。大气中阴阳五行，是圆运动着的，故人身中阴阳五行，亦是圆运动着的。生物各得大气阴阳五行圆运动之偏，人身独得大气阴阳五行圆运动之圆。人身之病，人身运动之偏也。中医者，以物性之偏，补救人身之偏之事也。

运动圆为生理，运动不圆为病理，运动不圆用药以回复其圆为医理。是实在的，是自然的，是简易的，一个河图尽之矣。

阴阳的认识

一个生物所在之地，太阳射到此地面的光热就是阳。此地面的光热已过，与光热未来之间就是阴，纯阴则静而不动，静则直下。纯阳则动而不静，动则直上。纯阳纯阴，直上直下，不能生物也。静则沉，动则浮。由静而动则升，由动而静则降，动静交合，则生中气。动静交合，阴中有阳，阳中有阴。阴阳者，生物之父母也。此大气的圆运动之所由来，亦即造化个体之所由成就，人秉造化阴阳圆运动之气以有生，人的个体，即造化个体的遗传，先认识造化的阴阳，自能认识人身的阴阳。五行六气者，阴阳二气圆运动的内容也。

五行的认识

一年的大气，夏气属火。太阳射到地面的光热，夏时为多，太阳的光热，火也。热则上浮，故夏时大气热浮而属火气。夏时太阳旺于南方，故南方属火气。一日之午时，亦属火气。午时太阳的光热，射到地面的多也。

秋气属金。秋时太阳往南，地面的压力渐大，天空之间，金气弥漫，空气的压力，即金气之下降也。天空的金气，至秋始显，故秋时大气凉降而属金气。造化之气，东升西降，降气旺于西方，故西方属金气。一日之酉时，亦属金气。酉时金气凉降之力独大也。天空之间，即是地面之上。

冬气属水。生物的生命，全是太阳射到地面的火气所产生。今夏太阳射到地面的火气，即为来年生物生命之根。然如火气，必须经过秋时，降入地下，经过冬时，藏于地下的水中，然后能生生物的生命。冬时大气，沉而能藏。沉而能藏者，水也。大气热则上浮，寒则下沉，故冬时大气，寒沉而属水气。南方在地面之上，北方在地面之下，故北方属水气。一日之子时，亦属水气。子时大气沉极之时也。

春气属木。一年的大气圆运动，冬时为终，春时为始，终即始之根也。上年夏时太阳射到地面的火气，经秋时金气，收而降于地中，又经冬时水气，藏而沉于地下。火藏水中，水气温暖。如温暖之气，交春升泄出土，草木发生，故春时大气温升而属木气。升气旺于东方，故东方属木气。一日之卯时亦属木气。木者水中火气，由封藏而升泄之气也。

中气属土。一年的大气，春升夏浮，秋降冬沉，故春气属木，夏气属火，秋气属金，冬气属水。升浮降沉，运动一周，而成一岁。夏秋之间，为运动的中气，地面的土气，居升降之中，为大气升降之交会，故中气属土气。

五行相生相克的认识

春气由冬气而来，故曰水生木。夏气由春气而来，故曰木生火。长夏之气，由夏气而来，故曰火生土。夏秋之交为长夏。秋气由长夏之气而来，故曰土生金，冬气由秋气而来，故曰金生水。

春气疏泄，秋气收敛，冬气封藏，夏气煊通，中气运化。收敛之气，制疏泄之气，故曰金克木。煊通之气，制收敛之气，故火克金。封藏之气，制煊通之气，故曰水克火。运化之气，制封藏之气，故曰土克水。疏泄之气，制运化之气，故曰木克土。

相生者，气化圆运动次序的先后。相克者，气化圆运动对待的平衡。相生者，补其不及。相克者，制其太过。相生相克，皆圆运动自身维持自身运动之圆而已。天人之气，和平则无病。运动圆则和平，亦和平则运动圆。相生则和，相克则平。相生相克者，中医学的生理病理医理之事也。土气燥则克水。土气湿则不克水。

人秉五行气质而生脏腑的认识

木气有疏泄作用。火气有煊通作用。金气有收敛作用。水气有封藏作用。土气有运化作用。五行之作用，五行之气之性也。人秉大气的木气而生肝脏与胆腑。造化的木气，乃太阳射到地面的热，由西方降入北方，再由北方水中升出东方而成。人身的木气亦然。肝胆的体质在右，肝胆的作用在左。必胆经降入下部水气之中，由下左升，然后发生肝经作用。肝经有病，诊在左脉，左腹有病，治在肝经。肝胆主筋，人身处处是筋，处处有疏泄作用。

秉大气的火气而生心脏与小肠腑，心与小肠主血，人身处处是血，处处有煊通作用。

秉大气的金气而生肺脏与大肠腑。肺大肠主皮毛，人身处处是皮毛，处处有收敛作用。

秉大气的水气而生肾脏与膀胱腑。肾膀胱主骨，人身处处是骨，处处有封藏作用。

秉大气的土气而生脾脏与胃腑。脾胃主肉，人身处处是肉，处处有运化作用。

秉大气的相火之气而生心包脏与命门腑。命门亦称三焦，心包命门主油膜，人身处处是油膜，处处有燔灼作用。相火详下文。

人身肝木之气，疏泄不及，则现无汗尿少，粪艰腹痛胁痛，妇人月事来迟等病。疏泄太过，则现自汗尿多遗精发热头晕耳鸣，妇人白带月事来早等病。疏泄不及者，水中的火气不足。疏泄太过者，金气不足也。

人身肺金之气，收敛不及，则现汗多头晕咳逆上气遗泄尿多痿软等病。收敛太过，则现恶寒粪艰胸闷无汗等病。收敛不及者，木气过于疏泄，收敛太过者，火气不能煊通也。

人身心火之气，煊通不及，则现血痹神倦口淡血寒等病。煊泄太过，则现舌痛喉痛心跳心烦等病。煊通不及者，木气虚。煊通太过者，中气虚，金气不降也。

人身肾水之气，封藏不及，则现阳越头晕发热足肿等病。封藏不及者，金气收敛不及，木气疏泄太过也。肾水无封藏太过之病，肾水愈能封藏，阳根愈固也。

人身脾土之气，运化不及，则现腹满停食上吐下泻，四肢不举，全身倦怠等病。运化不及者，水火之虚也。脾土无运化太过之病，有土气填实之病。土气填实，则不能运化也。

人身相火之气，燔灼不及，则现下寒肾寒，二便不固等病。燔灼不及者，相火的本气少也。相火无燔灼太过之病，有相火不降之病。相火不降，则燔灼于外而发烧，热也。

五行之病，皆运动不圆，作用分离不能融和所致也。以上各病，略举数端，以概其余。

五行分离，中气之事，造化个体的中气，在地面之际，而分布于整个造化之中。人身个体的中气，在脐上胸下之际，而分布于整个造化之中。人身个体的中气，在脐上胸下之际，而分布于整个人身之中。中气如轴，四维如轮，轴运轮行，轮滞轴停，轴则旋转于内，轮则升降于外。中医的生理医理，只是运动轴的旋转，去运动轮的升降，与运动轮的升降，来运动轴的旋转而已。由轮而轴，是为先天，由轴而轮，是为后天。河图所以表示先天后天的生理的运动，病理医理都在其间矣。

由轮而轴者，由升降而成中气也。由轴而轮者，由中气而成升降也。大气是实在的物质，大气的运动，有一定的方法，有明显的程序，有各别的作用。由各别而共同，由共同而各别，此圆运动的河图，所以立造化之极也。

六气的认识

一年大气的圆运动，春木主生，夏火主长，秋金主收，冬水主藏，中土主化。生长收藏化，五行运动性能也。六气者，风热暑湿燥寒，五行运动不圆偏见之气也。五行各一，惟火有二，故曰六气。二火者，君火运行，重在上升，相火则相火也。相火运行，重在下降。相火由秋降入水中，再由春升上，乃为君火。而君火又随相火下降。名曰五行，其实六行。

初之气曰，厥阴风木，二之气曰，少阴君火。三之气曰，少阳相火。四之气曰，太阴湿土。五之气曰，阳明燥金。六之气曰，太阳寒水。

六气运动之图

此即五行河图加一相火，名曰五行六气，其实六行六气。阳升阴降。三阴之升，阴中有阳也。三阳之降，阳中有阴也。

木气偏则见病风，君火之气偏见则病热，相火之气偏见则病暑，金气偏见则病燥，水气偏见则病寒，土气偏见则病湿。金气水气与水中相火之气不足则病风，金气木气不足则病热病暑，火气木气水气不足则病燥，金气木气相火之气不足则病寒，金气木

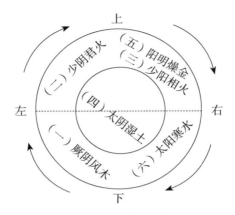

图2-1 六气运动图

此即五行河图加一相火，名曰行六气。其实六行六气，阳升阴降。三
阴之升，阴中有阳也。三阳之降，阳中有阴也

气不足则病湿。而皆缘于中气之虚，中气不虚，运动能圆，乃不
病耳。

六行六气的圆运动，四节一气，大寒立春雨水惊蛰，属初之
气。春分清明谷雨立夏，属二之气。小满芒种夏至小暑，属三之
气。大暑立秋处暑白露，属四之气。秋分寒露霜降立冬，属五之
气。小雪大雪冬至小寒，属六之气。此时令病发生之根源也。圆
运动天人一气，时令病上最为显著。内伤杂病，亦属六气，特不
似时令病之关系生死之速耳，因时令病乃整个六气散开，中气消
灭极易，故死速也。

厥阴风木

地面以上为阳，地面以下为阴。阴位在下，阴根在上。阳位
在上，阳根在下。初气之时，空气由寒而温，水中封藏经秋收来
地面上的阳气，动而上升，是为木气。木气者，阳根也。大寒节

气，当阴极之时，厥者极也，故称厥阴。木气主动，风者木气动而失其正之气，故称风木。

初气由六气而来，六气之时，雪大天寒，封藏气足，木气上升，只化生气，不化风气。凡大寒之后，民病温病，发热头痛身疼倦怠，小儿麻疹，皆木气生意不畅，疏泄化风之病。初气之时，小儿病麻疹，必神倦发热。小儿本身木气幼稚，不胜造化的木气疏泄也。人身内伤外感，风木之病极多，仲景伤寒论厥阴篇，死证之多可见也。如金气能收，木气不过疏泄，水气能藏，相火不动，水中温暖，木气根深，不病风也。

少阴君火

二之气亦从地下阴位升出地面，即木气上升之正气也。此时空气渐热，不似初气之阴极，故称少阴。木气上升之气，即水中所藏上年秋时下降的阳气。此阳气由地下升至地上，照临大宇，神明四达，上升之象，有如君位，故称君火。此时空气由湿而热，又称热火。

初气之时，木不生风，由升而浮，则生君火。君火上浮，万物茂长，人民不病热病。凡春分之后，民病喉痛温热，皆君火长气抑郁，因而病热之病。此时阳气渐充，人虽病热，不似初气之时。由静而动，有风木拔根之危险。然少阴之上升，全赖水中之阳足。仲圣《伤寒论》，少阴死证，皆属阳亡，可见也。如金气充足，火随金降，则君火不病热。如木气充足，甲木下降有力，乙木化生清阳，则君火不病热也。甲乙详下文。

少阳相火

火，阳气也。地面上为阳位，三气之时，地面阳气盛满，经暮夜空气之凉降，降入地面之下。然当暑热上腾之时，旋降旋升，地面之上，阳气盛满，地面之下，所得阳气不多。天人之气，中下为本，中下所得下降的阳气不多，故称少阳。此盛满地面的阳气，能往下降，以生中气，则上下交济，有如相臣之职，故称相火。此火不降，暑热熏蒸，又称暑火。

此相火，即本年太阳直射地面的光热也。凡小满以后，人病霍乱，皆少阳相火不降之病。霍乱有寒热之分，三气之时，地面之上虽热，地面之下却寒，人身亦上热下寒。偶因食缺饮冷，中气不运，遂成寒证。寒证人死最速者，中下无阳也。偶因暑热入胃，增加本身的热，遂成热证。热证人死亦速者，人身津液被暑热灼伤，气瘀阻滞运行不通也。如金气充足，火随金降，则相火不病暑。如木气充足，甲木下降，则相火亦不病暑也。

太阴湿土

四时之气，地面上阳气盛满，地面下旧存的阳气，亦升出地面上来。地上偏热，地下偏寒。此时由地下上升的空气中，阳微阴盛，故称太阴。相火降而复升，升而复降，升降大作，大雨时行，湿气濡滋。土气在升降之中交，故称湿土。一年四季，惟三伏雨大，透土而下，湿气旺之故。

大暑以后，民病肿胀腹泻，皆土湿不能运化。此时中上现热，中下伏寒，故四气之时，上热下寒之病甚多。必须相火下降，土气方能运化而不病寒。伏天雨大之年，太阴病寒者少，相火下降之故也。如伏天干热无雨，相火即不下降，遂病下寒也。

太阴湿土，阴湿之盛者，因土气中旧存的阳气已升出也。然大暑之后，节交立秋，一交立秋，秋金降敛，旧存的阳气虽出，新收的阳气正入。太阴居少阳之后，阳明之前。此时土气，内有相火之热，外有燥金之燥。阴土转病燥热，亦复不少。是太阴湿土阴湿之病，当重在少阳相火之时，与立秋之前也。如金气充足，能将水气收敛，则土气不病湿。如湿气充足，能行疏泄之令，将水气疏泄出来，则土气不病湿。

阳明燥金

地面上为阳位。五气之时，地面上所盛满的阳气，经秋气之收敛，正当下降。中气之下，阳气充足。湿气已收，大宇光明。阳盛而明，故称阳明。秋气当旺，湿收则燥。此时上空金气，降力极大，故称燥金。

秋分之后，金气当权，收令大行，相火下降，不再逆升，万物归根。人身亦相火下降，根气加增，精神强健，中气充足，无动关生死的时令病。燥金的普通时令病，不过咽干粪结热伤风与秋燥感冒而已。惟冬令冷冻不大之地，水中阳气封藏不住，随时升泄，燥病之起，甚为难治，详本书时病篇。

金气凉则收敛而下降，金气燥则横结而不降。燥者，天空金气凉降而下，已经降入地面下之火，又复热升而上，雨相裹束，故燥结于中。金燥必结聚。如木火充足，结聚解散，则不病燥。如水气充足，能藏火气，火不逆升，则不病燥也。

太阳寒水

六气之时，地面上的阳气，经秋气的收敛，全行降入地下。天人之气，中下为主，地下阳多，故称太阳。此阳气降入地下，即藏于地下的水中。惟水能封藏阳气也。阳气降入地下的水中，地面的空气遂寒。空气愈寒，压力愈大，水中阳气愈藏。冬令大寒的作用在水，故称寒水。

小雪之后，大气带寒，阳藏水中，根气深固，无普通时症。伤寒病乃个人感冒寒气之病。倘或冬时大气不寒，水中封藏的气，泄露出来，则病冬温。冬温乃阳气失根，外泄化热之病。即不发现于冬时，必发现于春初。温病死人最多，火泄于上，水寒于下也。必金气能收，火随金降，甲木下降，相火归根，则水不病寒也。水之病寒，水气之内寒也。水气之内寒，水气之外不寒也。若水气内外都寒，则水气之内，所藏的相火必微少矣。

六气病症，略举数端，天人一气，可以概见。

研究五行六气的圆运动。须认定此地本年空气的升降浮沉，追想此地上年的升降浮沉。再预想此地来年的升降浮沉（此字的意义，包括一年的春夏秋冬而言）。将一年的圆运动，归纳一日的圆运动，再归纳一息的圆运动。时时刻刻，静默体会，自然发见天人一气的一切事实。人身的五行六气，是不发现的，只有圆运动而已，如一发现，便是病了。

相火与圆运动整个的关系

圆运动者，春生夏长，秋收冬藏也。夏秋之交，太阳直射地面的光热，名曰相火。此相火经秋气的收敛，降入地下，经冬气的封藏，沉于水中，来年交春，乃由地下水中，向地面升发，来年交夏，再由地面浮长。春生夏长，如植物的花叶。秋收冬藏，如植物的根本。在人事上说，今年的春生，为今岁气之始。在医学上说，去年的秋收，实为今年岁之根。今年秋收，又为来年岁气之根。是一年四时，无非此相火所流行。故人身上部谓之上焦，中部谓之中焦，下部谓之下焦，焦者火也，不唯相火之意也。凡内伤外感，最易发热的原因，与温病发热的原因，全在于此。

相火与中气的关系

土主运化，居圆运动之中，中气即在土气之内。相火下降，中气即能运化。相火不能下降，中气即不能运化。却又要中气运化，相火乃能下降。中气不能运化，相火即无力下降，相火与中气，交相为用。其机至速。凡服凉药，热反更加，与服养中药，热即退者，即是此理。关系生死极大极速也。

相火与水气的关系

相火下降，水气封藏。中气为人身的生命，火在水中，又为中气的生命。君火有煊通作用，相火有燔灼作用，君火不生土，相火乃生土，君火之力小，相火之力大。惟其燔灼力大，水气能将它封藏不泄，水火俱足，便生元气。此火外泄上逆，则燔灼如烙矣。此火外泄一分，元气即减一分，元气去，中气亡，人就死了。吾人饮食则生津液，肺金下降，津液归肾，则成水，吾人睡眠，阳气下降，则成相火。吾人睡醒之后，精神加增，小便色赤，水中加火故也。凡虚劳发热的根源，多在于此。因水少不能封藏相火，水反被相火煎枯故也，封藏火气者水也。温暖水气者火也。生中气者，水火所生之元气也。纵欲之人，无不短命，此之故也。

相火与木气的关系

木为造化的生气，人身的生机，木气上升，由水中的温气升来也。水中温气，即是相火。相火藏在水中的足，水气温暖，木气乃足。凡温病热烧极盛肺胃之间，并无实火。而现瘈疭抽风现象至于死者，相火全泄于外，木气无根，而风动故也。平人甲木下降，则火生于下。乙木上升，则火生于上。木气足，则相火足，其实相火足，木气乃足耳。相火足，木气乃足者，必相火与水气俱足也。

相火与君火的关系

夏时太阳射到地面的光热为相火。此相火降入地下，藏于水中，来年春夏，再由地下升浮出来，是为君火。君火者，木生之火也。水中相火，木气之根，是相火能足于下，君火乃足于上。如有上热之病，乃在上的相火不能下降，相火燔灼为殃，非君火之过。君火只有不足，不见有余。凡肾水耗伤之家，君火暗弱，思想迟钝，神明减少，此皆水少，封藏的相火不多故也。

相火与金气的关系

相火下降，全赖金气收敛之力，金气凉降，方能收敛。金收则火降，火降则金凉，金气不足，收敛力弱，火气飞腾，反伤金气。金气受伤，火气四散，上热下寒，中气失根，便成大祸。一年之气，春生夏长，秋收冬藏。生者生相火也，长者长相火也，收者收相火也，藏者藏相火也。大地之间，除太阳射到地面的相火外，全是金气。金气如不能收，则冬无所藏，春无所生，夏无所长，造化减矣。造化之气，相火与金气的责任极大。金收则水藏，水藏则火秘，火秘则水温，水温则木和，木和则土运。故痨病之人，咳嗽不愈则死，因金气不收，相火散泄，水寒木枯，而土败故也。冬令冻寒不大之地，水中所藏的相火，容易泄出地面，将下降的金气冲开，使之不能收敛。而金气本以收敛为性，下降为能，金火裹结，遂燥聚于中气之间，而病作也。

以上六气，略举病症，以见大概。

五行的病气即人身的原素。

木本生火，木病则生风而不生火。风气尽木气亡。凡风病用散风药，病加人死者，皆是此理。

火本生土，火病则生热而不生土。热气尽火气亡，凡热病用祛热药，病加人死者，皆是此理。

土本生金，土病则生湿而不生金。湿气尽土气亡，凡湿病用祛湿药，病加人死者，皆是此理。

金本生水，金病则生燥而不生水。燥气尽金气亡，凡燥病用散药祛燥，病加人死者，皆是此理。

水本生木，水病则生寒而不生木，寒气尽水气亡。凡寒病用热药祛寒，病加人死者，皆是此理。

六气者，人身的原素。六气和合，则为生命。一气偏见，则为毒质。一气独胜，诸气皆并入一气之中，则毒极而人死。六气偏见者，五行的运动不圆也。因一气之偏，而欲去之，毒质去原素亦去矣。故治六气之病，以通动五行之圆为主，只知去六气的偏气可乎哉？

十二经名词的认识

足太阴脾经己土 足阳明胃经戊土	相表里	己升 戊降	合成圆运动
手阳明大肠经庚金 手太阴肺经辛金	相表里	庚升 辛降	合成圆运动
足厥阴肝经乙木 足少阳胆经甲木	相表里	乙升 甲降	合成圆运动
手太阳小肠经丙火 手少阴心经丁火	相表里	丙升 丁降	合成圆运动

足少阴肾经癸水 足太阳膀胱经壬水	相表里	癸升 壬降	合成圆运动
手太阳三焦经相火 手厥阴心包经相火	相表里	三焦升 心包降	合成圆运动

此十二经名词，参看下图，按着自己身体作圆运动的默诵，务须默诵极熟，便将中医学整个纲领提起。整个中医学加散珠，此名词与下图，如贯珠之索也。如不记熟，便要多费多少功夫，还得不着纲领，苦甚矣。

下图两经一气，一降一升。金主收敛，辛金收敛，自上而下，庚金收敛，自下而上，合成一圆运动。木主疏泄，乙木疏泄，自下而上，甲木疏泄，自上而下，合成一圆运动。他经仿此，反此者病。

西方以金气为主，东方以木气为主，南方以火气为主，北方以水气为主，中央以相火二土为主。

河图五行，生人五藏。左木右金，上火下水。中土，言脏不言腑者，阴阳配合，运动乃圆。言脏而腑自在其中也。

甲阳乙阴，丙阳丁阴，戊阳己阴，庚阳辛阴，壬阳癸阴。甲乙云云，阴阳分别之符号也。

阴经主降，阳经主升。阴经之升者，阴中有阳也。阳经之降者，阳中有阴也。阴经之降者，阴性原降也。阳经之升者，阳性原升也。

阴经三经，阳经三经，成圆运动。阴中阳三经，阳中阴三经，成圆运动。

如脾胃二经，称太阴阳明者，关乎六气而言。称戊土己土

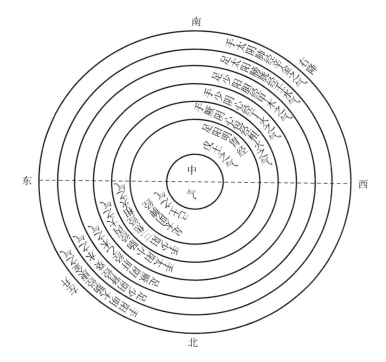

图 2-2 十二经运动图

读法将每经前三字在后读便容易记得

者，关乎五行的阳性阴性而言，称脾胃者，关乎脏腑的肉质而言。称脾经胃经者，关乎脏腑的经气而言。经气如传电之线，脏腑如蓄电之瓶。称手足者，关乎脏腑的经气的升降起止而言，他经仿此。

如肝经有病，而汗出尿多，此木气疏泄之事。只言肝脏，不言木气，肝脏病如何能汗出尿多乎。如肝经病，阴寒腹痛，此厥阴之气之事。只言肝脏，不言厥阴，肝脏病如何能阴寒腹痛乎。肝经自足走胸。如肝经病升不上来而腹泻足酸，只言肝脏，不言肝经，肝脏病如何能腹泻足酸乎。他经仿此。

相表里者，即相为阴阳升降以成圆运动之义，非内为里外为表之表里。

胃为脾之腑，脾为胃之脏。脏者，藏也。腑者，化也。

阳性化，阴性藏。藏者藏其所化，化者化其所藏。人身秉造化的阳气而生腑，秉造化的阴气而生脏。腑属阳，其色明，脏属阴，其色暗。阳而明，故能化。阴而暗，故能藏。此脏腑二字之意也。他脏他腑仿此。

人秉大气的土气而生脾脏与胃腑。土气有运化作用，土气主肉，人身处处有运化作用。一切运化的病，只治土气，兼有他经关系者，兼治他经。人秉大气的金气而生肺脏与大肠腑。金气有收敛作用，金气主皮毛，人身处处有收敛作用。一切收敛的病，只治金气，兼有他经关系者，兼治他经。人秉大气的木气而生肝脏与胆腑，木气有疏泄作用，木气主筋，人身处处有疏泄作用。一切疏泄的病，只治木气。兼有他经关系者，兼治他经。人秉大气的火气而生心脏与小肠腑。火气有煊通作用，火气主血，人身处处有煊通作用。一切煊通之病，只治火气，兼有他经关系者，兼治他经。人秉大气的水气而生肾脏与膀胱腑。水气有封藏作用，水气主骨，人身处处有封藏作用。一切封藏的病，只治水气，兼有他经关系者，兼治他经。人秉大气的相火之气而生心包脏与命门腑。相火有燔灼作用，相火之气主油膜，人身处处有燔灼作用。一切燔灼的病，只治相火，兼有他经关系者，兼治他经。人身整个气体的圆运动，是六气的作用混合成的，运动圆密，分析不开，是为无病之人。一有分析，便成大气。分析特盛，即六气之中，必有一二气消灭，人遂死也。圆运动者，中气之万能。中气者，所以使分析的仍归混和，以复其整个的圆也。

六气从化

脾与胃属土。脾经称太阴，胃经称阳明者，太阴湿土，阳明燥金，脾经病湿，胃经病湿，又病燥故也。故戊土从化于庚金也。

肝与胆属木。肝经称厥阴，胆经称少阳者，厥阴风木，少阳相火，肝经病风，胆经病风，又病暑故也。此甲木从化于相火也。

肺经与大肠属金。大肠经称阳明，肺经称太阴者。阳明燥金，太阴湿土。大肠经病燥，肺经病燥，又病湿故也。此辛金从化于己土也。

肾与膀胱属水。膀胱称太阳，肾经称少阴者。太阳寒水，少阴君火，膀胱经病寒，肾经病寒，又病热故也，此癸水从化于丁火也。

心与小肠属火。心经称少阴，小肠经称太阳者，少阴热火，太阳寒水，心经病热。小肠经病热，又病寒故也。此丙火从化于壬水也。

心包与三焦属相火。三焦经称少阳，心包经称厥阴者，少阳暑火，厥阴风木，三焦经病暑，心包经病暑，又病风故也。此心包从化于乙木也。

六气虽从化，仍以本气的阴阳为主。本气阴旺，则病阴病。本气阳旺，则病阳病。

人身左升右降的窥测

左升右降，无病之人，无所发见。如病不升之病，或少腹胀满，腿酸足重，或遗或泻。服温升肝经肾经脾经之药，病人少腹左部，必有响声，由下而上。如病不降之病，或胸痞头胀，耳聋目眩。服清降胆经肺经胃经之药后，病人胸胁右部，必有响声，由上而下。如病人中气不足，或中气不调之病，服补中或调中药后，病人胸下脐上，必有响声旋转。新病轻病，不甚觉得，久病重病之人，最为明显。病人睡着将醒之际，本人常有确切之感觉。子丑之交，与天明之前，响声尤大。子丑为造化阳气发动之始，天明为造化阳气齐动之时也。

人身左升右降，应乎一日，后升前降，应乎一年。后升前降者，冬至后造化阳气北行，人身阳气由下升上，夏至后造化阳气南行，人身阳气由上降下也。造化升降，一日一周，一年一周。人身升降，一息一周。一呼一吸为一息，呼主升，吸主降，而呼时，气必由前归下。吸时气必由后归上。降不离升，升不离降，此圆运动之妙也。

阴阳升降的活泼看法

人身个体，右为阴道，左为阳道，右降左升。其实人身个体，全是阴的，阴体之中，包藏阳气，升降运动，以阳为主。左部阴多，则阳不能升。右部阴少，则阳不能降。人身气化运动，只是津液与热力混合而成，两得其平，运动自圆。五行六气，十二经的升降，皆可以此义括之。然仍不离阴阳混合，与阴阳平匀之理，便可得整个贯通之妙。

中气运动，分析言之，为阴气右降，阳气左升。其实中气亦阴包阳外，阳藏阴中。故保中气，为中医学根本主义，而保津液，保热力，保津液以藏热力，又为保中气之根本主义。

脏腑阴阳之体用

脏腑之阴阳为体，阴阳之升降为用，手之三阳主升，为阳体阳用，手之三阴主降，为阴体阴用，足之三阳主降，为阳体阴用，足之三阴主升，为阴体阳用。用伤病轻，体伤病重。体伤病重者，如腑气病寒，脏气病热是也。如脏气病热，伤及肉质，则更重矣。

十二经主之病轻重

十二经以脾胃肝胆肺肾六经为重。凡疾病发生，惟此六经最大最多。其余六经的病，极少极少。此六经治，其余六经自治。故《伤寒杂病论》，皆脾胃肝胆肺肾的事也。相火的事虽多，皆由胆经负责。因相火以降为宜，胆经属阳木之气而化相火，胆经降，相火乃降也。

人身宗气元气与中气的关系

人身中部之气名曰中气，脾胃主之。上部之气名曰宗气，肺主之。下部之气名曰元气，肾主之。元气为中气之根，宗气为元气之根。元气为中气之根者，肾中水火俱足，乃生元气，元气运动，乃生中气也。宗气为元气之根者，水位于下，而来于上。肺金收降，则生肾水，火藏于下，而来于上，肺金收降，则水中有火，水火俱足，乃生元气也。中气足肺气乃足，中气又为宗气之根矣，肺主呼吸，中气足呼吸乃足也。

十二经应十二时

子胆，丑肝，寅肺，卯大肠，辰胃，巳脾，午心，未小肠，申膀胱，酉肾，戌心包，亥三焦。

如每日申酉时，微觉恶寒，或精神倦怠，此肾阳不足也。每日子时，心烦出汗，或睡着必醒者，此胆经相火不降也。如每日巳午时，欠伸频频，身体不适，此脾胃虚也。他经仿此。

十二经脉起止简述

手太阴脉，起于胸中，属肺，络大肠，循腋下，出手大指次指之端。

手阳明脉，起于手次指之端，入缺盆，属大肠，络肺，支者出缺盆，挟鼻孔。

足阳明脉，起于鼻准，至额头。支者下膈，属胃，络脾，直者下膝，出足次趾大趾之端。

足太阴脉，起于足大趾端，入腹，属脾，络胃，挟咽，支者上膈注心中。

手少阴脉，起于心中，下膈，络小肠，支者挟咽，系目系，直者出腋下，入掌中，出手小指之端。

手太阳脉，起手小指之端，入缺盆，络心，属小肠，支者上额至目锐眦，内眦。

足太阳脉，起于目内眦，上额，交巅，下项，挟脊，络肾，属膀胱，支者贯臀，入腘中至足上趾外侧。

足少阴脉，起于足小趾趋足心，贯脊，络膀胱，属肾，直者贯肝，入肺，挟舌本，注胸中。

手厥阴脉，起于胸中，属心包，下膈，络三焦，支者出胁，下臂，入掌中，出手中指无名指之端。

手少阳脉，起于无名指之端，贯肘，入缺盆，散络心包，属三焦，支者出缺盆，挟耳，至目锐眦。

足少阳脉，起于目锐眦，上头角，下耳后，入缺盆，下胸中，络肝，属胆，循胁，下膝入足无名指间，支者出足大趾，贯爪甲。

足厥阴脉，起于足大趾，上腘，过阴器，挟胃，络胆，属肝，上连目系，支者贯膈，上注肺中。

手之三阳循臂外，手之三阴循臂内。足之三阳循腿外，足之三阴循腿内。

手之三阳，自手走头，主升。足之三阳，自头走足，主降。手之三阴，自胸走手，主降。足之三阴，自足走胸，主升。升经降经，左右皆同。升经的主干力在左，降经的主干力在右。

五脏所主的认识

五脏——肝心肺肾脾

五主——筋血皮骨肉

五荣——爪脉毛发唇

五窍——目舌鼻耳口

五色——青赤白黑黄

五味——酸苦辛咸甘

五声——呼笑哭呻歌

五志——怒喜悲恐思

五液——泪汗涕唾涎

五臭——臊焦腥腐香

读法：五主，五荣，五窍，如肝主筋，肝荣爪，肝窍目。心主血，心荣脉，心窍舌。肺主皮，肺荣毛，肺窍鼻。他经仿此。

五主五荣

肝主筋。事实，筋病诊在肝脉，如肝脉枯细，筋病硬缩。肝脉微小，筋病惕动之类。原理，造化之气，冬气在内，冬气主骨，春气在冬气之外，筋附骨而生，肝秉风气，故肝主筋，爪者筋之余，故荣在爪。

心主血。事实，血病诊在心脉，心脉浮洪滑大则血旺。心脉沉弱涩细则血少之类。原理，造化之气，夏气属火，火色为赤，地下水分，经阳气之温暖，交夏令后，升发于地面之上。夏时人血淖溢，心秉火气，故心血主血。脉者血之余，故荣在脉。

肺主皮。事实，皮病诊在肺脉，皮坚而理细者，肺脉不虚，皮松而理粗者，肺脉虚散之类。原理，秋金之气，居造化最外一层，包围整个造化，肺秉金气，有收束全身之力，故肺主皮，毛者皮之余，故荣在毛。

肾主骨。事实，骨病诊在肾脉，肾脉微者，骨软，肾脉足者骨坚之类。原理，造化之气，冬气主内，气沉而坚。肾秉冬气，故肾主骨。发者骨之余，故荣在发。肾属水，肾主骨，骨富有碳素。碳者大气下沉，压极所成，有坚凝作为。水有封藏作用。水与炭，其气皆沉。肾气以沉坠沉藏为能，故肾属水，肾主骨。此节参看宇宙篇大气中的碳气。

脾主肉。事实，肉病诊在脾脉，脾脉衰者肉脱，脾脉旺者肉丰之类。原理，造化之气土气居中，水火木金之中，皆有土气在内。脾秉土气，人身整个浮沉升降的圆运动，处处皆中气所分布。人身内外，处处是肉质所构成，故脾主肉。唇者肉之余，故荣在唇。

五色

肝色青。事实，肝病则面现青色，青色多，肝气绝。青色多者，肝脉必弦细而急。如循刀刃之类。原理，造化之气，水性下沉，下沉则黑，火气上浮，上浮则赤。木气者，夏秋火气降沉水中所成，黑中有赤，其色为青，故木色为青，肝秉木气，故青为肝色。

心色赤。事实，心病则面现赤色，赤色多，心气绝。赤色多者，心脉必浮而不降，有如挂钩，上有下无之类。原理，造化之气，火气上浮，其色为赤，心秉火气，故赤为心色。

肺色白。事实，肺病则面现白色，白色多，肺气绝。白色多者，肺脉必薄而涩，有如循鸟之羽毛之类。原理，造化之气，金性在上，其色本白，肺本金气，故肺色为白。

肾色黑。事实，肾病则面现黑色，黑色多，肾气绝。黑色多者，肾脉必沉而不浮，有如石之下沉之类。原理，造化之气，下沉则黑，最能下沉者，莫如水，肾秉水气，故肾色为黑。

脾色黄。事实，脾病则面现黄色，黄色多，脾气绝。黄色多者，脾脉如屋漏一落，缓而不能连续之类。原理，以青赤白黑四色，融而和之，则成黄土的黄色。土气居升浮降沉之中也。所谓四象之中，原有中气者，其实中气之中，原有四象也。四象与中气，中气与四象，原是分析不开的，中气不衰，黄色不现，一现黄色，乃土气之败，脾秉土气，故脾色为黄。运动圆则五色不见，不运动，则一色独见，而人死。

五味

肝味酸。事实，木病则现酸味，病人自觉有酸味者，调和肝脉则愈之类。原理，木主疏泄，木本生火，木僵则不能疏泄而热矣。肝木热郁，是以作酸。肝秉木气，故肝味为酸。

心味苦。事实，火病则现苦味，苦者火逆不降之味，病人自觉有苦味者，清降心脉则愈之类。原理，凡物之被火烧熏者，其味即苦，火气浮上则燃烧，燃烧则苦，故火为苦味，心秉火气，心火不降，则自觉味苦。

肺味辛。事实，金病则现辛味。辛者金气逆散，不能收敛之味。病人自觉有辛味者，降敛肺脉则愈之类。原理，辛味主散，人食辛味则汗出，以其散也。金气喜收恶散，金气降则收，不降则散。肺秉金气，肺金不降，则现辛味，故肺味为辛。

肾味咸。事实，肾寒则无味，肾热则味咸。病人自觉有咸味者，清润肾脉则愈之类。原理，海水之咸，太阳射入海水的热力深藏富有也。咸极则苦，即是咸由于热的根据。肾秉水气，水中阳气过旺，则现咸味，故肾味为咸。

脾味甘。事实，脾病则现甘味。脾气郁热，甘味乃现。病人自觉有甘味者，清解脾热则愈之类。原理，以酸苦辛咸四味，融而和之，则成甘味。谷食味甘，秉中土也。脾秉土气，脾病热则现甘味，故脾味为甘。五味偏见，皆热之病，五味偏现，病人自觉。

五声五志

肝声呼，肝志怒。事实，肝脉沉而涩者，则病怒病呼。原理，阳气降入水里，封藏一冬，降极而升，化为木气。木气上升，其力甚大，升而不遂，则郁动莫遏。冬春之交，必起大风者，木气之郁动也。肝秉木气，肝经升气被抑，则郁动而声呼志怒也。

心声笑，心志喜。事实，心脉浮而弱者，则病笑病喜。原理，火气主浮，一浮即降，浮而不降则病生焉。笑与喜，皆气之偏浮不降使然。心秉火气，人身的火气偏浮，则病笑病喜。故心声为笑，心志为喜。

肺声哭，肺志悲。事实，肺脉沉而虚，则病哭病悲。原理，笑与喜为阳象，哭与悲为阴象。阳浮故病笑病喜，阴沉故病哭病悲。金气主降，降而不沉，则阴象不盛，不哭不悲，降而太过，则阴沉而病哭病悲。故肺声为哭，肺志为悲。

肾声呻，肾志恐。事实，肾脉沉而虚者，则病呻病恐。原理，气浮则笑，气沉则呻，气浮则喜，气沉则恐，阳浮阴沉，自然之理。肾秉水气，水气为沉，沉而不浮，阳气退败，则阴沉而病呻病恐。故肾声为呻，肾志为恐。

脾声歌，脾志思。事实，脾脉郁者，则病歌病思。原理，气升为病，则自呼，气浮为病则自笑，气降为病则自哭，气沉为病则自呻。气升为病则自怒，气浮为病则自喜，气降为病则自悲，气沉为病则自恐，气郁于中，则病自歌，与病自思，欲呼不呼，欲笑不笑，欲哭不哭，欲呻不呻，是以歌也，欲怒不怒，欲喜不喜，欲悲不悲，欲恐不恐，是以思也。脾秉土气而居升浮降沉之中，中气抑郁不舒，则病歌病思。故脾声为歌，脾志为思，五声五志发现，病人自觉。

五窍

肝开窍于目。清阳上升，目系于肝也。

肾开窍于耳。浊阴下降，化精归肾，耳系于肾也。

肺开窍于鼻。肺主呼吸，鼻为呼吸之门，鼻系于肺也。

心开窍于舌。舌系于心也。

脾开窍于口。脾口俱主饮食也。

五液

肝液为泪。肝家津液，为风热所动泄也。

心液为汗。汗即血所化也。

肺液为涕。肺气不降，则津液凝聚，而出于鼻也。

肾液为唾。肾气不能藏，而津液上泛也。

脾液为涎。脾阴不足，不能汲收本脏津液也。

五臭

肝臭为臊。木气病也。人身腋下狐臭，即肝木病气。

心臭为焦。火气病也。每年夏季，必有极热之数日，空气中时有焦臭即是。

肺臭为腥。金气病也。秋晴日久，空气中时有腥臭即是。

肾臭为腐。水气病也。阴霾不见阳光之时，时有腐臭即是。

脾臭为香。土气病也。不臊不焦不腥不腐，则成香也。

气血的认识

空气入腹则生气，饮食入腹则生血。空气入腹则生血，饮食入腹则生气，二者不可分也。人身无处非血，即无处非气。圆运动之左升，血中有气也。圆运动之右降，气中有血也。气统于肺，血主于肝。气纳于肺，血运于心。凡气之成血，血之成气，皆中气变化之力也。故血病责在肝心。气病责在肺病。中气不足，责在脾胃。血者有形之气，气者无形之血。统由于空气与饮食，经人身的圆运动所成而已。

荣卫的认识

荣卫者，脏腑以外，脏腑整个的圆运动之气分而言之之称。荣者，人身由内而外之气。卫者，人身由外而内之气。内字兼下字左字而言，外字兼上字右字而言。由内而外者，疏泄之气，春夏木火之气也。有发荣之意，故曰荣。由外而内者，收敛之气，秋冬金水之气也，有卫护之意，故曰卫。

荣性本热，卫性本寒，荣性疏泄，有卫气之收敛以交之，木火之中有金水，则荣不病热。卫气收敛，有荣气之疏泄以交之，金水之中有木火，则卫不病寒，此荣卫之合也。荣离卫则郁而病热，卫离荣则郁而病寒，此荣卫之分也。合而忽分则病作，分而仍合则病愈。中气伤则荣卫分，中气复则荣卫合。中气者，荣卫之根本。荣卫者，中气之外维。

荣卫者，十二脏腑公共组织以行于躯体之内脏腑之外，通于经络，溢于皮肤之气也。脏腑主一身之里，荣卫主一身之表。故外感之病，不论伤寒温病，无不由荣卫病起。一见恶寒发热，便是荣卫由合而分，中气未有不虚者，调解其分以求归于合，未有不顾中气而能收敛者。

但荣卫之由合而分，虽由中气不足，亦必有所感伤。感空气中之寒气则伤荣，感空气中之热气则伤卫。寒伤荣，则卫郁而不交荣，热伤卫，则荣郁而不交卫，荣卫交合，如环无端，寒伤荣则疏泄之气减少，收敛之气加多，热伤卫则收敛之气减少，疏泄之气加多。一少一多，加多之气，与减少之气，不能通过，故荣郁而现其本性则发热，卫郁而现其本性则恶寒也。

空气之热气，性本疏泄，与人身荣气同气，故热不伤荣而伤卫。空气中之寒气，性本收敛，与人身卫气同气，故寒不伤卫而伤荣。天人之气化原如此也。

脏腑主里，荣卫主表。当其一伤一郁，恶寒发热，病在表时，辅助中气以调和荣卫，荣卫复合，汗出病解。汗者，荣卫分离时所停之气水，与荣卫复和时所生之津液也。病在表时，不由汗解，则里气内动，而荣卫内陷，便成大病。

腑阳内动，则荣热内陷入腑，而里气亦病热，脏阴内动，则卫寒内陷入脏，而里亦病寒。里气病热，脏阴复则病愈，脏阴尽则人死。里气病寒，腑阳复则病愈，腑阳尽则人死。表热入里者，半死半生。表寒入里者，九死一生。名曰表病入里，其实乃中气败而里气自病。自病者，脏阴病寒，腑阳病热，阳热阴寒，自然之理也。

至于荣热外郁，而脏寒反动，卫寒外郁，而腑热反动者，亦复不少。盖愈郁愈盛，愈盛愈泄，荣分水火之气泄伤，自然阳亡而寒生。愈郁愈盛，愈盛愈闭，卫气闭而不开，里阳莫达，自然阳遏而燥起。伤寒温病，皆起于荣卫，而终于脏腑也。

至于内伤诸病，只重在十二经之本经。因荣卫为十二经之精华，降气足则卫气足，升气足则荣气足，降气司令在肺而根于胃，升气司令在肝而根于脾。调脾胃以升降肝肺，荣卫自旺也。

若夫卫者降气也，而根于阳，阳气升而后化卫，阳微则卫气下陷。荣者升气也，而根于阴，阴气降而后化荣，阴弱则荣气上冲，故荣与卫又当阴阳并重。卫阳主气而下降，荣阴主血而上升。卫交荣则气降而复升，荣交卫则血升而复降。此又表里之外的荣卫的关系也。

若年老之人，肢体常觉微微恶寒发热，口中微觉味苦，甚与外感相似，其实并无外感，此乃脾胃将败，荣卫解散之征兆。脾胃败而中气不运，胆经不能下行，故口有苦味。脾胃为两肾之后天，两肾为脾胃之先天，先天不伤，后天不败。水火为中气之根，寒热为水火之象，水火将亡，寒热现象，故微觉恶寒发热耳。凡老年病重，每交半夜子时，或发烦热，或出微汗，皆是此理。子时为造化圆运动开始之时，人身不能与造化相合，人身的圆运动将减矣。

凡小儿春令之时，遍身发红发痒，此中气虚荣卫外泄。老人病时，身体发痒，此中气亡荣卫外散也。

凡老人荣气外散，舌尖先有红色，有如涂硃，其色浮于肉外。红为火色，荣为火气，心属火，其色红。红色浮于外，乃火气外散之象。火气外散者，中气将亡，不能将火气降入水中也。

药性大概的认识

欲用某药去治某病，须先知某病何以需要某药。欲知某病何以需要某药，须先知某药何以能治某病。欲知某药何以能治某病，须先知造化何以产生某药。认识河图的圆运动，即知药之产生的由来也。

　　缘造化之生物也，空气的阳性，与空气的阴性，升降运动的圆而已。圆的运动中有五行，五行不偏的生物，人而已。人外之物皆五行之偏者，所以人为万物之灵也。五行不偏为人之灵，五行一偏便是人的病。病生于五行之偏，偏于五行之物是为药耳。四肢寒冷，肚腹疼痛，为偏于木气阳分衰弱之病，用偏于木气阳分特多之物以补之，用当归、川芎之类。暮夜干烧，形体枯瘦，偏于木气阴分亏乏之病，用偏于木气阴分特多之物以补之，用芍药、生地之类。土气偏少之病，用土气偏多之物。如脾胃虚乏，用甘草、党参、白术之类。心火偏热，舌疼心跳，用偏于寒性之黄连黄芩以寒之。肾水偏寒，腹泻肢冷，用偏于热性之附片以热之。肺金偏燥，胃热便坚，用偏于寒润之石膏、麦冬以清之。肝木偏风，耗津动热，用偏于静润之阿胶、生地以息之。脾土偏湿，运化顿停，用偏于渗利之茯苓、泽泻以泄之之类。

　　人以外之物，皆秉五行之气之偏，皆能治人身五行之气之偏之病。偏东方之病，用西方之药，偏南方之病，用北方之药。中医学的药学，必言性者，五行之性也。

　　又如足软之病，肺腑燥热，用百合以清肺热，并不治足，而足软自愈。头晕之病，肾脉虚乏，用熟地以补肾，并不治头而头晕自愈。右胁痞胀，用升左腹之药。左腹郁痛，用降右胁之药。上下左右俱病，用健运中气之药。病情简单，用药亦简单，病情复杂，用药亦复杂，研究经方的配合，便见得中医用药的方法的原则，不过一个河图的圆运动而已也。病有千班，药只五行。本草一千三百余品，常用者不过百品。所谓中医的理法，极简极易，于此可见也。

　　至于人身的水气，即是人身火病之药。人身的火气，即是人身金病之药。人身的金气，即是人身木病之药等等。五行相克药也，五行相生亦药也。药物之药，无非帮助本身自己的药耳。所谓圆运动为生理，运动不圆为病理，运动不圆用药以恢复其圆为医理，如此而已。

中医学的结果在用药，认识河图，自能认识药性。不先认识河图，而欲认识药性，正如千枝万叶的树，不见根干，只求枝叶，不能知其来由也。

脉法大概的认识

腕上动脉，能诊全身，此古来所传简易的诊法。脉之动者，血中之气也。脉分寸关尺三部。正对腕后高骨为关脉，关上为寸脉，关下为尺脉。寸脉以诊胸上，尺脉以诊脐下，关脉以诊胸脐之间。左以诊左，右以诊右。尺主沉，寸主浮，关主中。关者，升降浮沉的关门，运动的中枢之意。关前至鱼际得一寸，关后至尺泽得一尺，古人一尺，约今之六寸也。鱼际者，掌下大横纹也。寸关尺为全身血液波动总代表之处。两臂下垂，两腕上举，以寸关尺三部，配合本身上中下三部，左右相对，成为一个圆的运动。右降左升，运动匀和，是为平人。

造化秋金之气居上，而降于右。人身右寸属肺脉，肺与大肠相表里，右寸亦候大肠之气。造化春木之气居下，而升于左。人身左关居肝脉，肝与胆相表里，左关亦候胆经之气。造化夏火之气居上，而来自春木。人身左寸属心脉，心与小肠相表里，左寸亦候小肠经之气。造化冬水之气，来自秋金。人身左尺属肾脉，肾与膀胱相表里，左尺亦候膀胱经之气。造化相火之气，降于秋金，藏于冬水，人身右尺属相火脉，三焦相火与心包相火相表里，右尺亦候心包之气。造化中土之气居中，而在相火之上。人身右关属脾脉，脾与胃相表里，右关亦候胃经之气。此诊整个圆运动分析之法也。

造化之气，三阳右降，三阴左升，右关寸偏大，气郁于上，病属不降，则现头胀胸闷耳聋目眩诸病。左关尺偏大，气郁于下，病属不升，则现少腹满痛泻利、足软诸病。左关寸偏小，升力不足。升力不足者，下部阴水升不上来，则现心虚惊骇胆怯诸疾。阴水升不上来，水中火少也。右关尺偏小，降力不足，降力不足者，上部阳火降不下去，则现下寒肠虚完谷不化诸病。阳火降不下去，火中水少也。此诊整个圆运动升降之法也。

病在里，故脉向里也。脉浮为病在表，病在表，故脉向表也。湿气多，则脉濡，津液少则脉细，津液多则脉滑，津液少则脉涩，收敛胜则脉紧，疏泄胜则脉缓。木气病则脉弦，金气病则脉短，火气病则脉洪，水气病则脉沉，土气病则脉代。气虚则脉虚，气实则脉实。脉大则病进，脉小则病退。脉有力则病盛，脉有神则不死，皆人身整个自然之象也。

至于心死脉为钩，如上挂之钩，有上无下之象，只有浮而不能沉也。肾死脉为石，如石一直往下之象，只有沉而不能浮也。肺死脉为毛，如鸟羽之毛，薄涩之象，将散而不能收也。肝死脉为弦，如新张之弓弦，劲急如循刀刃，毫无生气之象，疏泄尽净无余气也。此皆中气无存，不能运动调和，故四象各现本气之象。脾死脉为缓，缓者有如屋漏，时而一落，不能连续，中气不能自存也。故皆称为真脏。真者五行之真，五行之运动图，则不见五行之真。不运动则真见，见则亡矣。既无五行，何能成人，故死也。无病之脉，清润匀和，名曰胃气，胃气者谷气也，谷气足则胃气旺，胃气旺则运动圆，故病脉不见也。胃气即中气。

诊脉之要，如调琴弦，欲调阳必证之以阴，欲调阴必证之以阳。整个的阴阳调和，然后成声。诊脉之法，诊右必证之以左，诊左必证之以右，诊尺必证之以寸，诊寸必证之以尺，诊尺寸必证之以关。诊浮部必证之以沉，诊沉必证之以浮，诊浮沉必证之以中，整两的运动勘明，然能见病脉，又必气平如水，心明如镜，指下诊察，如见脏腑，神而明之，在乎各人也。

腕上动脉，乃肺经穴道，名曰太渊，于太渊穴诊察全体，只有《内经》曰肺朝百脉，虽经曰寸口者，脉之大会，手太阴之动脉，是其根据。

结 论

现在整理中医，惟一办法，是统一医理学说，谁能一之，河图能一之。一个原则，支配一切分则，便统一也。因中医学的本身，原来是一个河图故也。

中医处处是阴阳五行，中医书的阴阳五行，是看不见的，是零乱的，是无组织的，是不活动的，是无法认识的，是无法应用的。河图的阴阳五行，是看得见的，是整个的，是有组织的，是活动的，是容易认识的，是妙于应用的。用河图统一医理学说，易如反掌，实地证明之，虽愚必明也，乃曰取消阴阳五行，则不止自己愚而不明，自欲以愚天下后世，其可叹矣。

处方基础篇

系统原理篇如字母，此篇如拼法如文法。了解原理篇与此篇，一切病理一切方法，俱能了解。不惟伤寒杂病论所有方法的所以然，得到理得心安之愉快。虽医书所未经载入的病证，亦能由此篇的各种方法内，求得治法。而且《伤寒论》前代注家的错误，人人遵守不知其非者，自然由此篇发现其错误。且能由此篇求出更正错误的办法。故曰系统原理篇如字母，此篇如拼法如文法也。此篇名曰处方基础，实乃中医学基础也。

按：四维中气的原理既明，又展开以处方，故作处方基础篇，以理中丸守中土，以麦门冬汤、小建中汤、当归生姜羊肉汤交互金木，以肾气丸、泻心汤升降水火。滋养、攻逐、温清诸方依次展开，一如巨画，清晰明白。

处方基础篇序

现代医学科目，分基础学、治疗学、处方学。古中医学的处方，即属治疗之方。惟无基础学的编法，学者苦之，乃根据河图，用仲圣上火下水左木右金中土的经方，按浮沉升降整个气化圆运动之法，编成处方基础学。学医终身寻不着一点基础者，读此篇便得着整个基础。人身是无数细胞所筑成，而无数个细胞，皆根本于最初的一个细胞。河图代表一个宇宙的五行运动，代表一个人身的五行运动，代表一个细胞的五行运动，只要能认识最初一个细胞，即能认识宇宙，即能认识人身。此篇的六方，按整个河图说法，即是按最初一个细胞说法，一个宇宙说法，一个人身说法。此六方者，整个五行运动的单位也。后六方为前六方进一步说法，再后六方为形质病与妇人病说法。再后十方，则由前六方之单位，进而为学整个《伤寒论》的基础学说法矣。

中华民国二十八年（1939年）己卯冬月

子益重著于成都四川国医专科学校

理中丸

人参（即党参）　白术（各二钱）　干姜　炙甘草（各一钱）

此方名理中汤。以此方作丸名理中丸。用蜜为丸者，每服三钱至六钱。用水为丸者，每服二钱或四钱，温开水吞送，此分两系普通常用分两。

治夏月寒霍乱，上吐下泻，头痛，身痛，微发热，微作寒，行动无力，不渴者。此病脉象微小，右脉较左脉尤微小者，病危。

此人身上下左右内外俱病。不治上下左右内外，只治中土之气之法也。人身分上下左右中五部，上部之气不降则头痛。下部之气不升，则行动无力。不升不降，左右的荣卫分离，则发热作寒，而身痛。脾土之气湿寒，则下陷而作泻，胃土之气湿寒，则上逆而作吐。土败而中气伤，中轴的旋转停顿，四维的升降倒作，圆运动成不运动，故上下左右内外皆病。称脾胃必称脾土胃土者，因脾胃秉造化之土气而生。脾胃病湿，因土气为湿也。脾胃病寒，因土气根于相火，相火少，故病寒也。中土运动，是为升降。脾胃秉土气，故脾经病则不升，胃经病则不降，如只言脾胃的肉质，则温寒升降皆无根由矣。

夏月空气，中上燥热，中下湿寒。体偏于燥热之人，感触空气的燥热，增加了本身的燥热，于是燥热偏胜，津液被劫，运动不圆，遂成热霍乱。体气伤于湿寒之人，感触空气的湿寒，增加了本身的湿寒，于是湿寒偏胜，运动不圆，遂成寒霍乱。

人身之气，乃升降运动，息息皆圆之体。今升降大乱，中气暴亡，顷刻即死，故曰霍乱。霍者大也，又散之速也。

此病土气湿寒，中气大虚。此方白术燥土气之湿，干姜温土气之寒，参草补中气之虚。中土温运，胃经复下降之常，则吐止。脾经复上升之常，则泻止。荣根于脾，卫根于胃。脾升胃降，荣卫和合，寒热自罢。荣卫既和，身自不痛。上部气降，头自不痛，下部气升，自能行动。是以诸病皆愈也。不渴者寒也，中土湿寒之下泻，小便必不利。

阳败中虚，故脉微小。右为土脉，右脉尤微小，土气将亡故危。阳败中虚，脉亦虚大，虚大脉，较微小脉病轻。

此中气旋转，则四维升降。轴运则轮行之法也。

（以上理中丸证治本位的意义。以下推论的意义，此方与下五方，是整个五行的圆运动。先将此六方本位的意义，按着自己身体，作整个圆运动，彻底研究，研究贯通，再读推论的意义。）

寒霍乱，吐泻伤津，亦有口干微渴者，姜术均不可用，寒霍乱，亦有因吐而胃逆生热，服理中丸后更吐者，可改丸为汤，去术姜，加吴茱萸八分，黄连三分。茱萸温降胃气，黄连清降胃热。但既加黄连，降胃清热，须加陈艾叶一钱，以温中下。艾叶温而润，甚宜此病。如不加艾叶，胃热降后，中下寒生矣。或仍用理中丸加黄连一分，亦合机宜。加黄连者，苦寒之性，养住肾阴，热药下咽，方能下降而不上吐也。

此病如误服藿香正气散立死，因方中皆消药散药。寒霍乱，因于虚寒，宜温补，忌消散也。藿香正气散，详时方改错篇。

寒霍乱，可先以生姜少许嚼之，不觉辣，便可用理中法无疑矣。霍乱有寒证，热证，湿证，闷证之别。热证闷证均忌燥药，详时病本气篇。

理中汤，亦治胸痞。胸痞者，中气虚寒，不能旋转，四维不能升降也。故服此方即愈。

曾治一五十岁人，环唇生黄水疮，夜间痒甚，大便十数日一次，黑燥异常，便后即下血碗余，年余矣，医治无效，脉微小食减，方用轻剂理中汤，加阿胶，并加黄连、黄芩少许，五剂痊愈。

此病唇生黄水疮，湿偏见也。十数日始大便，燥偏见也。唇疮作痒，热偏见也。便后下血，风偏见也。右脉微而食减，寒偏见也。风热湿燥寒各偏一方，中气无运化调和之力必矣。用理中汤，参、术、炙草以补中。干姜以燥土湿而温寒，阿胶以润燥而息风，连、芩以除湿而清热。中气如轴，四维如轮，轴运轮行，寒热和合，燥湿交济，风静木荣，病遂愈焉。河图四象之中，皆有中气，所以中气运化，四象自然调和也。

又治一三十岁妇人，眼昏而疼，左眼较甚，大便日三数次，下白物，不后重，食减。脉微小，左脉较沉细，医治三年无效。方用理中丸三钱，阿胶三钱，化水送下，三日见效，半月痊愈。

此病脉微，食少，大便下白物，中气虚寒之现象也。大便一日多次，风木疏泄之现象也。左目不明，木气疏泄自伤本气也。

理中丸以温运中气，阿胶以养木息风，所以病愈。左脉较细，木枯故也。

又治一五十岁人，脑恍惚，胸满，左膀右腿酸滞。脉右虚大，左脉细硬，近一年矣，医治无效。方用理中丸三钱，阿胶三钱，化水送下，三日见效，一月痊愈。理中丸三钱之中，干姜只合二三分也。

此病脑力不清，胆经热逆也。左膀右腿酸滞，肝经枯涩也。胸间满闷，中气虚寒也。左脉细硬，木枯之微也。右脉虚而食少，中气虚寒之象也。理中丸温运中气，阿胶润肝胆木气。中气旋转，肝木左升，胆木右降，是以病愈。

以上三案，历治不效者，只知头痛医头，脚痛医脚，不知寻病的原因，不知兼治中气故也。

中虚之病甚多，然用干姜之中虚病，则甚少。用炙草之中虚，乃多耳。非真系中寒，万不可用干姜。非真系土湿，万不可用白术。学医易于学偏，由中气学起，仍易学偏也。

河图中气，阴包阳外，阳藏阴中。倘误用姜术，将阴液伤损，包藏不住阳气。中气的阳气飞泄出来，遂不思食，而中气消散也。中气乃阴阳和合而成的圆运动，故阴阳不可偏伤。白术性横，吐多者忌服。

余曾见一老人，颧赤食减。医见其食减，用白术炙草补之，大喘不食而逝。颧属肾，胃家津液不足，降力大衰，包藏不住相火，故颧赤。脾阳主化食，胃阴主纳食，胃阴不足，故不思食。白术横燥，胃阴更伤，降气全消，阳气有升无降，故大喘不食而逝。白术炙草，看似寻常补品，用不得当，致造如此大祸。老人的圆运动，已在消减之时，本难用药，用药稍偏，消减更快。如非阴寒偏胜之病，附子肉桂，一切动阳之药，下咽即死。

中虚者，阴阳互根，五行运化，六气调和，整个圆运动的中心之气也。有寒湿偏多之中虚，燥热偏多之中虚，阴液枯涸之中虚，阴液滋润之中虚。寒湿偏多之中虚易治，燥热偏多之中虚难治。阴液滋润之中虚易治，阴液枯涸之中虚难治。阴液者，有形之体质。阴液既少，阳药不受，故难治。

寒霍乱用理中丸，易治之中虚也。本篇首列此病此方，为容易认识中气说法。如非寒湿多，阴液多之中虚，误服干姜，即能劫损真阴，致人于死。白术横燥，亦所当忌。

凡中虚之病，认为当用炙草补中，服炙草后，反觉胸腹横滞者，便是阴虚。此津液不足，脉络枯涩，故不受炙草之刚性。可用冰糖，冰糖觉热，可用白糖。如阴虚之家，津液枯燥，又不能不用中气药者，可用淡豆豉最宜，或山药、扁豆、糯米均佳。冰糖性收而聚，如虚劳咳嗽服之，病必加重。

凡百病皆有中气关系。中气之治，有温中，补中，养中，调中，顾中之别。干姜为温中之法。炙草、党参、冰糖为补中之法。白糖、豆豉、山药、扁豆、糯米为养中之法。调中者，用清轻之品，以祛滞。顾中者，用药须照顾中气，不可伤损中气也。

学医最易蹈先入为主之弊，一蹈此弊，即易偏执。本篇所引经方，须将各方合成一整个的去研究明了，自无先入为主之患。偏于寒润者，易败脾胃之阳。偏于燥热者，易劫肝肺之阴。皆能致人于死地。肝肺阴液被劫，即成痨瘵而死。脾胃阳败，即滑泻而死。脾胃阳败，死在目前。阴液被劫，死在后日。死因阴虚，误用刚燥之罪也。

人之有生，先有中气，后生四维。无论何病，中气尚存，人即不死。中气渐复，病即能愈。故学医必先从中气学起，自然一本万殊，头头是道，万殊一本，滴滴归源。

麦门冬汤

麦门冬（五钱）　人参（三钱）　炙草（一钱）　粳米（三钱）　大枣肉（三钱 ❶）　半夏（二钱）。

治火逆，咳嗽，上气，咽喉不利者。此病脉象虚而涩。

此治肺经金气不降之法也。平人中气旋转，肺气下降，故不咳嗽。肺降金收，故火不上逆。火降则气降，故不上气，气降生津，故咽喉清利。

称肺必称肺金者，因肺气以收敛清凉下降为常。能收敛清凉下降，则肺气不病。收敛清凉下降者，造化金气之能，肺秉造化金气而生，故不收敛，不清凉，不下降，则肺气病。故治肺气之病，必用收敛之法，清凉之法，下降之法，然后病愈。如只言肺病，不称金病，则收敛清凉下降的功效，皆无根源矣。故言肺必称金，言脾胃必称土，言肝胆必称木等等皆古中医学之定法，亦古中医学之妙法也。

此病由于中虚不运，相火上逆，伤及肺液，液伤则燥，肺燥气逆，收令不行，故咳嗽，火逆，上气，咽喉不利也。

方用人参、炙草、粳米、大枣以补中生津，麦冬以润肺燥。肺气逆者，胃气必逆，故用半夏以降胃气之逆。肺金燥祛液生，收降复旧，故诸病皆愈。

脉象涩，为津液不足之象。虚乃中气虚也。

此方中气旋转，则四维升降，轴运则轮行之法也。治肺金之病之药，只麦冬一味。而中气之药，如此之多，因中气如轴，四维如轮，轴运轮行，本乎自然，必以中气药辅肺金之药，肺金乃

---

❶　枣有大小不同，故以轻重为准。

能降耳。且土为金母，补土以生金，圆运动之力更速也。

（以上麦门冬汤证治本位的意义，以下推论的意义。）

人身水气上升，全赖肝木之疏泄。火液下降，全赖肺金之收敛。肺金收敛，全赖津液，金燥液枯，收令不行，火中之液，且随金燥而消亡，阴根日削，遂成虚劳。麦冬性极清降，津液极多，然能寒中滋湿。半夏性燥利湿，降力甚大。麦冬得半夏，清润下行，自无滋湿之过。又以补中之药辅之，中气旋转，自无败中之过。麦冬、半夏同用下行之力极速，如无中气之药，极伤中气也。

此方党参、粳米、大枣，皆富于津液，极能益阴。但与凉润之麦冬同用，而无补中力大之炙草，以主持于其间，则一派阴柔。运动旋转，必行迟滞。如《伤寒论》人参白虎汤，用石膏治伤寒燥渴。石膏大寒，远过麦冬，而必以人参、粳米大补中气，以助旋转。尤须加炙草，以充足其中气健运之力。亦与麦门冬汤同一意义。特麦门冬汤，燥而不渴，故不用石膏之大寒耳。世人于用石膏、麦冬，不知应重用中气之药，反助以黄连、黄芩、芍药、生地阴寒之品，使中气大败，变生他祸，可怕之至。人参白虎汤详伤寒读法篇。

半夏专降胃经，加补中之药，即是降胃经之法。《金匮》方大半夏汤，用半夏人参白蜜，治朝食暮吐是也。

此病之咽喉不利，乃咽喉干燥。此病之咳嗽，乃无痰之干咳，故用麦冬以润燥。如咽干不因于燥，误用麦冬，病必加重。不因燥之咽干，乃下部阳弱，脾肾津液不能上奉之故。脾肾之津液，乃阳气之所化，当用温养脾肾之药，如下文肾气丸少服，或用补益脾胃之方，乃有效也。

曾治一老人，口舌咽喉俱干，脉弱不振，予用山药枸杞煮雌鸡汤见效。养脾胃之津液，升脾肾之阳气也。后易一医，用麦冬三钱，高丽参三钱，咽干更甚，不食而逝。麦冬寒润，极败脾阳，极伤中气。老人阳气微少，故麦冬三钱，即将微少之阳，完全消减也。麦冬润肺生津，能开腹中一切结聚，为药中妙品。用之失当，亦能杀人也。

风热暑湿燥寒，六气之中，一气有偏，皆能令人肺气上逆，而病咳嗽。此病乃燥气偏胜之咳嗽也。

肺金主收，金气为一年四时圆运动成功的第一步工作。人身亦然，而咳嗽乃破坏人身圆运工作，最易最多之病。参看下文，小建中汤薯蓣丸方。

小建中汤

饴糖（一两，炒焦） 炙草（一钱） 大枣肉（四钱） 桂枝（一钱） 生姜（一钱） 炒杭芍（三钱）

治虚劳里急，腹中痛，衄，手足心烦热，咽干口燥，梦中失精，四肢痛者，此病脉象涩而数，或弦而数。

此治胆经相火不降之法也。虚劳者，气血皆虚，劳极困乏之意。里急腹痛者，胆木不降，则肝木不升，郁而不舒，冲击作痛也。肝胆的肉质，俱在身右，肝经胆经的作用，则胆经作用在右，肝经作用在左。必胆经下行之气，藏于少腹，然后发生肝经作用。胆经作用在右降，肝经作用在左升也。言肝胆必言肝木胆木者，木本生火，胆木生相火，肝木生君火。人身肝胆，秉造化的木气而生。所以肝胆之病，属木气之病。

衄者，鼻中血出。肺窍于鼻，胆木不降，相火逆行，肺金被刑，不能收敛也。肺秉造化的金气而生，有收敛的作用。金性收敛凉降，火性浮散热腾。造化的火气，能克金气。人身的火气，能克肺气。故曰肺金被火克刑，不能收敛也。

手足心热烦者，甲木不降，心包相火逆行，故手心热。乙木不升，郁生下热，故足心热也。甲乙乃分别木气的阴阳的符号。不曰甲木乙木，只曰胆木肝木亦可。惟不曰肝木胆木，只曰胆腑肝脏则不可。只曰胆腑，如何能使手心热？只曰肝脏，如何能使足心热乎？手心乃心包经穴道，心包属相火，故胆经相火之气不降，手心即能作热。足心乃肾经穴道，肝木生于肾水，肝木之气不升，下陷于肾水之位，故足心即能作热。

咽干口燥者，甲木不降，风热耗伤肺液也。风者人身之动气，为木气所发生。甲木下降，风气自平。甲木乃阳性之木，如其不降，阳性主动，风气亦动。动气狂肆，肺金不能收敛，则肺家津液，即被风木耗伤。金伤不降，火气不收，故生热也。肝胆病则疏泄。疏泄者，木气之作用。故言肝胆，必曰木气。惟肝胆本脏肉质有病，则曰肝脏胆腑也。

梦中失精者，甲木不降，相火拨根，水气不能封藏。子半阳生，阳生则动，水不藏阳，则动而梦中遗精。经脉滞寒，运动不通，阳气郁阻，则勃动而梦中遗精也。妇人带病，亦经脉滞寒，甲木不降，水气不藏之故。

四肢痛者，四肢秉气于脾胃，土困木贼，津液干枯，脾胃病于内，荣卫患于外也。

木火金水俱病，中气之虚极矣。中气虚极，不能运化四维，故病如此。

此病全由胆经甲木逆横，克伤中气。相火外泄，烧灼津液而起。

故方中重用芍药，以降甲木而敛相火。重用甘味而多津液之饴糖，以养脾胃之津液。并用炙草姜枣以调荣卫补中气。甲木乙木本是一气，甲降则乙升，故重用芍药以降甲木，轻用桂枝以升乙木。木调土运，肺降津生，火降归根，中气转旺。经气之升降既复，木不克土。脾胃气和，饮食加增。气血充足，故虚劳诸病皆愈。

脉象弦涩而数。涩为津少，数为中虚，又为热象。弦为木气疏泄之脉，疏泄伤津，故脉现弦象。

此方为中气旋转，则四维升降，亦四维升降，则中气旋转。轴轮并运之法也。降胆经必重用中气药，中气旋转，则四维升降也。健中气必降胆经，四维升降则中气旋转也。

（以上小建中汤证治本位的意义，以下推论的意义。）

此方重用芍药，名建中者。因中土生于相火，相火降于甲木故也。

芍药专降甲木，而敛相火，性寒味苦，如不与饴糖姜枣桂枝甘温之味同用，将苦寒之性化和，反伤土气而败相火。

造化之气，少阳相火降于土下，藏于水中，远为一年之根，近为中气之本，人身亦犹是耳，故降甲木以敛相火，为治虚劳之大法，为健中气之关键，胆经与相火，关系全身，可谓大矣。

此病如兼咳嗽，即入危险之境，如咳嗽不愈，便为难治。因相火下降，全赖肺金收降之力。如咳嗽不愈，肺金的收力散失，相火永不能降，发热不止，中土无根，肾水不能复生，肝木之气枯竭，五行消灭，不能生也。

此病如兼咳嗽，仍用原方，因肺金收降，本自然的性能。只要甲木能降，相火下行，中气回复，肺金自能下降而不咳也。如加用治咳之药，必伤津液，咳反加重。

此方乃气化虽病，形质未损之方。如为病日久，形质损坏，此方用药，均不相宜。形质已坏之虚劳，亦用此方，不惟不效，病反加重。因形质既坏者，芍药之大苦大寒，不能受用，炙草、大枣甘味，亦能聚气而加咳，形质已坏者，咳嗽，发热，自汗，枯瘦。而脉象细数，饮食极少，不能起床也。

虚劳病二十二岁以前得者，发热不止，必入危险之境。三十一岁以后得者，可不发热，可免危险。因三十二为四八之期。男子四八肾水固定，水能藏火，故不发热。女子则四七之后，肾水固定也。

人身气以成形，形以生气，气化之病易愈者，形质未坏也，形质一坏，气化无所附丽，故为难治。

虚劳之病，至于如此情形，可谓重矣。治法不过降胆经以健中气，此五行之妙也。

此方之芍药，须有干燥热烦之虚劳，乃可用之。如无干燥热烦，而用芍药极寒，最败脾阳。曾见一少年，虚劳咳嗽，并无干燥热烦之证。医用此方，大便滑泻，病加而亡。此芍药败脾阳之过也。

善用此方者，每于此方加冰糖以和之。使芍药苦味不现，则芍药可减少败阳之过。

饴糖炒焦能散瘀通结，虚劳之病，运动不圆，必有瘀结，故能养胃泽枯，又能散瘀通结，妙品也。惟此物药铺不备，须在糖房去买，有时亦买不着，甚为恨事。买着而不炒，则腻脾败胃，又反误事。炒此糖：须炒至老黄色，微带黑色便佳。如其不炒，或炒不得法，可改用白饴糖。白者须用黄者拉成，腻性已减少也。

虚劳用芍药，一要用甘味之药和其苦味。二要有干燥烦热之证，否则减轻用。三要右手关上胜过他脉，关上乃胆胃脉也。四要看节令，夏至后，冬至前，用之最能见功。处暑后，更易见功。大寒后，夏至前，不善用之，最能见过，大寒至清明前更易见过。因夏至后，太阳南行，地面之上，压力渐增，地面上的太阳热力，遂压入地面之下去。以后愈压愈深，愈压愈多。造化的中下，阳气充足。人身胆胃之气的阳气亦充足，故芍药降胆经之功甚显。处暑后，地面上的阳热，全行入地，中下的阳气更足，故处暑后的芍药，尤易见功，冬至后，地面下阳气上升，阳根疏泄。人身此时，亦中下阳泄，根本动摇，芍药败阳，故用之见过。清明前，阳根疏泄更大，空气仍寒，阳泄而寒，则阳气微弱，故尤易见过，所以老人与久病之人，惊蛰前后死者较多，中下阳根泄动故也。故圣人春夏养阳，秋冬养阴。一日之间，午前宜养阳，午后宜养阴。本书温病篇温疹各方，均不用芍药，因温疹之时，正天人之气，中下阳微之时，温疹之气，乃中下阳微上冲所化之热。所以温病篇各方，见功极速，而皆可靠。

后人治虚劳，不用经方，而用时方（时方即汤头歌诀之方），大概因用小建中汤不效之故。何以不效的所以然寻求不出，于是都用时方。又不知时方的药，升散伤阴，寒凉败阳，均属治虚劳之大忌。小病治重，重病治死。南北同风，可为浩叹。兹就小建中汤的药性，总通用药如下。扁豆、山药，补中补土，其味不甜，即不壅滞，可以代替炙草、大枣。黑豆滋润降胆，可以代替芍药，免其寒中。虚劳病成，咳嗽必剧，肺体必伤，可加阿胶，润肺敛肺。山药既能补土补肺，亦能收湿利尿，其性稍燥，与阿胶同用，润肺敛肺，相得相济，为虚劳止咳之妙药。补金必兼补土，山药之能事也。虚劳发热，为辛金甲木不降，与中土虚滞而成。山药、扁豆补中补土；山药、阿胶降辛金；山药、黑豆降甲木。脉象柔者，可加漂白术以补土气，但不可用土炒，反犯刚燥之忌。如大便滑溏，则黑豆、阿胶，滋润湿脾，反助滑溏，在所当忌。小建中之桂枝为达肝阳之药，肺金虚损无力收敛者，桂枝不可用。只须辛金与甲木下降，辛金降则生肾水，甲木降则生相火。下焦水火之气复生，肝阳自然上升，肝胆之升降调和，土气松开，脾胃二经，自然运化，饮食加增，津液充满，故病愈也。

脾胃滞者，少加神曲，肺气滞者，少加桑叶、杏仁。肝胆滞者，少加苦楝子与五灵脂。从培根本，复气化，保津液，活血脉，寻出治法，自与先辈叶天士徐灵胎王孟英诸大家活泼治法相合。

至于虚劳病，已经形损脉枯，炙草冰糖的甘味皆能增加结聚，减损津液。服之必更加咳嗽胸闷等证。此非经验已多，不能有此觉察。其实甘味之能增加结聚，减损津液，不止形损脉枯之虚劳忌用，凡脉象枯涩之病，皆宜慎用也。

虚劳之病，最忌黄芪当归。当归性窜而又湿脾滑肠，黄芪性升，极害阴分，知小建中汤之旨，自了然也。荣卫虚损者则甚相宜。

当归生姜羊肉汤

当归（三钱）　生姜（一钱）　羊肉（半斤）

治寒疝，胁痛，腹痛，里急，及产后腹痛者。此病脉象虚大，或细柔。

此治肝经木气不升之法也。肝经木气者生气也。温暖滋润，则生气充足，条达上升，而化心火。如不温暖滋润，则肝阳下陷，生气下郁，而病寒焉。

足厥阴肝经，下络睾丸，肝木下陷，陷则生寒，故病寒疝。疝者，睾丸痛肿，木气结聚成形也。胆经循右胁下降，肝经循左胁上升，肝家生气，郁而不升，是以胁痛，肝木之气升于左，而发于右，循行腹部全体。生气郁而不舒，升不上来，故病里急腹痛。产后腹痛者，产后血祛，温气消失，肝经生气不足，木气郁而不舒也。当归温补肝血，羊肉温补肝阳，滋补木中生气，以助升达。加生姜以行其寒滞，故诸病皆愈也。

肺金应乎秋气，清凉则降。肝经应乎春气，温暖则升。此方所治各病，皆肝木纯寒，无一些风燥之病，所以服温暖之药，诸病皆愈。

脉象虚大细柔，皆肝经阳气不足，因而生寒之象。

此方四维升降，则中气旋转，轮运轴复之法也。肝经寒而不升，则往下陷。四维个体，因以不圆。中气如轴，四维如轮，轴运轮行，轮滞轴停。肝气陷而不升，轮滞也，轮滞轴停，自然之事。此方温补肝阳，以助升气。轮既复升降之旧，轴亦复旋转之常。凡病已愈，而精神爽健者，皆中气已复之故。病虽已愈，精神并不爽健者，皆中气未复者也。

（以上当归生姜羊肉汤证治本位的意义，以下推论的意义。）

疝病有寒者，有热者，有气积者，腹痛有寒者，有热者，有气滞者。胁痛有寒者，有热者，有气滞者，有血瘀者，有水停者。当归生姜羊肉汤证，此病乃肝经纯寒之病，此病少有。当归生姜并用，辛窜非常。曾见一室女病腹痛，医用此方服后，甚效。更进一剂，小便次数，忽然加多且长。脐内奇痒，脐眼有虫爬出，后服清肝凉血养阴之药始愈，盖辛热之剂，温肝经之寒。过服则肝寒已去，肝热复生。尿多虫痒，皆肝热也。大凡偏寒偏热之方，切须中病则止。偏寒之方，治偏热之病，中病不止，则热去寒生。偏热之方，治偏寒之病，中病不止，则寒去热生。与其太过，宁可不及。见效之后，不可再连服，太过祸生，便难补救。

肾气丸

干地黄（八钱）　薯蓣（四钱）　山茱萸（四钱）　粉丹皮（三钱）　茯苓（三钱）　桂枝（一钱）　附子（一钱）　泽泻（三钱）

治虚劳消渴，小便过多，或小便不利，里急，少腹拘禁者。此病脉象，两尺极微。

此治肾经水气不升之法也。肾水者，人身津液之存于下部者也。来源在于肺金，消耗在于肝木。肾水主藏，肝木主泄，木气疏泄，则生风气。消渴者，肾水被风消去，水气不养木，风气愈增，且波及肺家津液，故渴也。

人身小便流通，原赖肝木疏泄之力。平人小便亦不过多，亦无不利者，木气平和，疏泄适宜也。消渴之病，水不养木，木气遂郁，木郁失和，忽而疏泄太过，忽而疏泄不及，疏泄太过，则小便过多，疏泄不及，则小便不利。虚劳里急，少腹拘急，皆水不养木，木气郁而不舒耳。水不养木，非水之过，仍木气之过。

方用地黄润水气调疏泄，而保水气，薯蓣补金气助收降而生水气，茱萸敛火，丹皮清热，苓泽除湿，湿者木金升降不遂，土气郁而为湿也。用附子补水中之火，以培木气之根也。用桂枝达木气之郁也。

脉象两尺极微。肾为一身津液之主，候在尺脉，津液少，故脉微。两尺以候肾，左尺以候肾水，右尺以候水中之相火。此病两尺脉微，右尺必较左尺更微，所以养水药中，又用附子，附子专补下焦相火之药也。

此亦四维升降，则中气旋转，轮运则轴复之法也。造化之气，春木主升，秋金主降，木升生火，火气又随秋金而降入水中。金降生水，水气又随春木交入火内。木升金降，火水交济，四维既圆，中气自治，人与造化同气，无病之人的气化，即是一个肾气丸。病此病者，服此方后病愈身安。精神爽健，饮食增加，即是四维的升降，既已复旧，中气的旋转，因而照常也。

（以上肾气丸证治本位的意义，以下推论的意义。）

五行皆有直接治法，惟肾水无直接治法。治水之法。薯蓣补肺，地黄滋肝之法也。补肺金以益生水之流，滋肝木以杜耗水之路。凡润肺滋肝之药，皆能补益肾水。

此方既治小便过多，又治小便不利。可见木气之动，忽而太过，忽而不及，皆水气与水中温气不足，不能养木之故。

此方补金润木以滋肾水，再用附片以温肾水。凡阴液不足，而阳元又虚之病，总以此方为大法。

后人将此方去桂附，名六味地黄丸，专治肾水不足。极有功效。而不知全是补金润木之功，一以补生水之源，一以杜耗水之路，肾水有生而无耗，故肾水足也。再于水中补火，水中有火，则生气，此肾气二字之源也。

此病完全为肝肾病，肝肾病而津液亏伤者，忌用中土甘味之药，所谓土克水是也。况津伤之人。脉络干枯，甘味停滞，用之必生胀满也。

肾家水火二气，水气多于火气易治。缘人身中气，为一身整个运动之枢机，肾气为中气运动之基始，水气多于火气，火藏水中，乃起运动。若火气多于水气，水气不能包藏火气，火气遂直冲外越，运动遂减。此方附子极少，山药地黄丹皮萸萸独多，即是此理。况卧寐则生相火，一年之秋冬又生相火，一日之申酉以后又生相火。故人身只恐津液不足，不愁火气不足。惟果病水寒之病，则可用附子以温水寒也。

但火气虽多，固不可用热药加火，亦不可用凉药减火。只宜润肺滋肝以益水而配火，水火俱多，元气更足。如因火多水少而用凉药减火，水火俱少，元气遂减，中气败矣。

附子纯阳，其性上升，如水寒不大，而多用附子，或水不寒而误用附子，附子下咽，能将肾中阳根拔动而起，使水气从此不能包藏火气，为祸不小。

除伤寒三阴纯寒之四逆汤证，不能不用附子外。其内伤之肾阳不足之证，莫如用破故纸巴戟天等，和平暖肾之品以代附子最为妥当。猪腰子不去膜，用生黄土拌湿包面，柴火烧熟，放冷，胃强者，嚼吃腰子。胃弱者，将腰子煮汤。此方温补肾阳，平和力大。凡先天不足与肾家受伤之人，皆可奉为再造之宝。但多吃亦能动热，如其动热，须以养阴之品配之。

肾精为一身之本，中气为人身的生命，肾精中之气，又为中气之生命。凡老人八九十岁，眠食精神如常，此必平日保养肾气之效。如老人肾气受伤，食入仍吐，即宜服肾气丸，养起肾气，以生中气，乃愈。

如老人肾气受伤，春夏之间，昼则微觉恶寒，夜则微觉发热，微汗满身，口苦食减，身体疲之，并加外感项强身痛之证，亦宜肾气丸，以补肾气自愈，切不可用小柴胡汤以速其死。恶寒汗出，乃荣卫将散之兆。口苦乃胆汁上溢，肾间阳少，不能上升，胆气不能下降，中气之败可知。但不宜白术炙草补中之药。因此病之中虚，乃肾气不能生中气的关系，如服肾气丸不效，则肾阳难复，宜多吃猪腰汤以补命门肾火，连服七日自效。此病欲知是否肾气受伤，可于恶寒之时，用温水泡足，觉身体陡然舒适，恶寒全消者，便是肾气受伤之象。因足底为肾经涌泉穴，此穴得温，肾阳上升，故恶寒立罢也。荣卫根于脾胃，荣卫的寒热根于肾气。寒热者，水火之征兆，肾气乃水火所成也。

消渴小便多，是乃难治大病。著者本肾气丸的原理，用小海参一杖，黑豆一把，煮吃极效。因此病乃形质亏损，非草木之力所能挽回，此方一为血肉之品，一为谷食之精，海参大补肾中阳气，黑豆大补肾水。凡肾家亏损，及年老肾虚，真有不可思议之妙。凡补品多服，皆有偏处。或生胀满，或生燥热，种种不适，功不抵过。惟此方服之愈久，神愈清，气愈爽。服之终身，不仅能却病延年而已。海参补阴中之阳，世人少有知者。煮法，先将海参用温水泡一小时，用手捏去盐渣，换水两大碗，加黑豆一把，微火煮八小时，取出海参，剥去沙泥，肠子勿去，连汤吃，不吃豆，海参精华，全在汤中也。但黑豆润木滋水，有服黑豆而便溏尿短者，可用淡菜易黑豆（淡菜一名海虹，乃一种蚌肉，极补肾阴而益精血）。淡菜不须泡，与海参同煮可也。二味分量，大约相等便合。一补肾阴，一补肾阳。如服后觉热者，淡菜加倍，肾家亏损，力可回天，凡病精神不振，饮食减少，补中药服之，不受者，可速服此二味，以补中之根源即效。能于子时后，寅时前服下，效力更大。凡半身不遂，经脉不通，痞块癥瘕，皆可借子后寅前造化旋转之力，以宏海参淡菜补肾水肾火之功，而复中气之旧也，如淡菜加海参一倍，服后，仍觉热者，是肾阳已经补足，不可再补，不必服用海参，宜单服淡菜补阴，以配阳为佳。此时如再服海参，阳盛阴虚，圆运动便有直意，无阴不能下降，阳气于是外腾，面现赤热，身却恶寒，不思纳食，中败土崩，死亡立至。人之死也，死于中气之亡，中气生于肾气，肾气阴不养阳，中气必有阳无阴，中脘之地，必先觉内热也。

泻心汤

大黄（一钱）　黄连（一钱）　黄芩（一钱）

麻沸汤渍少顷，热服，水沸多时，泡如麻细，为麻沸汤。

治心气不足，吐血衄血者。此病脉洪，重按不空。

此治心经火气不降之法地。人身水气在下，火气在上。水气在下，应往上升，火气在上，应往下降。火者动气也，火气不降，动而上逆，则吐血衄血。手之三阴其气当降，心气不足，降气不足也。法当三黄以降心火，渍而不煎，取味最轻。麻沸汤性轻而浮，曰泻心者，只降上脘以上之火，不降及中脘之意。如泻及中脘，便生大祸矣。

脉象洪，洪乃上盛之象，浮多降少，故上盛而洪。

此方四维升降，则中气旋转，轮运则轴复之法也。水木上升，金火下降，升降互换，运动乃圆。四维者，中气之四维。中气者，四维之中气。故四维升降，中气自治。火气最易直上，全赖金气收而降之，入于土下。吐血衄血者，金之降气被火之升气所伤，金之收令不行也。三黄苦寒，将火降下，肺金乃收，运动复圆，故病愈人安也。病愈人安者，四维升降，中气自治也。

（以上大黄黄连黄芩泻心汤证治本位的意义，以下推论的意义。）

肾水足则上升以交心火，心火足则下降以交肾水，肾水上升，阴中阳足。肾水不升，则化寒。故肾气丸用附子以温寒。心火下降，阳中阴足。心火不降则化热。故泻心汤用三黄以泻热也。渍少顷者，泡出味便服，不可多泡也，轻之至矣。

降火与清火不同，清者有去之之意，降者引之使下，以归水中，不去火也。明了清轻之法之意，方能治火气之病。如用清法去火，乃火气病之实者。此病乃火气病之虚者。

心气不足四字，切须认清。心属火气，下焦之火主升，上焦之火主降。心气不足，乃心火之降气不足。如系心火不足，便须

表3-1　方证对比鉴别

方名	症状	原理	治法	脉象	备考
理中丸证	上吐下泻，发热作寒，头疼身痛，行动无力，不渴	中气虚，土气湿寒	补中，燥湿，温寒	微小虚大	治中土不运法
麦门冬汤证	火逆，咳嗽，上气；咽喉不利	中气虚，肺气燥逆	补中，润肺，降肺	虚证	治肺经金气不降法
小建中汤证	里急，腹痛，衄血，手足心烦热，咽干，口燥，梦中失精，四肢疼痛	中虚胆逆，土木两枯，相火外泄，经脉滞塞	补中气，降胆经火，润燥通塞	涩数或弦数	治胆经相火不降法
当归生姜羊肉汤证	寒疝，腹痛，胁痛，产后腹痛	肝经寒	温润肝经	虚大或细柔	治肝经木气不升法
肾气丸证	小便不利，或小便过多，少腹拘急	肾气不足	补肺，滋肝，健脾，补火	两尺极微	治肾经水气不升法
泻心汤证	吐血衄血	心气不足	降心气	洪，重按不损	治心经水气不升法

用肾气丸补肾，肾中阳足，心火乃足。

衄血吐血有风热暑湿燥寒之分，而皆由于肺气胃气之不降。大黄黄连泻心汤，此病之由于热者，火热不降，中气必虚，故此方为治火逆之大法，即吐血之由于实者。大怒之下，肝胆横塞，实在肝胆，虚在中气。如吐血而脉细紧，重按有力，则泻心之法中，又须兼益肺和肝养中之品矣。

将此图合在自己身体上，揣想五行圆运动的生理，病理医理。揣想明白，便得着整个处方学的基础。河图五行，此图君火相火俱往下降，君火为相火的终气，相火为君火的始气，虽分六行，仍是五行。

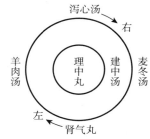

图 3-1　五行圆运动治法图

将图的左右合在自己身体的左右看

人身一小宇宙，中土旋转于中央，火金右降于南西，水木左升于北东。理中丸中土之方。麦门冬汤金气之方。小建中汤相火之方。当归生姜羊肉汤木气之方。肾气丸水气之方。泻心汤君火之方。人身五行之病与治法，即以此六方为大法。大法者，大概以此为准之法也。将此六方证治本位的意义，逐方研究明了之后，再将六方证治本位的意义，合成一整个研究明了。五行整个原则，便得矣。原则既得，分则都易解决。

炙甘草汤

炙草（四钱）　党参（三钱）　大枣肉（四钱）　生地（四钱）　麦冬（三钱）　阿胶（三钱）　麻仁（六钱）　生姜（二钱）　桂枝（二钱）

治心动悸，脉结代者。

此滋养血液，必须补中之法也。血者，心之所主。血脉流通，心气下行，心不动悸，脉不结代，是为平人。血液损伤，脉络枯滞，心气不能下行。而跳动作悸。悸者似惊非惊，所谓心跳是也。脉来迟缓，停止一至为结，停而复来，来而又停为代。此血液被医药损伤之病。

方用炙甘草、大枣、党参以补中气。生地、麦冬、阿胶、麻仁以溢养血液。生姜以助肺阳，桂枝以助肝阳，使生地、麦冬、阿胶、麻仁阴润之性，运动不滞也。此方温养血液，而以炙甘草名方，非中气运化，血液不能复生。中气如轴，四维如轮，轴轮相辅，运动流通，故结代动悸俱愈。此轴轮并治之法也。

（以上炙甘草汤证治本位的意义，以下推论的意义。）

此方用生地、麦冬、阿胶、麻仁滋养血液，因脉已结代，心已动悸，已现干枯之象。此三味性极滋润，名是养血，实是润枯。如脉不结代，心不动悸之血虚，而亦将此三味同时并进，必定滋湿败脾，滑泻不食，反生祸事。如系脉不结代，心不动悸之血虚，欲补其血，先健脾胃。土旺食加，自能生血，未有饮食少而血多者，亦未有饮食多而血少者。故良医补血之方，多以白术、茯苓、党参、炙草为主。加芍药以降胆经相火，加泽兰以行诸经之滞。肾寒者，少用巴戟天、淫羊藿以温肾寒，肝肺热者，少用生地、贝母以清肝肺之热，自能饮食增加，经脉调和，而血生也。世以当归、川芎、芍药、生地名为四物汤，为补血要剂，不知四物汤只能调血润血，不能生血。《内经》曰：中焦受气，取汁，变化而赤，是谓血。气，谷气也。

茯苓杏仁甘草汤

茯苓（三钱）　杏仁（三钱）　甘草（一钱）

治胸中痞塞短气。此病脉象濡短。

此治肺金不降之法也。肺金以下行为顺，肺气下行，胸中宽舒，故不痞塞。短气者，气不下行，呼吸上迫，非短少之短。

此病乃肺经湿郁，气不下行。方用茯苓祛湿，杏仁降肺，甘草养中，故愈。

此方与麦门冬汤，是对照的治法。一则偏燥。一则偏湿。燥乃金气之本气病，湿乃金气之化气病。此方补中药仅用生甘草一钱，甘草生用，其性清凉，较之麦门冬汤之补中药，不及四分之一。因湿之为病，已至痞塞，已成有形之物，不可重用补中药以增其滞塞，且茯苓祛湿，功能扶土，杏仁虽能降气，亦温补之品。不比麦冬之寒凉，半夏之辛通，于中气有妨害也。

理中汤治心痞，中气不运，无形之虚痞也。此方治胸痞，湿气填塞，有形之痞也。治有形之病痞，重用补中，便是大错。此方只用生甘草，养中顾中之义。

脉象濡短。濡为湿象，短为肺气不降之象。

此四维升降，则中气旋转，运轮复轴之法也。凡四维之病，日久不愈，而精神颓败，饮食减少，皆轮滞轴停之义也。

（以上茯苓杏仁甘草汤证治本位的意义，以下推论的意义。）

时方中之二陈汤，茯苓、半夏、橘皮、甘草与此方之意相同。治胸中湿痰，痰乃凝聚在胃间之物，湿乃满布在胸部之气。湿气凝聚乃成痰也。湿气满布胸中，胸中乃作痞也。半夏逐胃间之痰，不能散胸部之湿，杏仁降肺家全部之气，能除胸部之湿，气行则湿行，茯苓又直接祛湿。所以茯苓、杏仁、甘草治胸中痞塞短气，世有以二陈汤治胸中痞寒短气，不见效者，半夏与杏仁之分也，半夏性燥，杏仁性润，燥药伤津，润药养津，用养津药以祛湿，斯善于祛湿之法。用燥药祛湿，津伤而湿不去。用养津药以祛湿，气行湿自祛也。

湿在胸中，如物受潮湿，是满布的，是浸透的。痰在胸中，痰自为痰，是离开肉质的。此茯苓杏仁甘草汤与二陈汤之分。

酸枣仁汤

酸枣仁（四钱）　川芎（三钱）　知母（三钱）　炙甘草（三钱）　茯苓（三钱）

治虚劳虚烦不得眠。脉象虚浮。

此治胆经不降之法也。人身阳入于阴则寐，阳出于阴则寤。阳入于阴者，相火下行也。相火下行，须得胆经右降。胆经不降，多由于热，此病之胆经不降，则由于胆经之寒。

阳升阴降，气化之常。阴极生阳，然后阳升。阳极生阴，然后阴降。阳不能极，不能生阴，故不降耳。阳不能极，阳气弱也。肝阳弱，所以胆经寒也。

方用酸枣仁温养胆经，敛阳下降。川芎温补木气，助肝阳上升，以培胆经下降之源。阳虚不降，则生虚烦，烦者，热也。知母以清虚热。胆经不降，相火外泄，土气必湿。茯苓祛土湿，以通胆经降路。甘草培中气之旋转，以降胆经。故病愈。

此方与小建中汤，为对照的治法。芍药性寒，川芎性热。一为胆经不降而生热，一为胆木气寒而不能降。胆木气寒不降，故用川芎温升肝经，以降胆经。肝经木气阳升，胆经木气自然不寒。此为治木气之对待治法中的互根治法。小建中清降胆经，肝经自升。此方温升肝经，胆经乃降也。

脉象虚浮，浮者阳气不降之象。

此四维升降则中气旋转之法也。人身中气旋转，最密最速之时，惟在睡卧酣甜之候。如人一夜不眠，次日精神不振，饮食不甘，形成废人。一旦得睡，醒来之后，精神健壮，饮食甘美，前后判若两人，中气增减的关系也。失眠之病，由于胆经不降。故降胆经则能安眠，四维升降则中气旋转也。

（以上酸枣仁汤证治本位的意义，以下推论的意义。）

失眠之病，有因胆经寒者，有因胃中津液不足者，有因肾中阳气上冲者，有因肾中水火两亏者，有因膈间有瘀血者，有因思想过度者。思想过度者，无有药医，须病人自己改换环境，乃可望愈。

白头翁汤

白头翁（二钱）　黄连（二钱）　黄柏（二钱）　秦皮（二钱）

治肝经热利，后重，渴而饮水。脉象沉细而数。

此治肝木不升之法也。阴降化阳，阳升化阴，不升则陷，不降则逆。逆则生热，陷则生寒，自然之理。惟木气之病，有陷而生寒者，有陷而生热者。当归生姜羊肉汤，木陷生寒之病，此方木陷生热之病。因木本生火，木郁不升，必生下热也。木主疏泄，热性本动，故病热利。疏泄不通，又欲疏泄，故病后重。木热伤津，故渴而饮水。

方用白头翁、秦皮，专清木热。黄连、黄柏，并清湿热。因疏泄不遂，必有湿气，湿与热合，阻凝木气上升之路，故病热利而又后重，湿热除去，木气乃升也。

此方与当归生姜羊肉汤，为对照的治法。一则肝经下陷病寒，一则肝经下陷病热。故一则用温，一则用清，脉象沉细而数，下热伤津之象。此四维升降，则中气旋转，运轮复轴之法也。

（以上白头翁汤证治本位的意义，以下推论的意义。）

曾与一医家会同治一白头翁证，医主用白头翁汤。余曰：脉弱不能受黄连、黄芩之大苦大寒，宜变通也，用白头翁、秦皮，而以栀子皮炒过，代黄连、黄芩，又加山药、扁豆服之而愈。此方服之既愈。若用原方，必加脾败之病矣。加山药、扁豆者，平淡之性，扶土气以任苦寒也。治肝肾阴虚，须扶土气者，忌用味厚香甘性横之白术。山药扁豆最佳。

此病伤寒厥阴肝经阳复生热有之。伤寒里病，一气独胜，病气极盛，故阴经阳复所生之热，至于非用黄连等大寒之味不能清之。至于内伤肝经病热，绝无用黄连之证。内伤肝经病热，更无有渴者。如肝经病热，左关尺必小于右，则归芍地黄丸甚相宜，六味地黄丸加归芍，滋养肝木津液之方。

凡用大苦大寒大伤中气之药，不惟要审明脉象，尤要审明病人所在地之地气。如夏日雨多，地下之热较实。夏日雨少，地下之热较虚。春夏则地下之热较虚，秋冬则地下之热较实。造化地下的热之虚实，人身中气以下的热之虚实应之。热实故脉实，热虚故脉虚。又如秋冬之间鸣雷，则秋收之阳外散，地下阳少，人身中下亦阳少，阳少则脉虚。冬至后不冷，则冬藏之阳外散，地下阳少，人身中下亦阳少，阳少则脉虚。冬月阳少脉虚。来春春无所生，阳更少，脉更虚。一直要到立秋处暑之后，太阳射到地面的热，经秋金收降之力，将他收而降入地面之下。然后地下有阳，然后人身中下阳气渐充，脉乃渐实也。阳实脉实，病热之病，其热乃实。然后黄连、黄芩的证，乃可用黄连、黄芩之药。西南各地，冬季无雪无冰，气候不冷，地下藏阳不多。医家如仍按书用药，不知审察地气，一定将病治重，而不知何以病重之所以然。常谓东北地方实病多，西南地方虚病多，东北地方，冬令严寒，西南地方，冬令不冷故也。

《内经·四气调神大论》对于春生夏长、秋收冬藏的藏气，特别重视。医家却解释错误，使后人学之，不得要领，可为浩叹。即如香连丸治痢疾，东北各地都效。西南如南宁昆明重庆成都则不能见效，反加病焉。将黄连易艾叶以温暖肝经，然后效也。此因冬令不冷之地，水中所藏阳热不多，肝阳不旺，化热之原素本少，故畏黄连之寒，而喜艾叶之温也。前人立方，根据一地之病证地气，吾人用前人之方，须审察各地之病证地气。此本书生命宇宙篇，所以不能不彻底考求也。

薯蓣丸

薷蓣❶（三十分）杏仁　桔梗　麦冬　当归　阿胶　桂枝　柴胡　党参　白术　茯苓　白蔹　防风　干姜（各五分）地黄　炙草　大枣（熬膏）　神曲（各十分）

蜜为丸，每服三钱，日二服。

治虚劳诸不足，风气百病。脉象弦涩小数。

此概括治虚劳病之法也。此方所治之风，并非外来之风，乃本身木气失和之气。但看得见的，只有口眼歪斜，手足抽搐，筋肉眴动，觉得是风。其余的风，都看不见了。

风气百病的虚劳病，金气失收，风木肆动。风木一动克土，耗水，煽火，侮金，伤津劫液。经络因而滞塞，运动因而不圆之病也。

此方重用山药补金气而助收敛，加桔梗、杏仁以降肺金之滞，加麦冬以滋肺家津液，则金气收也。

用当归、地黄、阿胶养血润水，芍药清降甲木，川芎桂枝温

---

❶　即山药。

升乙木。甲降乙升，运动复圆，则风自息也。

金逆木动，全由中土旋转之里。故用参枣炙草以补中气。土气虚，必生湿，故用白术茯苓以补土祛湿。

金逆木动，经络不运，必生积滞。故用干姜、神曲以行中土之滞，柴胡、防风、白蔹、豆黄卷以疏木气之滞也。

此方与肾气丸是对待的治法。肾气丸补金养木以保肾经，而重在养木。此方补金养木，以维全体，而重在补金。寒热并施，虚实兼顾，补泻同行，理全法备之方也。

脉象涩弦小数。肺金不收，津被风耗，则脉涩。风不疏泄，则脉弦。中气虚，血液少，则脉小数也。

此四维升降，中气旋转，轮轴并运之法也。人身十二经络，六升六降。而升的主力在肝木，降的主力在肺金。升降的枢轴，在二土。大气的圆运动，虽有升浮降沉之四部作用。其实整个的圆运动，只有升降而已。升极则降，无浮之存在也。降极则升，无沉之存在也。有浮存在，则直上，有沉存在，则直下，直上直下，运动不圆，造化息矣。所以四维运动，只曰升降。此方降金升木补中培土，轴轮并治，理法显明。

（以上薯蓣丸证治本位的意义，以下推论的意义。）

木主疏泄，其气本动。木动风生，第一克土气，第二耗水气，第三煽火气，第四侮金气。

第一克土气者，木本克土，土气旋转，须木气调和。木郁风生，则盘塞冲击，土气便不能旋转了，虚劳病食减，中虚，中郁，即是此理。

第二耗水气者，就同有水气的物件，一被风吹，水就干了。肾主藏精，精者津液所成。风木动则肾气不藏，津液枯耗也。虚劳病发热，出汗，干涩，枯瘦，即是此理。

第三煽火气者，乙木上升则化君火，甲木下降则化相火。相火下降藏于水气之中，又为乙木之根气。病风则乙木不升，而君火陷于下。甲木不降，而相火逆于上。火气者，动气也。再遇风气煽动，故愈煽愈热也。虚劳病手足心热，潮热出汗，咳嗽，食减，即是此理。

第四侮金气者，金本克木。木主疏泄，金主收敛，金气能收敛，木气乃不妄肆疏泄。金气之收敛，虽随中气之右转，亦须木荣风静，方能行其收敛之权。今木郁风动，煽火上焚，金气虽欲收敛，而有不能矣。虚劳病咳嗽，出汗，发热，失血即是此理。

故曰风者百病之长、五脏之贼。因木病而水火土金皆病，故曰风气百疾也。

虚劳之病，其初皆出于木气之妄动，其后皆成于金气之不收。盖金收则水藏，金收则甲木下降，金收则相火归根，相火归根则水气温暖。乙木温和，只生心火，不生风气。甲降乙升，土气松和，中气旋转。各经升降之气，自然调和，诸病自然消除。

是金收二字，责任实在不小。金气能收，风木四害，皆可不起，所以虚劳之病，最忌咳嗽也。咳而不愈，金气全败，收气全消，风遂无平息之望，中气无存，遂难治矣。所以此方，重用山药补肺金之气以助收敛，而平风气也。

此病此方，于中气旋转，阴阳升降，五行六气，一气回环的圆运动，可以概括。苟深思而明之，虚劳诸病全解决矣。

水火交济则人生，水火分离则人死。分离少则病轻，分离多则病重。虚劳之病，水火分离。此方则有金木与中土之法，而无水火之法何也。缘肺金下降则生水，胆木下降则生火，故此方只有金木与中气之法，水火之法，即在其中。

甲木下降，乃生相火之法。不言君火之法，何也。因乙木上升，自生君火。非甲木下降，乙木不能上升。故不言君火，而君火自在其中。故仲景医经，于劳伤各病，皆是金木中气之法。

生姜泻心汤

生姜（三钱）　法半夏（三钱）　黄连（一钱）　黄芩（二钱）　炙甘草（三钱）　人参（三钱）　大枣肉（六钱）　干姜（二钱）

治伤寒坏病，心中痞硬，发热，头汗，干噫食臭，胁下腹中雷鸣，下利放屁者。脉轻按浮涩，重按虚小。

此清热温寒升陷降逆并用之法也。心中痞而硬者，中气虚寒，旋转无力，胆胃之气不降也。发热头上出汗者，胆胃不降，相火上逆也。干噫食臭者，胆经不降，木气逆冲，上脘滞也。胁下腹中雷鸣者，胆经横滞，相火散漫，中气不调，寒热混乱，水气漫溢也。下利放屁者，水走肠间，寒热夹杂，气滞不升也。此病复杂极矣，其实只是胆胃不降，相火散漫，中气虚寒，下焦之气不升所致。

方用生姜、半夏温中降胃，以开相火下降之路。黄芩、黄连降相火，降胆经，以收散漫之热。用枣、草、人参以补中升陷，干姜以温运中气。经方寒热并用，此为大法。泻心者，降相火也。下利而放屁者有热。有热者，出热汗。无热者，无热汗。

此病上逆下陷，升降乖错，寒热不清，内外混乱。此方拨乱反正，各得其宜。

此方与大黄黄连泻心汤均称泻心者，言只泻胃上之热，不可泻动胃气之意。

此方与大黄黄连黄芩泻心汤为对照治法。大黄黄连黄芩泻心汤，不过在上的火气上逆而已。此方则在上之火既已上逆，在下之火又复下陷，在内之火又复外泄。火气散漫，内必生寒，上逆下陷，中气必虚。所以生姜干姜与连芩并用，而以参、枣、炙草补中。用生姜者，降胃也。此病复杂极矣，而治之之法，则甚简单。

脉象轻按浮涩，胆热外泄，则脉浮。汗出津伤，则脉涩。中气虚寒，则重按虚小。

此中气旋转，四维升降，轴轮并运之法也。

（以上生姜泻心汤证治本位的意义，以下推论的意义。）

凡经方寒热并用，皆既有寒，又有热之病，不可认为寒热并用，乃彼此牵制之意。用药须于认定着落四字上，求切实的解决。如认定有寒，干姜便有着落。认定有热，连芩便有着落。认定既有寒又有热，干姜连芩并用便有着落。认定不清，则着落不确，含糊用药，必加病也。

《伤寒论》白虎汤用石膏，必曰外无大热。石膏本以清热，既无大热，何必用之。不知石膏清热，乃清内热。内果热矣，外即无热。因人身火气内藏，病则内热，火气外散，病则外热，外热则内寒矣。内寒禁用石膏。仲圣怕人不知此理，故于用石膏之条文。一则曰，外无大热者，再则曰，无少阴寒证者，医家一见外热，便用凉药，误事多矣。

金匮黄土汤，治便血，用附子、黄芩、灶心土、白术、炙甘草、阿胶、地黄，既用附子之热性，又用黄芩之寒性，既用灶心土、白术之燥性，又用阿胶、地黄之润性。用附子，因肾水寒，不能养肝木也。用黄芩，木不得养，则郁而生热，热则疏泄亡动而血下也。用白术、灶心土，水寒木郁，上气必湿，土湿则木气愈郁，愈安事疏泄也。用阿胶地黄，木气疏泄必生风燥，既生风燥，必更疏泄也。各有认定，各有着落，亦非寒热燥润并用，彼此牵制也。

表3-2 方证鉴别

方　名	症　状	原　理	治　法	脉　象	备　考
炙甘草汤证	心动悸	血燥，中伤	润血，补中	脉结代	理中汤证，中虚而脾胃湿。此证中虚而血液燥
茯苓杏仁甘草汤证	胸痞，气短	肺气湿逆，填塞于胸	泻湿，降肺，养中	脉濡短	麦门冬汤证，肺气燥。此证肺气湿，麦门冬汤证中虚甚，此证中虚不甚
酸枣仁汤证	不得眠而虚烦	胆经寒	温肝经以降胆经	脉虚浮	温肝经以补胆经之阴，胆经阳足自能下降，小建中汤证胆热不降，此证胆寒不降
白头翁汤证	下利后重，渴而饮水	肝木下陷生热有湿	清热除湿	沉细而数	当归生姜羊肉汤证，肝木下陷生寒，此证肝木下陷生热，阴为阴脏，阴脏病寒者轻，阴脏病热者重
薯蓣丸证	虚劳，里急，腹满，食减，遗精，白带，形瘦等	肺金失敛，风木妄动，五行皆病	补金敛木，祛湿调中	弦涩小数	肾气丸证，气败风动，金败木动，因而火逆津亏，木湿生热。此治虚劳病之大法也
生姜泻心汤证	心痞，下利，发热，头汗。干噫，食臭，胁下腹中雷鸣	中虚，胃胆逆气，上热，寒。外热内寒	温寒，清热，补中	脉汤虚小	大黄黄连黄芩泻心汤证，为热气下降。此证热不降，又兼中气虚寒，经气散乱，下焦不升

先入为主，学医通弊。偏补阳者，必伤津液。偏养阴者，必败脾胃。偏攻破者，必致虚脱。偏填补者，必生热胀，古今同然。欲救此弊，惟有河图。由中气以运四维，由四维以归中气。而从相对处下手，尤为善法。理中丸六分，与此六方，合成一整个圆运动，研究贯通，自无先入为主之弊。

黄芪五物汤

炙黄芪（三钱）　炒白芍（五钱）　桂枝（二钱）　生姜（三钱）　大枣肉（六钱）

治血痹，身体不仁者。脉象虚者。

此治荣卫内伤之形质病之法也。荣卫者，各脏腑公共组织，以行于脏腑之外，躯体之内，整个圆运动之气也，人身气化的运行，在右曰卫，在左曰荣，荣气左升以交于右，卫气右降以交于左。荣中有卫，卫中有荣，气血流通，血不痹也，身体健运，无不仁也。

此病平日荣卫之气偏盛，中气不能调和，时有分离之意。偶遭风寒外感，情思内动，一经刺激，荣卫分开，开而不合，则中气脱而人死。开而仍合，合不复旧，则荣卫乖错，中气伤损而血痹，身体不仁。

此方芍药调荣，黄芪调卫，桂枝以助芍芪之力，生姜、大枣补中气，生血液，以助荣卫之升降也。不用甘草者，甘草性壅，因血已痹，身体已不仁，荣卫运行不通，药缓之甘草不相宜也。荣气之行，木气主之，卫气之行，肺气主之。芍药润木气，黄芪益金气也。脉象涩，血不流通也。脉象虚，荣卫败也。

此四维升降，则中气旋转，运轮复轴之法也。

（以上黄芪五物汤证治本位的意义，以下推论的意义。）

身左不仁者，荣气衰也。身右不仁者，卫气衰也。然今日之偏衰，实由前日之偏盛而来。因荣卫相贯，全要平均。荣盛则身右之卫气，维系不住荣气，而身向左倾。卫盛则身左之荣气，维系不住卫气，而身向右倾。倾者偏盛之气，单独震动，圆运动忽然分开，身体便随偏盛之气之一方而倾倒也。

但荣当偏盛，只责卫虚，卫当偏盛，只责荣虚。如当时补其虚之一方，以调其盛之一方，则荣卫和合，运动能圆，万无病半身不仁之事。荣盛而身向左倾，倾后则荣衰矣。卫盛而身向右倾，倾后则卫衰矣。一方偏少，一方偏多，运动不圆，中气遂受其影响，而实中气先弱，不能运化荣卫也。

此等病症，无论左倾右倾，由于卫气偏盛者极少，由于荣气偏盛者极多。卫秉气于肺，肺气能盛，则金收水藏，火动木静，中气益旺，运动益圆，病何从来？荣秉气于肝，肝为一身动气之主。平日不知珍摄，液亏水耗，木枯风生，木动生热，风热伤金，金不能收，木气更动。此时中气摇动极矣。中气尚能维持本身运动之圆，木气虽动，不过发生木气疏泄之本病而已。何致将整个圆运动的个体，忽然震开，致向一方倾倒。此必因又遇一番刺激，方能一动而倒。

当未倒之先，必有先兆。如头脑眩痛，耳鸣，心跳，眼生金花，少腹干热，半夜发躁，手足麻掣，痰火上冲，行动眩晕，种种阳亢阴亏等象。

必于此时，赶紧用滋津液，润枯燥，祛滞寒，养肝木，助肺金，降相火，培中气之药。使动气入于静气之中，刚柔相济，运动能圆，方无后患。果卫气偏盛，静气可制动气，乃太平之象也。

此病血痹，身体不仁，乃形质之病，方中只用调和荣卫之药。因荣卫流通，血自然不痹，身体自然灵活也。如其舌有腻胎，须兼清理胃滞，加神曲、半夏、槟榔之类。如血痹已久，须兼活血，如桃仁、红花之类。如津液枯涩，生姜辛散，亦不宜用。甘草虽横滞不宜，亦宜加冰糖以助中气，则芍药得甘味相和，奏功必较易也。

荣卫之气流通，其力极大，每当夜半阳生之时，与天明阳动之际，病人身体，常有感觉。如有一次由四维运动，归到中脘，病必大愈。盖四维升降，则生中气，中气有力，四维愈能升降之故。

世谓半身不遂，有中风中火中气中痰中湿之分。其实火也，气也，痰也，湿也，皆由于风。此风乃本身木气之风，却非风寒之风。平日阴虚阳亢，肺家津液不能养木。木气主动，肺金不能降之，则木动风起。荣盛卫衰，荣卫分离，而成半身不遂。不过因木动中伤，故火，气，痰，湿，随风而起也。于黄芪五物汤，加治火治气治痰治湿之药可也。荣卫偏离，必有瘀血，只看瘀的轻重耳。如兼内寒，干姜附子，尤要药也。

此病世医好用防风通圣散，而病反加重，因防风通圣散，大开大合，力量猛烈。乃内风陡起，忽然倾倒。脉实气实，痰实热实，闭塞不通之方。如果证与方合，自当见效。而非黄芪五物汤证所宜也。防风通圣散，详本书时方改错篇。

大黄䗪虫丸

大黄　䗪虫（各三钱）　桃仁　干漆　虻虫　水蛭　蛴螬　杏仁　黄芩　芍药　地黄（各二钱）　炙草（三钱）

蜜丸小豆大，每服五丸或七丸，日三服。

治劳伤，羸瘦，腹满，不欲食，两目暗黑，肌肤甲错，内有干血者。脉沉细而涩。

此治干血之形质病之法也。人身中气旋转，经气升降，灵通流利，一气回环，百病不生，是曰平人。若是内有干血，肝经失养，气脉不通，横滞于中，脾不能升，胃不能降，故腹满而不欲食，内有干血，故羸瘦而肌肤如麟甲之错落。肝窍于目，肝经枯，故两目暗黑。此时中气滞涩极矣，如不将干血磨化，经气食滞愈塞，中气愈滞愈减，中气消尽人遂死矣。但磨化干血，宜缓不宜急，更宜顾着中气。

此方用大黄、䗪虫、桃仁、干漆、虻虫、水蛭、蛴螬磨干血也。血干则气涩，杏仁以疏泄滞。血干则生热，黄芩芍药以清血热。血干则枯结，地黄以润枯结。以上各药，皆须由中气以运行，故用炙草以补中气。干血磨去，经脉自和，中气旺而升降复其常，斯病去，而人安也。

此等病症，内而脏腑，外而经络，以至皮肤干枯，滞涩，劳伤，羸瘦。所以不死者，仅有一线未亡之中气耳。非磨化干血不能使中气复兴，非中气复兴，不能使新血复生。此方妙在磨干血之药，与补中气药同用。尤妙在每服只五七丸，不曰攻下干血，而曰磨化干血。所以徐俟本身运动、自然回复也。

此方与黄芪五物汤，为对待的治法。一调和气化以活动形质，一活动形质以调和气化。脉象沉细而涩，即内有干血之象。

此四维升降，中气旋转，运轮复轴之法也。

（以上大黄䗪虫丸证治本位的意义，以下推论的意义。）

干血为病，与瘀血为病的分别：干血为病的外证，腹满，两目暗黑，肌肤甲错，此是凭外证可断的。瘀血为病，无有一定的外证。如妇人经血，数月不见，午后发烧，咳嗽食减。男子肌肉消瘦，咳嗽食减，午后烧热，天明汗多。小儿尿如米泔，午后潮热，肚大，筋青，面色青黄，小儿夜啼。大人发热一阵，或心慌，或干呕，或无故生气，或五更作泻，或吐泻日久，并不危殆。男子日久遗精，妇人日久白带。皆有因膈上停有瘀血而成的病。但瘀血的外证，却少明白可以判断的证据。如经过一切医治，均不见效之后，用养气养血之药加桃仁红花少许治之而效，始可断为瘀血也。干血在肠胃，既是干的，则气血均被阻塞，不能运行，所以腹满，肌肤甲错，两目暗黑，呈露明白的现象。膈上虽有瘀血，瘀而不干，气血运行，仍照常通利，所以外无现证也。

大黄牡丹汤

大黄（二钱）　芒硝（一钱）　南瓜子（一两）　桃仁（二十枚）　丹皮（一钱）

治肠痈，少腹肿痞，按之极痛，如淋。小便自调，时时发热，自汗出，复恶寒者。脉迟紧，脓未成可下，脉洪数，脓已成，不可下。

薏苡附子败酱散

薏苡（一两）　附片（二钱）　败酱（五钱即苦菜）

治肠痈，其身甲错，腹皮急，按之濡如肿状，腹无积聚，身无热脉数者。

此治局部形质病之在下者之法也。大黄牡丹汤证，血气结聚，故少腹肿痞，按之痛。肠热内实，故小便自调。内热实，故发热，自汗。痈之为病，荣卫必郁，故恶寒。脉迟紧者，迟为沉实之象。紧者，向内聚结之象。大黄牡丹汤，大黄、芒硝攻其实热，丹皮、瓜子、桃仁下其结血也。

脉如洪数，血已化脓，便不可下。此时按之，必不即痛，必不时时发热汗出也。脉迟紧为内实，脉洪数为内虚，故不可下。可去硝、黄，减轻桃仁、瓜子，重加薏苡，除湿健脾理滞即愈。此肠痈实热证治法。

薏苡附子败酱散证，大肠与肺皆秉金气，肠内腐，金气伤损，收令不行，故身甲错，金气散漫，故皮急，而按之濡，如肿状。痈应发热，身不热而脉数，故知为虚。大肠为腑，腑气历阳，肠痈而身不热，脉又不沉实虚数，故知为腑阳之弱。薏苡附子败酱散，附子温回腑阳，薏苡除湿健脾理滞，败酱荡腐生新也。此肠痈虚寒证治法。

凡肠痈之病。病在左，左腿伸则腹痛，病在右，右腿伸则腹痛，为外证。再以手循大肠地位，按之必痛也。

此二方为对待的理法。大黄牡丹汤证，误用附子，阳更盛，阴更衰，则病加，病虽加不即死。薏苡附子败酱散证，误用大黄。腑阳更退，不待病加人即死矣。

此二方四维升降，则中气旋转，轴轮并运之法也。

（以上大黄牡丹汤薏苡附子败酱散证，治本位的意义。以下推论的意义。）

造化个体，与人身个体的圆运动，有阳运阴中，有阴阳平均两意。河图，阴阳平均而成的圆运动也。八卦图，阳运阴中而成的圆运动也。大黄牡丹汤，阴阳平均的圆运动之法。薏苡附子败酱散，阳运阴中的圆运动之法。

现代盲肠炎病，以割去盲肠为惟一治法。大黄牡丹汤，薏苡附子败酱散，治盲肠炎病，则系运动盲肠为惟一治法。盖造化圆运动的力量，有起死回生之能。世谓盲肠发炎，乃食物入于盲肠之故。其实食物入于盲肠，既已盲肠发炎，其失运动之能必矣。大黄牡丹汤，复阴阳平均的圆运动，薏苡附子败酱散，复阳运阴中的圆运动，肠炎自去腐化新生，自然随造化圆运动的力量，日夜增加而病愈也。此二方运动盲肠的不运动，其实，乃运动全身的圆运动，而后盲肠之部，随之运动耳。若谓此二方，系运动盲肠之一部的不运动，离整个而医局部，不奏效也。虽治局部，仍治整个，此古中医学，功参造化之妙也。

如疮痈不在腹内，而在腹外，以荣卫为主，以脏腑之虚实，寒热为据。荣卫脏腑，详下文伤寒论读法的预备中。疮疡治法，可用《医宗金鉴》之方，而归纳于整个气化的圆运动。《伤寒论》荣卫脏腑，彻底了解之后，疮疡不难办也。

治气化病，认定全身运动因何不圆，用药帮助本身气化运动，以回复其圆。治形质病，一面用药去腐，一面用药生新，腐去则运动圆，运动圆则新生也。

大黄牡丹汤，腐去则运动圆也。因阳气偏多，阴气偏少，故运动不圆。大黄芒硝下去过多之阳，阴阳和平，则运动圆也。薏苡附子败酱散，阳复则运动圆也。因阳气偏少，阴气偏多，则运动不圆。

葶苈大枣泻肺汤

葶苈（三钱，捣末，熬令黄色） 大枣肉（二两，先煎大枣，去渣，入葶苈调服）

治肺痈，喘不得卧，口燥胸痛者。脉涩数。

此治局部形质病之在上者之法也。病肺痈者，中虚而肺胃上逆，肺胃俱逆，相火必不降。相火不降，将肺间津液熏灼成痰，熏灼既久，肺的形质即生脓，成痈。于是气不降而发喘，津液变痰而口燥，肺被痈伤，故不能卧而胸痛。

此方葶苈下脓，大枣补津液，补中气，不用炙草，而用大枣如此之重者，葶苈下脓极伤津液，大枣津液极多，又能补中也，肺痈之人，津液损伤，血管干涩，炙草补中力大，横塞不宜也。

脉象虚涩，中气虚，津液少也。

此方与肠痈二方为对待的治法。在上之病，用中气药，在下之病，不用中气药之别是也。然大黄牡丹证，下去阳热，以与阴平，平则和而运动圆，运动圆则生中气。薏苡附子败酱散证，补起腑阳以与阴平，平则和而运动圆，运动圆则生中气也。

此四维升降，则中气旋转，中气旋转，则四维升降，轴轮并运之法也。

（以上葶苈大枣泻肺汤证治本位的意义，以下推论的意义。）

前人谓此方用大枣以和药力。这句话与甘草和百药的话是一样的无着落。甘草并非和百药也。人身十二经皆根源于中气，中气左转右旋，经气左升右降，升降不乖，是为平人。当升者不升，当降者不降，是为病人。经气的升降失常，因于中气的旋转不旺。要升降经气，必调助中气。所谓中气如轴，经气如轮是也。甘草大枣补益中气，治各经的药，有中气的药在内，则轴运轮行，气化自和。甘草和百药的话，其实就是甘草补中气的意思。用药治病，须先认定是何原理，用药方有着落，不可含糊也。

此方如不用大枣，单用葶苈，一定能将人泻死了。何也？脓去而津液亦随之泻完，中气系存在津液之中，津液去，中气亦去也。仲景方中，凡用大枣皆是养中养液之义。

大凡治肺病，总要调中补土，与治肝肾病热不同。肝肾病热者，水涸木枯，风热耗津，中土之药最助木热，最增木滞，不惟甘草不受，即大枣亦嫌壅滞也。

人身乃一整个圆运动之体。圆运动者，在上的由右降，在下的由左升。中气者，所以使在上的由右降，在下的由左升之能力也。肺金右降，并中气不能降，肝肾左升，肝肾有阳，自然升耳。升降已和，又生中气。中气复起，升降更和。上文茯苓杏仁甘草汤，治胸中痞塞，短气。降肺不用中气药，一则湿气填塞已成有形之物，补中药助其填塞之性。一则其人中气必不大败，如中气大败，脉必甚虚，如无补中药以旋于其间，四维不能升降，肺气亦必降不下去，是又不可不从活泼处以消息求之。

曾治一葶苈大枣泻肺汤证。因其人较虚弱，用贝母、桑叶各五钱以代葶苈。大枣肉四两同煎甚效。贝母、桑叶排脓除痰之力亦大，但不及葶苈之猛。根据原理用药，不必死守成方。适合病机，乃善学古人者。

甘麦大枣汤

炙甘草（二钱）　小麦（二两）　大枣肉（二两）

治妇人脏躁，悲伤欲哭，如神灵所作，数欠伸。脉象弱涩。

此治怪病之法也。悲伤欲哭，如神所作者。本已并无悲伤的心意，而悲伤欲哭，不能自主，故如神灵所作。此为怪病，其实并不为怪。

缘妇人之病，木郁为多。木郁生风，妄肆疏泄，伤耗肺脏津液。金性本燥，肺属阴金，从湿土化气，今津伤燥作，金气发现。金气主降，志悲声哭，所以其病发作，如神灵为之，不能自主，欠者开口呵气，伸者举臂舒筋，此阴阳相引，欲交不能之象，乃中气之虚也。

方用小麦生津清燥，大枣、炙草养液补中。故病愈也。

脉象弱涩，津液不足，中气虚乏之象。

此中气旋转，四维升降，轴轮并运之法也。

（以上甘麦大枣汤证治本位的意义，以下推论的意义。）

人秉造化圆运动的大气以生。大气中有什么，人身中有什么，大气有升浮降沉，人身亦有升浮降沉。人身有升浮降沉，而并不觉得有所谓升，所谓浮，所谓降，所谓沉者，中气旋转作整个的圆运动也。病者，升浮降沉分析也。原理篇，气降则悲，气降则哭，悲哭之发作，本己并不知觉，气之偏降使然。气之偏降，中气不能运化使然，五志五声如此，五色五味等等亦如此。此等病证，人咸怪之，且大骇焉。而治法不过培中气之旋转，复四维之升降，极简单极容易。而却归本于宇宙，宇宙之法，亦极简单，极容易之法也。圆运动而已。

又有一种怪病，病人未出屋而知屋外之事。如有客来，尚未抵户，亦未发现声音，病人在屋内，曰某客来矣，此为痰病。痰去则愈，此种怪病无理可求，惟逐痰也。

温经汤

当归（二钱）　川芎（一钱）　芍药（二钱）　阿胶　桂枝　麦冬（各二钱）　党参　炙草（各三钱）　法半夏（二钱）　吴茱萸　生姜（各一钱）

治妇人少腹寒，久不受胎。兼治崩中去血，或月经过多，或至期不来。又治带下，唇口干燥，内有瘀血。又治妇人年五十内有瘀血，下利，数十日不止，日暮发热，少腹里急，腹满，手掌烦热。脉象轻按浮数，重按弱涩。

此治妇人经血病之法也。妇人之病与男子同，所不同者，胎产与月经血已。其实月经胎产之病，与治之之法，仍五行升降的圆运动而已。

少腹寒久不受胎者，水气主藏，木气主生。胎者，藏气与生气之事。水中火泄，温气不足，木气的生气无根，藏气与生气不旺也。

崩中去血者，内寒外热，上焦之气，因热不降，下焦之气，因寒不升。不降则不收，不升则下崩也。月水过多者，木气热而疏泄太过。月水不来者，木气寒而疏泄无力也。

带下者，木气阻滞，升降失调，郁而疏泄，津液外注也。

内有瘀血，而唇口干燥者。瘀血阻滞，脾阳不能上升，以化生津液也。

年五十下利不止者，五十月经应止，木气应当安静之时，内有瘀血，木气失养因而疏泄。疏泄于前，则为崩中带下，疏泄于后，则下利不止也。

日暮发热者，内有瘀血，木气枯燥，日暮阳气下藏，阴血枯少，不能养阳，阳气化热也。少腹里急与腹满者，木气为瘀血所阻也。

手掌烦热者，瘀血阻碍木气升降之路，手厥阴心包相火不降也。

方用当归、川芎，温血以培木之生气。芍药、阿胶，收敛滋润，养木息风，以助水之藏气。桂枝配合芍药，于归、芎、阿胶之中，以升降木气而调寒热。丹皮以祛瘀血，麦冬清燥热，半夏降逆气，参、草补中，生姜、吴萸以温通寒滞，故诸病皆愈。经血不和，腠理必多结塞不通之处，结塞之原理，由于津燥。麦冬润燥，最能开结。此方用之，随参、枣、姜、萸之后，导归、芎、芍、桂、胶、丹之先，此方要药也。

此方为调经之大法。以温寒补血为生，以清热祛滞为辅，而根本归于中气。经血的病理治法如此，胎产的病理治法亦如此。

此方为妇人病整个原理。此整个原理了解，凡前贤所治妇人病医案，皆可按其所用药性，寻求所治病理，以合于圆运动的原则也。

脉象轻按浮数，中虚热逆之象。重按弱涩，津亏气滞之象。

此四维升降，则中气旋转，运轮复轴之法也。

（以上温经汤证治本位的意义，以下推论的意义。）

后世治妇人病，统以四物汤为主。当归、川芎、白芍、地黄。谓男子以气为主，女子以血为主。不惟内伤百病，皆用四物汤加减，即外感各病皆用四物汤加减，名六合四物汤，无一点理法。一人倡之，众人和之，误人多矣。不知人是五行六气圆运动的大气生的，不分男女，所有生理病理医理，总不外五行六气的圆运动。所以温经汤治妇人病证甚多，伤是五行六气的圆运动。木温经汤之法，活泼变通，治妇人病应用无穷矣。

曾见一老医，治一五月孕妇，神倦不思食，处以四物汤，加小茴香一剂，而胎堕，遂成讼。医会处理，谓妇人病，用四物汤，并无不合。不知无论何人，总以中气为主。中气者，脾胃之气也，怀孕五月食减神倦，中土虚也。中气不能统摄四维。胎已不固。四物汤滋润之品，最助湿败土，小茴香性极辛窜，中败矣又窜动之，所以一服而胎堕也。此病如照温经汤加减，参、草以补其中气，桂、芍以调其木气，少加茱萸、生姜以温胃气，避去当归、阿胶、麦冬助湿之品。自能饮食增加，胎气日旺。妇人之病，虽较男子多经产一门，仍五行六气的圆运动。世乃有以专门妇科称者，岂妇人另有专门之五行六气乎。以中气为主，以处理五行六气之病，无所谓妇科也。小儿科疮疡科，亦如是耳。

表3-3　方证鉴别

方名	证状	原理	治法	脉象	备考
黄芪五物汤证	血痹，身体不仁	荣卫偏盛，中气虚滞	调和荣卫，养中祛滞	虚涩	此病须于初起时治之，如病成则难治矣。病成之时，谓之中风，风者本身偏动之气，不可误认为风寒之气
大黄䗪虫丸证	羸瘦，目黑，肌肤甲错，腹满不欲食	干血阻滞	磨化干血	沉细而有涩	干血磨去，中气回复。中气回复，新血自生。缓治见效，切忌急治
大黄牡丹皮汤证	少腹肿，按之痛，发热，恶寒，自汗	荣卫失和，阳热结聚	下热排脓	迟紧。此迟脉有缓象，缓有实意，不可认为寒脉	热聚而后成痈，迟紧之脉，热散之象。洪数之脉，热聚故可下，热散故不可下
薏苡附子败酱散证	皮肤甲错，腹皮急濡，身无热	痈伤金气，阳气退败	除湿、补阳、排脓	数	此误服大黄下药，即膨脱而死。数脉虚惫故也
葶苈大枣泻肺汤证	喘不得卧，口燥胸痛	火逆伤肺，热结成胀	排胀，补中	涩数	治肺病须补中，下肺家脉急，尤须补中之液。大枣为要药，旧去新生，自然之气化也
甘麦大枣汤证	悲伤欲哭，频频欠伸	燥金偏见，本气之病	润燥补中	弱涩	人秉造化五行之气而生五脏。五脏之病，皆五行之气之偏，此病乃偏于金气之病。五行之气，中气不足以运化也。故此方润金燥，补中气冲重
温经汤证	不受胎。崩中，经水不调，带下，瘀血，口燥，腹满，里急，下利	木郁，中虚，上热，下寒	温寒清热，调本养中	脉涩而数	此方代表整个人病的圆运动，运动圆，瘀血自通，不可破血也

人身气以成形，形以寓气。实则气以成形，形以生气。气化病易治。形质未坏，形能生气也。形质病难治，形质已坏，不能生气也。一面去形质之坏处，一面调气化以生形质，总不离培养中气，以回复其整个圆运动之法。此河图所以立中医学之极也。

仲圣经方，为中医内伤外感病证方药祖本。方法虽多不外运轴以复轮，运轮以复轴，与轴轮并运三法。理中汤六方乃三法之大法。因一个河图的圆运动，原来只是中气如轴四维如轮，轴运轮行轮滞轴停而已。人身十二经，脾胃肝胆肺肾病证惟多。脾胃肝胆肺肾六经治，其余六经自治。如心经，心包经不降，只须肺胆胃三经下降，心经心包经自然下降。如膀胱经上逆，肺胆胃三经下降，膀胱经即不上逆。如小肠经大肠经不升，肝脾肾三经上升，大肠经小肠经自然上升。如心经心包经病热，肺胆肾三经下降生阴，心经心包经即不病热。心经心包经病寒，肝脾肾三经上升生阳，心经心包经即不病寒。大肠经小肠经病寒，肝脾肾三经上升生阳，大肠经小肠经即不病寒。三焦经火弱，胆经下降生火，则三焦经自然火足是也。虽亦有各本经之病，应治各本经，只是极少之数甚小之处耳。本篇为本书全部之基础学，本篇首列六方，又为本篇全篇之基础学。

伤寒读法篇

《伤寒论》难读极矣。文法深晦难读，章次不清难读，注家说不出其所以然更难读。因无整个的认识，与整个的说法故也。整个者，根本枝叶是一整个也。不认识整个的根本而言枝叶，枝叶由何生来，宜乎说不出其所以然耳。此篇使学者认识整个，先认识根本，然后认识枝叶，全论经文，一目了然，快何如之。

按:《伤寒读法篇》先启荣卫之机，后承六气之理，脏腑之变，终之以坏病，止之以寒热。正如仲景先师之论，条分缕晰，罗网严密，可惜后人看《伤寒杂病论》多以方看，忽视了其中的整体性，更无视之条条方方之间的转折递进。

读《伤寒论》原文的预备

《伤寒论》，虽上智之士，亦终身读不明白。预备者，预备一读便明白也。

欲明白《伤寒论》逐条原文的意义，须先明白《伤寒论》整个的组织。欲明白《伤寒论》整个的组织，须先认识《伤寒论》整个的定律。

定律一

一部《伤寒论》，分荣卫表病，脏腑里病，如内容六瓣之一橘。荣卫如橘皮，脏腑如六瓣。初病在荣卫，由荣卫入脏腑。脏有三阴，腑有三阳。三阴脏者，太阳脾脏，少阴肾脏，厥阴肝脏。三阳腑者，阳明胃腑，太阳膀胱腑，少阳胆腑。荣病则热，卫病则寒，腑病则热，脏病则寒。荣何以病热，荣秉木火之气，卫何以病寒，卫秉金水之气。腑何以病热，腑属阳，阳盛也。脏何以病寒，脏属阴，阴盛也。阳何以盛，平日阴气伤也，阴何以盛，平日阳气伤也。阳盛则阴微，阴尽则人死。故腑病皆用寒药，下阳以救阴。阴盛则阳微，阳尽则人死。故脏病皆用热药，救阳以平阴。

一个整个的造化，如内容六瓣之一橘。六气圆即整个的造化。三阳右降，阳中阴足也。三阴左升，阴中阳足也。阴阳俱足，运动自圆。《伤寒论》的病，阴阳偏，运动不圆之病也。《伤寒论》的方，调和阴阳，以复运动之圆之方也。

定律二

三阴三阳，本是平的，平中却有不平处。则少阳胆腑无腑病，而有经病。经在表里之间，病则寒热参半。因胆虽是腑，有一半却是肝脏也。

荣卫病用汗法，腑病用下法，脏病用温法，经病用和解法。和解者，不可汗，不可下，不可温，却一方之中，含有汗之温之意，和而解之也。

定律三

平中又有不平处，则阳明有寒证，三阴有热证。阳明病寒，乃阳明阳退所成之病，非阳明本病，三阴病热，太阴病热，乃太阴湿气，郁住木气所成之病，非太阴本病，少阴厥阴病热，乃少阴厥阴阳复所成之病，非少阴厥阴本病。阳明本病，腑阳盛当下之病。三阴本病，脏阴盛当温之病也。

定律四

平中更有不平处，则荣卫少阳，独有坏证。病在荣卫，经医治误，表病里病，牵缠混乱，故曰荣卫坏病。病在少阳，经医治误，经病里病，牵缠混乱，故曰少阳坏病。

三阳腑三阴脏平列，定律也。腑病热，脏病寒，定律也。平列中之不平列，定律也。三阳三阴平列为经，平列中之下平为纬。认识定律，然后认识仲圣整个《伤寒论》的真相。然后知王叔和编次之误后人也。

读《伤寒论》，如学绘彩色画，须先将青红黄白黑五色的本色认明，自然能辨别五色混合之杂色。《伤寒论》一百一十三方，皆汗下温和四方所变化。亦如绘画之多少杂色，皆青红黄白黑五色所构成。《伤寒论》的病，荣卫表病，脏腑里病，少阳经病也。下列各方，表病之汗法方，里病之温法方，下法方，经病之和法方也。了解此四方之法，全部《伤寒论》之法的纲领得矣。

桂枝汤

芍药（三钱）　炙草（二钱）　大枣肉（六钱）　生姜（二钱）　桂枝（三钱）

水四杯，煎成二杯，温服一杯，饮热稀粥一杯。覆衣取微汗。如不汗，再服一杯。如仍不汗，再煎一剂，服如前法。禁生冷、黏滑、肉面、酒酪、五辛、臭恶诸物。

治荣卫中风，项强，头痛，身疼，发热，汗出，恶风。脉浮缓者。

此治荣卫表证，偏于疏泄之病之法者。风者，空气中疏泄之气。荣者，人身中疏泄之气。风伤卫气，卫气不能交荣，荣气郁盛，故发热。荣气疏泄，故汗出，风性缓，故脉缓。荣卫行身之表，病在荣卫，故脉浮。卫伤荣郁，荣卫不和，故项强，头痛，身疼。荣气疏泄与风同性，风多故恶风。荣气疏泄与风同性，故风不伤荣。卫气收敛与风异性，故风伤卫。卫被风伤，病却在荣。

此方以芍药敛荣气之疏泄，以交卫气为主。用桂枝者，桂枝益表阳，调荣卫也。荣气偏郁，运动不圆，中气必虚，故用炙草以补中气。生姜助胃阳以资鼓动。大枣补胃液以养荣卫。芍药敛荣气之疏泄者，降胆经也。服此汤后，中气复而荣卫和，故汗出而病解。已经自汗伤津，故饮热粥，助津液以作汗也。荣卫和，故出汗。

麻黄汤

麻黄（三钱）　杏仁（三钱）　炙草（一钱）　桂枝（二钱）

水五杯，先煎麻黄，减二杯，去沫，入诸药，煎二杯，温服一杯，覆衣取微汗。不用饮粥，余如桂枝汤法。

治荣卫伤寒，项强，头疼，身疼，骨节疼痛，无汗恶寒，脉浮紧者。

此治荣卫表证，偏于收敛之病之法也。寒者，空气中收敛之气。卫者，人身中收敛之气，寒伤荣气，荣气不能交卫，卫气郁盛，故恶寒。卫性收敛，故无汗。寒性急，故脉紧。荣卫行身之表，故脉浮。荣伤卫郁，荣卫不和，故项强，头痛，身疼，骨节疼痛。卫气收敛与寒同性，寒多故恶寒。卫气收敛与寒同性，故寒不伤卫，荣气疏泄与寒异性，故寒伤荣。荣被寒伤，病却在卫。

此方以麻黄泄卫气之收敛以交荣气为主。用桂枝者，桂枝益表阳，调荣卫也。卫气偏郁，运动不圆，中气必虚，故用炙草以补中气。用杏仁者，卫闭则肺逆作喘，杏仁降肺气也。不用生姜大枣不饮热粥者，未经自汗，中气与津液未伤也。服此汤后，中气复而荣卫和，故汗出而病解，此证项强身痛，较桂枝汤证重，卫气闭束之故。荣卫和，故出汗。

桂枝善实表阳，桂枝汤证，自汗出，表阳虚，桂枝之实表阳，与芍药之收敛相辅而行也。麻黄汤证之用桂枝，麻黄发汗最虚表阳，桂枝所以善麻黄之后也。

桂枝麻黄各半汤

芍药（钱半）　桂枝（钱半）　麻黄（钱半）　杏仁（一钱）　炙草（钱半）　生姜（一钱）　大枣肉（三钱）

治荣卫双郁，发热，恶寒，无汗，项强，身痛，八九日不解，形如疟者，脉微。

此双解荣卫之法也。外感之病，偏于疏泄，汗出发热，偏于收敛，无汗恶寒。荣卫之气，如环无端。单卫郁者少，单荣郁者亦少，荣郁卫必郁，卫郁荣必郁者实多。

此荣卫双郁，多日不解。既现荣卫双郁之证，而脉转微，微者不偏紧不偏缓，微弱之象。微弱之脉，病气不盛。荣卫单郁者病重，双郁者病轻。单郁者，一方隔绝之势。双郁者，双方欲和之机。双方欲和而未能，故用桂麻二方，减轻合用以和之，服后得微似汗即解决。

荣卫单郁，中气大虚，易入脏腑。荣卫双郁，双方平衡，中虚较轻。故病八九日有如疟状，久在表也。

此三方为外感之大法。荣郁发热，偏于疏泄。卫郁恶寒，偏于收敛，是对待的。表病不解，入腑病热，入脏病寒，亦是对待的。对待之间，中气之事也。

中气不足，故荣卫偏郁，中气败甚，故表病入里。里气偏寒之人故脏病，里气偏热之人故腑病。

荣卫之气，外发则吉，内陷则凶。荣卫病总以早得汗而解为好，汗则外发也。

发热者，荣气之郁。恶寒者，卫气之郁。荣热者，木火之本性。卫寒者，金水之本性。五行之性，运动圆，则无所谓金水，无所谓木火，无所谓寒，无所谓热。运动不圆则分，分则郁，郁则荣卫各现其本性。荣卫各现其本性者，中气虚之，不能运化调化也。

（以上伤寒论，荣卫表病，桂枝汤，麻黄汤，桂枝麻黄各半汤证治本位的意义，以下推论的意义。）

桂枝汤，为治外感受风的大法。麻黄汤，为治外感受寒的大法。桂枝汤之芍药其性降敛，专降胆经而敛相火，其作用是向内的，不是向外的。故虚劳小建中汤，即是桂枝汤加重芍药与加饴糖。桂枝汤治外感，小建中汤治虚劳。虚劳与外感，病证悬殊，方药则同。医家如肯将此病证悬殊，方药则同之点研究彻底，古中医学早已大明于世。读者于小建中汤证之发热，已认识其为胆经相火不降乎？于桂枝汤证之发热，已认识其为胆经相火不降乎？如未认识，请速认识。如已认识，请再作整个的认识。不止明了虚劳之发热，明了伤寒之发热，且能明了温疹之发热也，且能明了时病与一切病之发热也。

乡村无医药之处，遇外感发热之病，当用酸菜汤半碗，兑水半碗，无盐者加盐少许，煮开热服，立刻汗出而愈。春夏温热，病发热不退者，服之神效。本书温病时病篇，发热不退，无舌干黄胎者。乌梅二枚，白糖一两煎服之后，无不立刻汗出热退。

但是一层，无医药的乡村，方能有这合于古圣人遗教的成绩。若是有医药的乡村，乃至于有明医有儒医的都会，则不惟无此成绩，且更以酸菜汤，乌梅白糖汤，治愈时气发热为戒。谓酸味之物有收敛作用，时气发热而服酸菜汤，乌梅白糖汤，岂不将时气温热敛在腹内，烧心烂肺而死。此因《伤寒论》的卷首，有王叔和加的序例。王叔和说道，冬月伤寒，登时病作，就要吃麻黄汤，这就是伤寒病。若冬月伤寒，登时不病，寒毒藏于肌肤，不知不觉，安然无恙。三个月后，寒毒变成温毒，发起热来，这就是温病。大家将王叔和的话，不加思想，紧记在心。以为春天发热的时气病，既是冬天藏在身体内的寒毒变成的热毒，当然不可吃酸收之药了。明医儒医，如叶天士、徐灵胎，与著《温病条辨》的吴鞠通，著《温热经纬》的王孟英，著《时病论》的雷少逸，著《世补斋》的陆九芝，诸前辈先生，无不尊崇王叔和于理不合，于事绝无之言。所以全国一致，流毒至今。徐灵胎尝谓小儿在胎吃母体血秽，又谓催生丸服下，小儿下地，将丸握于手中，男左女右。前辈之不求彻底，真是可笑。

西医用稀盐酸治发热不退之时气病，服下之后，立刻汗出热退。今之医家，闻酸菜汤，乌梅白糖汤，能发汗退热，则哗然大笑。闻西医用稀盐酸发汗退热，则肃然起敬。我不知所存何心也。

乡村治外感发热，用酸菜汤而愈。如外感恶寒，乡村用葱姜豆豉汤而愈。葱、姜疏泄，豆豉养中，亦合麻黄汤用麻黄之疏泄，以开卫气之闭敛，同一意义。乡村治外感发热又恶寒者，吃香油酸辣面汤，酸以收荣郁之疏泄，辣以泄卫郁之闭敛，面以补中，香油以润津液，立刻汗出而解。此又合桂麻各半汤之原理。乡村又用绿豆、芝麻、茶叶、葱、姜、豆豉，治秋季外感甚效。秋季外感，燥热伤津，绿豆、芝麻、茶叶，润燥生津，葱、姜开结，豆豉养中气，皆合古圣法则者。

发热恶寒，有出于荣卫者，有出于脾胃者，有出于肾家者，有出于胆经者，有出于肺家者。出于荣卫者，荣卫为风寒所伤，郁而自现本气，以上所述是也。出于脾胃者，脾胃为饮食所滞，脾滞则现阴寒，胃滞则现阳热。阳则发热，阴则恶寒。或脾胃将败，则脾胃分离，亦现寒热也。出于肾家者，详处方基础篇肾气丸。出于胆经者，详下文柴胡汤。出于肺家者，肺主皮毛，皮毛主一身之表。肺气伤，则牵连表气，而发热恶寒。肺家之发热恶寒，时止时作，不似荣卫之发热恶寒，无休止也。肺家之发热恶寒，详时病篇热伤风与秋燥感冒。五项发热恶寒，惟风寒感伤荣卫者，身痛项强，寒热甚盛也。

自来注桂枝汤证，皆曰风中肌腠，用桂枝汤以解肌。注麻黄汤证，皆曰寒伤皮毛，用麻黄汤以散寒。试问桂枝汤的芍药，其性收敛下降，既是肌腠有风，芍药不将肌腠的风愈加收敛，出不来乎？寒在皮毛，如何曾发热恶寒，又如何曾骨节疼痛乎？此两方皆发汗之方。麻黄性散，服后汗出病解。芍药性敛又何以服后亦能出汗乎？仲圣《伤寒杂病论》，为中医内外疾病方药的祖本。桂枝汤，麻黄汤，又为起首之方。吾人读诸前辈的大注，起首便引吾人堕入五里雾中，无怪今之身任整理中医之责者，主张废除阴阳五行也。其实是欲废除中医书的理论耳。

四逆汤

附片　干姜　炙草（各三钱）

治太阴病自利，腹自痛，腹满而吐，食不下。脉沉而微。

此治太阴脾脏病之法也。脾乃阴脏，阴中阳足，则经气上升与胃经合成一圆运动，阴阳和平不病寒也。病则太阴阴盛，胃阳消减，则病湿寒。寒湿偏盛，故白利，腹满，吐而食不下。水寒火灭，木气失根，郁而冲击，故腹自痛。此火土两寒，中气将脱，危险极矣。

此方用炙草补中气，用干姜温中寒，除湿气，用附子温肾水之寒以救火。火土俱复，阳与阴平，运动复圆，所以病愈。

此六气运动不圆，太阴湿土独胜之病。病在荣卫，不速汗解，平日脾阳偏虚之人，病即由表入里。表证才现里证即作，则成此病。病成之初，必神色灰滞，口淡不渴也。土败阳微，故脉沉微。

附子汤

白术　附片　茯苓　党参　炒白芍（各三钱）

治少阴足寒，背恶寒，蜷卧，但欲寐，骨节痛，脉沉微细小。

此治少阴肾脏病之法也。伤寒病分太阳、阳明、少阳，太阴、少阴、厥阴。阳腑病热，阴脏病寒。少阴肾脏，病则阴寒。水寒克火，火灭土亡。

四肢秉气于中土，土中阳亡，则手足寒冷。阳入于阴则寐，水寒无阳，则蜷卧欲寐而不能寐。肾主骨，肾寒则背脊恶寒。水寒土湿，木郁风生，则骨节痛。此病致死极速。

此方用附子补肾阳，人参、白术、茯苓补土泄湿。芍药息风，附子补肾阳，易动风木之气。附子与芍药并用，肾阳复而风木不动，此中医五行之妙用也。火土复而木气安，阳与阴平，运动复圆，是以病愈。

此六气运动不圆，少阴寒水独胜之病。病在荣卫，不速汗解，平日肾阳不足之人，病即由表入里。表证才现，里证即作，则成此病。病成之初，必神色暗淡，恶寒，气微也。水寒土败，阳气微少，故脉细小沉微。

乌梅丸

乌梅（三十枚） 蜀椒 当归（各四钱） 桂枝 党参 附片（各六钱） 干姜 黄连（各一两） 黄柏 细辛（各三钱）

共捣筛蜜为丸，如梧子大，服二十丸，日三服，稍加至三十丸。乌梅先用醋浸一宿，饭上蒸，捣如泥，合为丸。用时如无丸药，可减轻分量，用五分之一，煎服。日三服，隔二小时服一次。

治厥阴病，厥热往还，消渴，气上冲心，心中热疼，饥不欲食。食则吐蛔，心烦，有时安静，静而复烦，脉弦细急数。

此治厥阴肝脏病之法也。厥热往还者，厥为寒冷，厥阴乃阴寒已极，微阳初生之气。厥阴风木，子气为火，母气为水，厥阴一病，则风动无定，或见子气而病热，或见母气而病寒，故热后复厥，厥后复热。平人之厥阴不病厥热者，中气旺而水火交也。厥阴一病，风木克土。中气既败，水火分离，于是厥而复热，热而复厥。热多则火土复而人生，厥多则火土亡而人死也。

消渴者，风木之气，因水寒脱根，而疏泄上冲。疏泄伤津，故渴而能饮，饮而仍渴。气上冲心，心中热痛者。足厥阴肝经，为风木，手厥阴心包经为相火。肝经木气上冲，而心包相火，因

119

又中气虚败，不能降之，故气上冲心，心中热疼，饥不欲食。食即吐蛔者，风气耗津故饥，土气已败，故不能食。蛔乃木中阳气所生。中下既寒，蛔不安居，食后胃上加温，蛔避寒就温，故吐蛔。心烦者，蛔乃肝家阳气所成。蛔动则阳动，阳动故心烦。

此病水寒火热，木风土败。方用附子、蜀椒以温水寒而培木气之根。黄连、黄柏清火热，以保木气之津液。桂枝、当归温养木气，以息风气。人参、干姜，以温中补土。细辛温降寒水。乌梅大生木液而补木气。风盛则木伤，惟乌梅能补木气也。水温火清，木荣土复，阴阳平和，运动复圆，是以病愈。

此六气运动不圆，厥阴风木偏胜之病。病在荣卫，不速汗解，平日肝阳不足之人，病即由表入里，表证才见里证即作，则成此病。病成之初，必烦躁不安也。木气动而耗津。故脉弦细。微阳拔根。故脉急数。

乌梅丸为阴寒之方。黄连黄柏大寒之药，乃如是之重者，水寒则木生风，风又生热，热又伤津，津伤则风更动。寒不去，风不息。热不去，风更不息。寒温并用，木气之本性使然。此方虽寒温并用，仍以温水寒为主，清火热为辅。六气中惟风木复杂，风木能研究彻底，皆彻底矣。

大承气汤

大黄（四钱）　枳实　芒硝（各二钱）　厚朴（八钱）

治阳明病，胃家实，日暮潮热，六七日不大便，谵语，手足濈然汗出，腹痛拒按，脉大而实。

此治阳明腑病，肠胃燥结实证之法也。承气者，承中气也。中气左旋化阳，右转化阴，阴阳平均，中气乃治。阴进则阳，退阳盛则阴消，阴阳偏胜，则中气伤而人病，阴阳偏绝，则中气亡而人死。大承气汤证，阳盛阴绝。当此之时，阴阳平均的中气，几乎有阳无阴了。日暮潮热者，阳明燥金气胜，申酉之时，燥金气旺，每日申酉皆热，如潮来之有定时。此时土中阳旺，故阳明病，必此时热增也。谵语者，胃中津液消亡，心火不降，烧灼神昏也。手足濈然汗出，六七日不大便者，胃肠燥极也。腹满痛拒按者，肠胃有燥屎结塞也。《伤寒论》云：胃中有燥屎，乃胃中食物，被燥气炼干云耳，故曰胃家实也。

阳明燥金，大肠主气，胃土从化。金气以收敛为能，故气燥必结，故燥屎坚硬也。

此方大黄、芒硝，攻下燥屎。枳实、厚朴，开通滞气。阳退阴复，阴阳和平，运动能圆，是以病愈。

此方妙处在大黄、芒硝、枳实性寒，厚朴性热。厚朴分量，适与大黄三味平均，寒热混合，则生圆运动的作用。热升寒降，故作圆运动而下。如不用厚朴之热，只用大黄三味之寒。直攻而下，一定将人下死。脉实而大，阳热充满之象。与三阴脏病，阴盛阳微，是对待的理法。

但是要用大承气汤，须先以小承气汤试探。服小承气汤后，放屁极臭，是有燥屎，可用大承气汤。若不放屁，是无燥屎，便不可用。小承气汤，大黄二钱，枳实一钱，厚朴二钱。

此六气运动不圆，阳明燥金偏胜之病。病在荣卫，不速汗解。平日胃阳偏旺之人，病即由表入里，表证罢而里证作，或表证未罢而里证作，则成此病。病成之初，必蒸蒸发热。汗出气盛，而舌胎干黄也。

桃核承气汤

桃仁（三钱）　桂枝（二钱）　炙甘草（一钱）　大黄（二钱）　芒

硝（一钱）

　　治荣卫病，其人如狂，少腹急结。内有蓄血，小便利者，脉象沉实。

　　此治太阳膀胱腑病之法也。太阳之腑，膀胱也。膀胱位在少腹，膀胱有热，少腹血瘀，故少腹急结，血热，故人如狂。热结在里，故脉沉实。

　　此方大黄、芒硝以下膀胱腑热，桃仁以下瘀血。膀胱腑虽有实热可下，而胃中却无可下之物，硝黄极伤胃气，故用炙草以补胃气。用桂枝者，达表气也。因太阳膀胱之经，在荣卫之内，膀胱本腑有热，其经即将荣卫之热引入本腑，而成此证。故用桂枝将其经气，仍达于表也。小便如不利，内热未实，便不可下。如血自下，热随血去，不必服药。

　　此六气运动不圆，太阳腑热之病也。病在荣卫，不速汗解。平日血热阳盛之人，病即由表入里，表证未罢，里证即作。则成此病。病成之时，但觉少腹急痛，必然发狂也。

　　（以上《伤寒论》脏腑里病，四逆汤、附子汤、乌梅丸、大承气汤、桃核承气汤证治本位的意义。以下推论的意义。）

　　整个《伤寒论》的病，曰表病，曰里病，曰经病。表曰荣卫，里曰脏腑。经曰少阳之经。脏乃脾脏，肾脏，肝脏。腑乃胃腑，与膀胱腑也。胃腑之病最多，膀胱腑之病最少。六气圆，三阳与三阴平列。《伤寒论》整个病证，实是三阴脏与阳明胃腑平列。因少阳胆为经病，而非腑病。太阳膀胱腑病，只有两证，膀胱腑热，必胃腑热，故膀胱腑病，可以附属于阳明胃腑病。吾人研究《伤寒论》，只须将内容六瓣之一橘的譬喻，整个认识之后，再由六瓣之三阳中，认为阳明胃腑病，与三阴脏病相对。将太阳膀胱腑病，附于阳明胃腑病，另将少阳经病，划出三阳腑病之外。于是表则荣病热，卫病寒。里则腑病热，脏病寒，少阳之经，半寒半热的《伤寒论》，两大原则，了然于心。全书证治，皆有系统，不止事半功倍而已。

膀胱乃太阳之腑，乃里病非表病也。其经在荣卫中，只占荣卫六分之一。荣卫乃三阴三阳六经之表，六经之表的荣卫病，原文称太阳病。《伤寒论》表里限界，遂起纠缠。兹将太阳膀胱腑病，在读法预备中，列于阳明胃腑病之后，将太阳二字，列入里病。将表病二字，归入荣卫。名实确定，使学者认识于先。以为读伤寒论原文，易于了解地步也。

《伤寒论》，六经六气。太阳膀胱腑之经，属于寒水之气。膀胱腑病，乃病热，而不病寒。少阴肾脏，乃病寒病。脏阴腑阳，阳热阴寒，自然之理。膀胱经与肾经相表里，肾经病寒，膀胱经乃随之而寒。阳水之气主外，阴水之气主内。内温外清，则封藏得令。阳水清则寒而善藏。阳水善藏，阴水乃温。六经名词，太阳寒水四字，非在宇宙人身的解剖学的《伤寒论》上，将表里病证的原理方法，实地考求，彻底分清，无不被各注家之说所迷惑也。

小柴胡汤

柴胡　黄芩　法半夏（各三钱）　大枣肉（六钱）　生姜　人参　炙草（各三钱）

治少阳经病，寒热往来，口苦目眩，耳聋咽干，胸满胁痛，默默不欲饮食，心烦喜呕。

此和解少阳经病之法也。少阳胆经，居荣卫之内，脏腑之间。此经一病，阴阳不通，阴郁则恶寒，阳郁则发热，郁而不解，故寒热往来。胆经不降，相火上逆，故口苦耳聋，目眩咽干。胆经自头走足，循耳后下胸，环胃，循胁。胆经不降，故胸满胁痛不食，心烦喜呕。胆经与三焦经，同属少阳相火。胆经相火既上逆不降，三焦经相火必下陷不升。上逆下陷，经气结滞，故病有以上诸证。

此方柴胡升三焦经之下陷。黄芩降胆经之上逆。胆经逆，胃经必逆，半夏、生姜降胃经之逆。相火上逆，中气与津液必伤。姜、枣、炙草、人参补中气生津液，中伤火逆，脏阴易动，故重用补中之品，以防止脏阴之动。少阳之经，升降倒作者，中气之虚，此方升其陷者，降其逆者，又重用补中之品，一面和解少阳之经，一面补中，以防脏阴之动也。

大柴胡汤

如寒热往来等证，呕而又兼下利，胸下痞硬。呕利，为胆胃二经热滞，痞硬为胆胃二经横结。于小柴胡汤去参草之补中，加大黄枳实各二钱，以下胃热，加芍药二钱，以降胆经，而舒胃经。一面和解少阳之经。一面下胃腑之热也。

小柴胡汤证，脉象微小，略兼弦数。微小者，中阳虚，而三焦之气下陷。弦数者，木火病，而胆经之气上逆也。

大柴胡汤证，脉象右洪而实，左弦而弱。右洪而实者，阳明胃腑热盛。左弦而弱者，木气结而津液伤也。

此二证，大柴胡汤证少，小柴胡汤证多。因中虚不运，荣卫乃病。中虚之家，胆经相火易于上逆，相火上逆，中气更虚。故小柴胡汤证多。胃阳盛，乃病大柴胡汤证。胃阳盛，则中气少有虚者。中气不虚，荣卫偶病，自能汗解，不至传入少阳经也，故大柴胡汤证少也。

此六气运动不圆，荣卫表病，未得汗解。脏腑阴阳，又不偏动。少阳经气，被迫而成之半表半里证也。

（以上少阳经病，大小柴胡证治本位的意义。以下推论的意义。）

大柴胡汤证，呕而下利胸痞。与太阴吐而下利胸痞，明辨于下。吐而下利，交加心痞，乃太阴寒证。太阴之吐利，不发热，不出汗，胸痞而不硬。今一面下利，又出汗发热，乃胆胃热也。发热而呕，乃少阳之热呕，非太阴之寒吐。呕无物有声，吐有物而声微也。于少阳热呕之中，加心痞而又硬，乃少阳经气结塞心下，非寒痞也。于发热出汗，呕而痞硬之中，加以下利，此热利非寒利也。

曰少阳经病，必有口苦，耳聋，胁痛诸证。太阴脏病，无有诸证。

寒利，利下如注，肛门不热，利时无屁，粪为灰色，一滑即下。热利有屁，利如喷出，粪为稀水。多有黄色。稀水之中，必杂硬粒，停而又下，不觉其滑。

寒利舌灰无胎，而口淡，热利舌有黄胎，而口苦。阴阳不同，虚实各判也。

阳腑阴脏，腑病阳热，脏病阴寒，一定之理。少阳居三阳之一，却无腑病者。少阳胆腑，附肝脏而生，入胃腑而下，居其他脏腑之间。阳盛则胃寒病热，阴盛则肝脏病寒。本身无有腑病，只有经病，经病成时，必项强已罢，继以口苦等症也。

一部《伤寒论》，如内容六瓣之一橘，表病宜汗法。里病宜下法，宜温法。少阳经病，不可汗，不可下，不可温。柴胡汤之柴胡，却有汗意，黄芩却有下意，大枣生姜有温意，所以能和解也。

少阳经病，不可汗者，汗所以通表气。少阳胆经，秉气木

125

火，居表里之间。汗伤木火津液，必干燥生烦也。不可温者，温所以扶脏气之阳，胆经木火正郁，热药必助其逆升而不下降也。不可下者，少阳相火一病，上热不降，中土无根，下之必伤中败土，至于危亡也。惟有和之之法，不损其本来之气，调和其升降之郁，故病愈也。表里之间，有少阳经。少阳经之内是脏腑，少阳经之外是荣卫。故少阳经解决，整个表里方能分清。然必整个的表里认识。半表半里的少阳经，方能认识耳。

人身气化，表有荣卫，里有脏腑。表里之间，有少阳之经。《伤寒论》立汗法以治表病，温法下法以治里病，和解法以治经病。表里经病，是整个组织的病。汗温下和法，是整个组织的法。病有变动，法有加减。先知整个的组织，握定原则，一切分则，自能解决。

上列各方，逐方明了之后，汗法三方，可并为一方看。温法三方，可并为一方看。下法二方，可并为一方看。和法二方，可并为一方看。又将四方并为一方看。能将四方并为一方看，然后能明了人身气化一整个的组织。

如此预备成熟，然后读本书的伤寒读法篇，不惟能彻底明白《伤寒论》。一切温病霍乱等病，一切外感内伤等病，皆可用一个圆运动的理法，以归纳之。然后见古中医学，用一个原则，支配一切分则的办法。简而易也。

《伤寒论》为外感内伤百病治法的祖本。外感之病，亦因内伤。脏阴素伤，而后腑阳病热。腑阳素伤，而后脏阴病寒。收敛之气素伤，而后荣气病热。疏泄之气素伤，而后卫气病寒。所以伤寒各方，皆系调和脏腑，调和荣卫之法，而无驱风逐寒之法。如素无内伤之人，虽偶感空气中的风寒，觉得身体不适。安卧片刻，中气运动，自然汗出病解。更无由表入里，由表传经之事。

表4-1 方证鉴别

方名	证状	原理	治法	脉象	备考
桂枝汤证	头痛, 身疼, 发热, 汗出, 恶风	卫气受风所伤, 不能交荣, 荣气偏现本性而疏泄	敛荣气, 以交卫气	脉浮缓	桂枝汤之中风, 麻黄汤之伤寒, 中字亦伤字之意。言寒伤了人身的荣卫也。此方用芍药之理, 不可含糊, 非风寒入了人身作病, 乃荣卫被风寒所伤, 人身的荣卫自己作病。此点解决, 古医学复明矣
麻黄汤证	头痛, 身疼, 骨节疼痛, 无汗恶寒	荣气受寒所伤, 卫气不能交荣, 卫气偏现本性而闭敛	泄卫气以交荣气	脉浮紧	麻黄汤证。病在收敛偏盛。桂枝汤证。病在疏泄偏盛。时令收敛, 则麻黄证多。时令疏泄, 则桂枝证多。大气寒则收敛, 大气热则疏泄
桂麻各半汤证	发热恶寒, 无汗身痛, 数日才解	荣卫皆郁	轻泄荣卫	脉微	芍药麻黄并用, 一开一合, 荣卫双郁, 一定之法。后人不解桂枝汤用芍药之理, 一心总以为是风寒入了人身, 须知风寒之药, 多多用些才行。于是外感病, 误于升散药者多矣
四逆汤证	自利腹痛, 腹满而吐, 食不下	火土双败	燥湿, 补中, 补火	脉沉微	三阴脏病, 不下利者不死, 下利不者多死。脾阳不表, 不惟太阴脏病, 即少阴厥阴亦可不病。太阴脾土关系大矣
附子汤证	肢寒, 背恶寒, 骨节疼痛, 但欲寐, 蜷卧	水寒, 土败, 风动	温水, 补土, 息风	脉沉微, 细小	少阴一气, 心脏与肾脏属之。心属君火, 水寒克火, 故肾属水。土败中灭, 水火分离, 水寒克火, 故少阴脏病, 法当温水之气衰。扶土气之衰, 同时兼防水气之动, 少阴多死证, 火不生土, 木又克土之故也, 方中不用甘药, 嫌壅滞也

（续表）

方名	症状	原理	治法	脉象	备考
乌梅丸证	厥热消渴，气上冲心。心中热痛，饥不欲食。食则吐蛔，心烦有时安静，静而复烦	水寒火热，木枯土败，中气虚寒	温寒清热，朴中，养木息风	脉弦细，软数	厥阴木气，在冬春之交，微阳升动，阳根不足一动即泄，所以厥阴多死证也。少阴厥阴之死证，非医误之过，乃本气之应有之事
大承气汤证	胃实，潮热，手足汗出，谵语，六七日不大便，腹满痛，拒按	燥热结实，胃有燥屎	下燥屎	脉大而实	胃家阳实，全是阳盛之象脉则洪实，重按有力。当表证已黑，蒸蒸热盛之时，以调胃承气汤，和其胃热不致成大承气证也，调胃承气汤，详伤寒读法篇
桃核承气汤证	发狂，少腹急	膀胱热结，腹有蓄血	下热攻血，顾中达表	脉沉实	膀胱腑证极少，阴脏病寒，分见三阴。阳腑病热统属阳明。热实属阳明明。故古人以三阴与三阴阳明对称
小柴胡汤证	寒热，口苦，目眩，耳聋，咽干，胸满，而兼呕烦	少阳经病，脏阴将动	和解经气，预防脏阴	脉微小弦热	此证常有十数日不愈者。因少阳经气，居半表半里之间。既不能出表，又不能入里之故。所以非和解不可
大柴胡汤证	寒热口苦，目眩，耳聋，咽干，胁痛，而兼呕吐，下利，胸搭而硬	少阳经病，腑阳已盛	和解经气，兼治腑阳	脉右洪实，左弦弱	此证只须向明有少阳经证，则下利系阳明阳热利，显而易见。而上神色是阴象无阴象，亦易分辨

其实由表入里，乃里气自病。由表传经，乃经气自病。荣卫表病，乃因于风寒之伤，而亦荣卫自病。认清此点，仲圣之心法传矣。

全篇结论

人秉造化阴阳五行六气而生。阴阳五行六气者，人身之原质也。故中医学的生理病理医理，无不根据阴阳五行六气。

仲圣伤寒金匮，为中医方法祖本。仲圣自叙云，撰用素问九卷，八十一难。又云：天布五行，以运万类，人秉五常以有五脏。仲圣撰用素问难经，素问难经，乃说阴阳五行六气之书。仲圣经方，只言某病用某方，不说阴阳五行六气，何也？无法说也。

此篇将天人一气，整个阴阳五行六气。圆运动的河图，与仲圣经方，合为一事，设法说明。只须认识河图，即能认识阴阳五行六气，即能认识经方的法则，即能认识中医学的所以然。然后去读前贤医案，经方的规矩准绳为经，前贤的活泼方法为纬。深造在乎各人，理论自归一致，岂不善软。此篇所以名曰处方基础篇也。

历代整理中医，以前清乾隆年间，诏修《医宗金鉴》为极盛。书成无有效果，何也？不言所以然，无系统无原理故也。

然则系统学，言所以然矣，有原理矣。于整理中医有效果乎？曰，不设养病院，不在病人身上实地证验，不在病人身上实地学习，徒耗空言，仍无效果也。如在病人身上实地学习，只须三年工夫，便可造成彻底负责良医。古人云：虽善无征，无征不信，不信民弗从。系统学要有效果，非设病院以求征信不可。学修机器，要在机器厂学。学医治病，不在人身上学，徒在纸片上学，中医学纷岐杂乱，原因亦在此。

《伤寒论》六经原文读法篇序

初不料我中医方药祖本的《伤寒论》的本身真相，自古到今，未曾明白示人以整个的认识也。自来注《伤寒论》者，无不曰风中肌腠，寒伤皮毛。如不发汗将风寒发散出来，这风寒就会由太阳传入阳明而成阳明病，传入少阳而成少阳病。或风不中肌腠，寒不伤皮毛，风寒直中三阴之脏，而成三阴脏病。南北同风，古今一致。在事实上彻底研究起来，乃风寒伤人之后，人身本气自病，并非风寒入了人身为病。病成于人身的本气，而起因于风寒所伤耳。《伤寒论》本身真相，原来如此，与注家所注，根本上完全不合，可怪也。

有识之士，则归咎于王叔和编订《伤寒论》次序错乱，所以后人无法认识《伤寒论》的真相。《伤寒论》被王叔和编次后，原文次序，究竟如何，不可得而知。所可得知者，六篇之名词。名词曰太阳篇、阳明篇、少阳篇、太阴篇、少阴篇、厥阴篇。六篇之名词，六气之名词也。人身个体，表有荣卫，里有脏腑，而皆六气之所生。欲认识本气自病的《伤寒论》真相，必先求六气之表里。根据六气之表里，以寻求理路，再由理路以认识真相，其庶几乎。此篇读法，非敢更改自来读本之次序也，由次序以认识伤寒本气篇自病的真相耳。

中华民国二十八年（1939年）己卯冬月

子益重编于成都四川国医专科学校

《伤寒论》六经原文读法篇（方解附后）

读法总纲

《伤寒论》一百一十三方，三百九十七法。欲知原文逐章之意义，须先知本论六经整个之组织。整个《伤寒论》六经之组织、事实上如内容六瓣之一橘。荣卫如表皮，三阳腑三阴脏如里瓣。初病在表皮，汗出则病解，在表不解，里瓣乃病。

荣卫表病，用汗法解之。脏腑里病，脏病用温法解之，腑病用下法解之。荣卫脏腑之间，又有少阳经病，少阳经病，不可汗，不可温，不可下，用和法解之。病证虽多，无非表里与经。方法虽多，无非汗温下和。了解原则，自能了解分则。

人身乃阴阳交合圆运动的气化构成之体。阴寒阳热，乃其本性，表则荣阳卫阴，里则腑阳脏阴。中气充足之人，阴阳交合，调融不分，无所谓寒，无所谓热。中气不足，表的荣卫之气分离，荣则现出阳的本性而病热，卫则现出阴的本性而病寒。里的脏腑之气分离，腑则现出阳的本性而病热，脏则现出阴的本性而病寒。少阳之经，在荣卫脏腑表里之间，赋有阴阳二气之性质，病则寒往热来，热往寒来，此原则也。阴阳分离，寒热偏现，因又变化发生各项症状，此分则也。故《伤寒论》的病证与治法，在原则上无非寒热的本证而已，在分则上无非寒热的变化而已。

六经的经字，应作家字解。家有内宅，有外墙。里的脏腑如内宅，表的营卫如外墙。内宅是各个的，外墙是公共的。公共者，各个的公共也。无病之人，三阳三阴是圆运动的，阴中有阳，阳中有阴，是调和不分的。虽是各个，实则整个。得病之人，表气公共的外墙，被风寒打开，里气的内宅，遂分离成了各个。分离的轻病轻，分离的重病重，全分离则有阳无阴，或有阴无阳，中气消灭，而人死矣。少阳经之经字，则指经络的经气而言也。

本篇分上篇中篇下篇，上篇以明荣卫病脏腑病与少阳经病之本体，中篇以尽其蕴，下篇以通其变。所谓本体者，荣卫主表，用汗法之病，脏腑主里，脏用温法腑用下法之病，少阳经主半表半里，用和解法之病是也。凡原文之属于荣卫脏腑与少阳经本体各病各章，列为上篇，凡原文之属于本体而事实较复各章，列为中篇。凡原文由本体发生种种变化各章，列为下篇。如学彩色绘画之法，先认识五种未经掺和之本色。然后可求知掺和之各样杂色。认识上篇，然后能认识中篇，认识上篇中篇，然后能认识下篇。历来注伤寒论之家，都如茧缚之艰晦，此篇读法，有如鸟瞰之明白。只须用以前读《伤寒论》十分之一的脑力，便能整个彻底了解。如欲读此篇，须先读原理篇处方篇方能了解。

上　篇

荣卫病

太阳之为病，脉浮，头项强痛，而恶寒。凡发热，先恶寒。此一章，论荣卫病提纲。凡原文称太阳病，皆荣卫病。

太阳病，发热汗出，恶风，脉缓者，名为中风。缓有虚象。中字作伤字解，言卫气为风所伤也。风性疏泄伤卫，卫伤则荣病。

太阳病，头痛，发热，汗出，恶风者，桂枝汤主之。此发热亦先恶寒。

太阳中风，阳浮而阴弱。阳浮者热自发，阴弱者汗自出，啬啬恶寒，淅淅恶风，翕翕发热，鼻鸣干呕者，桂枝汤主之。寸脉为阳，尺脉为阴。浮弱、热汗、鼻鸣、干呕，皆荣气郁而疏泄之事，疏泄伤阴。

桂枝本为解肌，若其人脉浮紧，发热汗不出者，不可与也。常须识此，勿令误也。热在肌，故曰解肌。桂枝汤收敛之剂，脉紧无汗，收敛之病，故不可与。以上四章，论荣病。

太阳病，或已发热，或未发热，必恶寒，体痛，呕逆，脉阴阳俱紧者，名曰伤寒。紧乃闭敛之象，缓乃疏泄之象，是相对的。寒性收敛伤荣，荣伤则卫病。

太阳病，头痛发热，身疼腰痛，骨节疼痛，恶寒无汗，而喘者，麻黄汤主之。荣降于胆，胆逆则呕。卫降于肺，肺逆则喘。卫病闭敛，故头项强痛之外，又加腰痛骨痛。以上二章，论卫病。

太阳病，外证未解，脉浮弱者，当以汗解，宜桂枝汤。言有表证，总宜汗解。弱脉津液伤，故宜桂枝汤。

脉浮者，病在表，可发汗，宜麻黄汤。脉浮而数者，可发汗，宜麻黄汤。脉数有紧象，故宜麻黄汤。

欲自解者，心当先烦，有汗而解。何以知之，脉浮，故知汗出解也。自解者，不服药而解，阳郁后通，先烦而解。以上三章，总结上文。

太阳病，得之八九日，如疟状，发热恶寒，热多寒少，其人不呕，清便欲自可，一日二三度发，脉浮缓者，为欲愈也。脉微而恶寒者，此阴阳俱虚，不可更发汗，更下更吐也。面色反有热色者，未欲解也。以其人不得小汗出，身必痒，宜桂枝麻黄各半汤。清，大便，便，小便。欲字作能字解。恶寒乃卫闭，卫闭向内，面色不当发热。今发热，故曰反。荣气疏泄向外，故面有热色。

服桂枝汤，大汗出，脉洪大者，与桂枝汤如前法。若形如疟，日再发者，汗出必解，宜桂枝二麻黄一汤。洪大之脉，外盛内虚，故仍用桂枝汤之法。如疟再发，卫闭气虚，故用桂二麻一之法。桂枝汤之法，收外盛之气以回于内之法也。

太阳病，发热恶寒，热多寒少，脉微弱者，此无阳也，不可更汗，宜桂枝二越婢一汤。荣卫双病，燥伤肺液。阳字指寸脉言，无阳，谓寸脉弱也。

形作伤寒，其脉不弦紧而弱，弱者必渴，被火者必谵语，弱者发热，脉浮，解之当汗出愈。此章弱者必渴句，申明上章越婢汤兼清燥之义。以上四章，论荣卫双病。

伤寒，表不解，心下有水气，干呕，发热而咳，或渴，或噎，或利，或小便不利，少腹满，或喘者，小青龙汤主之。表病未解，而脏气之湿寒已动，解表兼治湿寒。

伤寒，心下有水气，咳而微喘，发热不渴，小青龙汤主之，服汤已渴者，此寒去欲解也。此章不渴二字，申明上章，小青龙汤用温法之义。以上二章，论荣卫病中兼见脏寒之病。

太阳中风，脉浮紧，发热恶寒，身疼痛，不汗出而烦躁者，大青龙汤主之。若脉微弱，汗出恶风者，不可服也。服之则厥逆，筋惕肉瞤，此为逆也，以真武汤救之。首句是设问词，非中风也。表病未解，而腑气之燥热已动，解表兼治燥热。

伤寒，脉浮缓，身不疼，但重，乍有轻时，无少阴证者，大青龙汤主之。此缓字有实象。桂枝汤证之缓，乃虚象也。燥伤津液故身重，津液复通，故身重乍有轻时。以上二章，论荣卫病中兼见腑燥之病。

中风发热，六七日不解而烦，有表里证，渴欲饮水，水入则吐者，名曰水逆，五苓散主之。热为表证，渴为里证。此热乃阳为水格，非表病也。

太阳病，小便利者，以饮水多，必心下悸，小便少者，必苦里急也。水格则心气不降，故悸。

伤寒，汗出而渴者，五苓散主之。不渴者，茯苓甘草汤主之。渴而汗出为里湿盛，不渴而汗出为表阳虚。以上三章，论荣卫病解脏气之湿动。

伤寒，脉滑而厥者，里有热也，白虎汤主之。燥热灼津，津液沸腾，则脉滑。内热格阻阴气于外，则外厥。此滑脉重按有力。厥者，肢冷畏寒也。

伤寒，脉浮滑，此表有热里有寒也，白虎汤主之。表热里寒，无用白虎之理，当是表寒里热，乃传抄之误也。

伤寒，无大热，口燥渴，心烦，背恶寒者，白虎加人参汤主之。无大热，无表证之发热也。燥渴心烦，里热之征。背恶寒与厥，皆里热格阻外阴之象。

伤寒，脉浮，发热，其表不解者，不可与白虎汤。渴欲饮水，无表证者，白虎加人参汤主之。有表热则里阳虚，故不可用白虎以败里阳，重申上章之义也。

病人身大热，反欲得近衣者，热在皮肤，寒在骨髓也。病人身大寒，反不欲近衣者，寒在皮肤，热在骨髓也。此诊断内热之一法，不可拘执。以上五章，论荣卫病解腑气之燥动。

太阴脾脏病

太阴之为病，腹满面吐，食不下，自利益甚，时腹自痛。若下之，必胸下结硬。凡称太阴病，皆太阴脾脏病，乃裹病，非经病。少阴厥阴准此。此一章，论太阴病之提纲。阴脏病寒，本体原来阴寒故也，少阴厥阴准此。

自利不渴者，属太阴，以其脏有寒也，宜服四逆辈。不渴二字，为阴寒用热药之据。

少阴肾脏病

少阴之为病，脉微细，但欲寐也。少阴肾脏，水火二气，阴脏病寒，则寒水灭火。寒而无火，故但欲寐而不能寐，无火故脉来微细也。此一章，论少阴病之提纲。

少阴病，得之一二日，口中和，其背恶寒者，当灸之，附子汤主之。腑阳病热口中苦，脏阴病寒口中和，和字乃不苦之意。肾主骨，肾寒故背寒。

少阴病，身体疼，手足寒，骨节痛，脉沉者，附子汤主之。少阴脏病，则阴盛阳衰，水灭火寒，故主附子。以上二章，论少阴病之外证。

厥阴肝脏病

厥阴之为病，消渴，气上冲心，心中热痛，饥而不欲食，食则吐蛔，下之利不止。厥阴阴脏，本体阴寒，阴寒盛于下，故虚热现于上耳。此一章，论厥阴病之提纲。

伤寒，脉微而厥，至七八日肤冷，其人躁无暂安时者，此为脏厥，非为蛔厥也。蛔厥者，其人当吐蛔，令病者静而复时烦，此为脏寒，蛔上人其膈故烦。须臾复止，得食而呕，又烦者，蛔闻食臭出，其人当自吐蛔。蛔厥者，乌梅丸主之。蛔乃木气中之阳气所成，厥阴本体，阳微而动，与太阴少阴不同处。以一章，引脏厥以证蛔厥也。

伤寒五六日，腹中痛，若转气下趋少腹者，此欲作利也。转气下趋少腹，肝木下陷，木气疏泄故利。此一章，论下利属于木气之下陷。

下利清谷，里寒外热，汗出而厥者，通脉四逆汤主之。外热汗出，阳气外散，下利见之，故用大温。厥有阴证之厥阳证之厥，以其他外证阴阳分之。

大汗出，热不去，内拘急，四肢痛，又下利厥逆而恶寒者，四逆汤主之。凡用四逆汤，皆阴寒阳微之险证也。

大汗，若大下利而厥冷者，四逆汤主之，此阳气将脱之象也。以上三章，论厥阴本体病之危险各证。

手足厥寒，脉细欲绝者，当归四逆汤主之。若其人内有久寒者，当归四逆加吴茱萸生姜汤主之，血虚而寒故肢厥脉细，较前数证为顺也。此一章，论厥阴之轻证。

阳明胃腑病

阳明之为病，胃家实也。一部《伤寒论》，惟阳明胃腑有可下实证。此一章，论阳明胃腑病之提纲。

伤寒三日，阳明脉大。大者，实大也。大脉有虚实之分。三日详传经篇。

太阳病，三日，发汗不解，蒸蒸发热者，属胃也，调胃承气汤主之。证仅蒸蒸发热，乃胃家实之渐也。以上二章，论阳明胃腑病成之渐。

二阳并病，太阳证罢，但发潮热，反不能食者，胃中必有燥屎五六枚也，宜大承气汤下之。若能食者，但硬耳。燥屎乃胃家实之物，故下燥屎，病乃能愈。荣卫与阳明胃腑都病称二阳并病。但硬，言不燥也。

病人不大便五六日，绕脐痛，烦躁，发作有时者，此有燥屎，故使不大便也。胃中食物，被燥气烧干，故称燥屎。

大下后，六七日不大便，烦不解，腹满痛者，此有燥屎也。所以然者，有宿食故也，宜大承气汤。宿食为燥气炼干成燥屎。

病人小便不利，大便乍难乍易，时有微热，喘冒不得卧者，有燥屎也，宜大承气汤。小便不利，喘气不卧，皆是燥热伤津。阳明下证，须小便利，燥热伤津，故不利也。以上四章，论阳明胃腑下证之实据。

阳明病，潮热，大便微硬者，可与大承气汤，不硬者，不可与之。若不大便六七日，恐有燥屎，少与小承气汤，汤入腹中，转矢气者，此有燥屎，乃可攻之。若不转矢气，此但初头硬，后必溏，攻之必胀满不能食也。欲饮水者，与水则哕，其后发热者，必大便复硬而少也。以小承气汤和之。不转矢气者，慎不可攻也。必兼潮热之便硬，乃可用大承气汤下之。矢，古庇字，转矢气者，放屁也。此一章，示人慎重用下之法。

太阳膀胱腑病

太阳病不解，热结膀胱，其人如狂，血自下，下者愈。其外不解者，尚未可攻，当先解外，外解已，但少腹急结者，乃可攻之，宜桃核承气汤。膀胱阳腑，阳腑病热，血下热去，所以自愈。太阳病，荣卫病也。热结膀胱，太阳阳腑自病也。

太阳病，身黄，脉沉结，少腹硬，小便不利者，为无血也。小便自利，其人如狂，血证谛也，抵当汤主之。荣卫病时而脉沉发狂少腹硬，膀胱热也。

伤寒有热，少腹满，应小便不利，今反利者，为有血也，当下之，不可余药，宜抵当丸。热不实，小便乃利。必热实，小便乃利。

太阳病六七日，表证犹存，脉微而沉，反不结胸，其人发狂。以热在下焦，少腹当硬满，小便自利者，下血乃愈。所以然者，以太阳随经，瘀热在里故也，抵当汤主之。荣卫之中，有太阳之经，腑热则经热入里。以上四章，论太阳膀胱腑病，则名实相符之太阳病也。太阳腑病，只有四章。

少阳胆经病

少阳之为病，口苦咽干，目眩也。此一章，论少阳经病之提纲。

伤寒中风五六日，寒热往来，胸胁苦满，嘿嘿不欲饮食，心烦喜呕，或心中烦而不呕，或渴，或腹中痛，胁下痞，或心下悸，小便不利，或不渴，身有微热，或咳者，小柴胡汤主之。非表可汗，非里可温可下，只可和解，故为经病。所有诸证，皆少阳经气升降不和之现象。

血弱气尽，腠理开，邪气因入，与正气相搏，结于胁下。正邪分争，往来寒热，休作有时，默默不欲饮食。脏腑相连，其痛必下，邪高痛下，故使呕也，小柴胡汤主之。邪乃胆木克胃土，痛乃肝木克脾土。

伤寒四五日，身热恶寒，颈项强，胁下满，手足温而渴者，小柴胡汤主之。少阳经循胁下行，胁下满，故属少阳经病。四五日详传经篇。以上三章，论少阳皆虚证。

伤寒，发热汗出不解，心下痞硬，呕吐而下利者，大柴胡汤主之。下利乃胃热，痞呕乃经结，故解经兼下胃。此一章，论少阳实证，然实在胃腑，少阳经证仍虚也。

上篇读法

荣卫病上论篇，荣卫表病本证，又于表病未解时，与表病已解后，提出脏腑里病。荣卫病上篇，整个《伤寒论》之雏形也。脏病上篇，论脏病阴寒，乃其本体。凡外感风寒，必荣卫先病，脏腑后病。荣卫不解，里气郁动。腑阴偏盛之人，乃阳退而病脏寒。与荣卫不解，里气郁动，腑阳偏盛之人，乃阴退而病腑热，是相对的理路。并无三阴直中，三阳传经之事。不过腑阳偏盛，亦须荣卫已病数日，腑病乃成，世遂误认为传经。脏阴偏盛，荣卫一病，里阳遂退，脏病即成，病成较速，世遂误认为直中。遂将荣卫主表，脏腑主里，表病不解，里气乃动之天然的正路闹错。此处一错，全部《伤寒论》之路路俱错。

此篇脏病列于腑病之前者，因脏病胆病，只在各人素日阴阳偏盛的关系，并无腑病为传经，脏病为直中之事。风寒偏伤荣卫之后，荣卫病成，荣卫本体自病也。荣卫不解，脏腑病成，亦脏腑本体自病也。由荣卫入脏腑，入脏入腑，既无一定，则列脏病在前，或列腑病在前，均无不可。荣卫乃脏腑之表，脏腑乃荣卫之里，荣卫脏腑，本是一个，所以表病不解，里病必作。

腑病上篇，膀胱腑病列于胃腑病之后者，腑病以胃为主体也。凡下证皆胃家负责，如不先认识胃腑应下之实证，而遽言膀胱腑病之下证，轻重不分，易致乱也。

少阳经病列于脏腑病之后者，先知荣卫之表，再知脏腑之里，然后能知少阳之经，在半表半里也。经病之经字，为少阳病之本体，阳明虽有经病，统在荣卫汗法之列，经病不可汗，故惟少阳有经病。

《伤寒论》难了解，纠缠太多也。原文词意纠缠，叔和编次纠缠，注家不凭事实只凭理想纠缠。此篇先立原则，后立分则，纠缠既清，系统明白，所以一读即能整个了解。上篇者，原则也。

中 篇

荣卫病

病常自汗出者，此为荣气和，荣气和者外不谐，以卫气不共荣气和谐故耳。以荣行脉中，卫行脉外，复发其汗，荣卫和则愈。荣内卫外，所以荣卫一病，必先寒后热。此一章，论荣卫和合则不病，分离则病。

太阳病，发热汗出者，此为荣弱卫强，故使汗出。欲救邪风者，桂枝汤主之。疏泄失宜，谓之邪风，乃木气失调之气。

病人脏无他病，时时发热自汗出，而不愈者，此为卫气不和也。先于其时发汗则愈，宜桂枝汤。荣偏疏混故弱，卫不交荣故强，上章同意。以上二章论荣病。

太阳病，服桂枝汤，烦不解，先刺风池风府，却与桂枝汤则愈。刺通形质，气化易于运动。二穴在大椎旁。

酒客家不可与桂枝汤，得汤则呕，以酒客不喜甘故也。酒客胃热，甘性壅缓助热，热性往上，故呕。

凡服桂枝汤吐者，其后必吐脓血也。桂枝汤多热药，吐脓血者，血热也。以上三章，论桂枝汤用法。

伤寒，脉浮紧，不发汗，因致衄者，麻黄汤主之。麻黄汤衄前之法，既衄则不可用。

太阳病，脉浮紧，发热身无汗，自衄者愈。衄亦是汗义，故愈。

太阳病，脉浮紧，无汗发热身疼痛，八九日不解，表证仍在者，麻黄汤主之。服药已，微除，其人发烦，目瞑，剧者必衄，衄乃解。所以然者，阳气重故也。睡则阳气下降而生相火，故曰阳气重。以上三章论卫病。

脉浮紧者，法当身疼痛，宜以汗解。假令尺中迟者，不可发汗。何以知之？然以荣气不足，血少故也。不可发汗，言不宜用麻黄汤原剂发汗耳。用极轻剂麻黄便合。

伤寒，发汗宜解，半日许复烦，若脉浮数者，可更发汗，宜桂枝汤。既服麻黄汤发汗，不可再用麻黄汤。以上二章，论麻黄汤用法。

太阴脾脏病

病，发热头痛，脉反沉，不瘥，身体疼痛，当温其里，宜四逆汤。发热头痛身体疼痛表证，脉沉脏寒里证。有表证脉当浮，今脉沉故曰反。沉为里证之脉，脏阴寒故脉沉。

下利清谷，不可攻表，汗出必胀满。脏寒攻表，里气更虚，故汗出胀满。

下利腹胀满身体疼痛者，先温其里，乃攻其表。温里宜四逆汤，攻表宜桂枝汤。里气乃表气之本，故当先温里气。里气的阳气充足，表气自能外解。倘先解表，则里阳更虚矣。攻字作治字解，非攻伐之攻，诗经云他山之石可以攻玉，攻玉者治玉也。古人文法，当有如此者。

太阴病，脉浮者可发汗，宜桂枝汤。已见吐利腹满。乃称太阴病。脏病忌汗，脏病脉浮，更当温里。此章申明上章脉沉先温之义耳。若无吐利腹满，则不能称太阴。如曰四日大阴之太阴，乃荣卫之事，详传经篇。以上四章论太阴脏病与荣卫表病同时发现，宜先温里然后解表。

少阴肾脏病

少阴病，二三日至四五日，腹痛，小便不利，下利不止，便脓血者，桃花汤主之。下利而尿短腹痛，湿寒木郁，此脓血，湿寒证也。阳虚木陷。故下脓血。

少阴病，二三日不已，至四五日，腹痛，小便不利，四肢沉重疼痛，自下利者，此为有水气。其人或咳，或小便利，或不利，或呕者，真武汤主之。尿利为下焦虚寒，尿不利为水寒土湿木郁，腹痛，肢重咳呕，皆水寒使然。

少阴病，吐利，手足厥冷，烦躁欲死者，吴茱萸汤主之。烦躁欲死，胃肠将亡矣。故以温降胃阳为治。

少阴病，下利，脉微涩，呕而汗出，必数更衣，反少者，当温其上，灸之。利减汗出而呕，阳亡于上，故当温上。更衣入厕大便也。

少阴病，下利，白通汤主之。少阴下利，阴寒凝滞，故治以温通。以上五章。论少阴脏病。

少阴病，下利，脉微者，与白通汤。利不止，厥逆无脉，干呕烦者，白通加猪胆汁汤主之。服汤脉暴出者死，微续者生。阳欲离根上热下寒。温药中兼养阴之法，阴不藏阳则脉暴出，阴能藏阳则脉微续。

少阴病，下利清谷，里寒外热，手足厥逆，脉微欲绝，身反不恶寒，其人面色赤，或腹痛，或干呕，或咽痛，或利止脉不出者，通脉四逆汤主之，其脉即出者愈。身热面赤腹痛干呕，皆中下阳亡之证。以上二章论少阴病生死的关系。

少阴病，脉微沉细，但欲卧，汗出不烦，自欲吐，至五六日自利，复烦躁不得卧寐者死。吐利忽作，又加烦躁，中亡阳灭故死。

少阴病，吐利，烦躁，四逆者，死。吐利汗出肢冷，皆为逆。

少阴病，四逆，恶寒而身蜷，脉不至，不烦而躁者死。不烦而躁，中亡阳散。

少阴病，恶寒，身蜷而利，手足逆冷者不治。恶寒而利，又加肢冷，阳亡不复，故不治。

少阴病，下利止而头眩，时时自冒者死。阳气离根，向上飞越，故下利止而眩冒。

少阴病，六七日，息高者死。中气离位而上浮，故息高。以上六章，论少阴阳亡死证。此等死证，非医药所误而成，乃阳亡也。

少阴病，吐利，手足不厥冷，反发热者不死。脉不至者，灸少阴七壮。手足不厥，又见发热者，阳复也。

少阴病，恶寒而蜷，时自烦欲去衣被者，可治。烦欲去衣被者，阳复也，故可治。

少阴病，下利，若利自止，恶寒而卧蜷，手足温者，可治。利止肢温，此阳复也。

少阴病，脉紧，至七八日自下利，脉暴微，手足反温，脉紧反去者，为欲解也。虽烦，下利必自愈。紧去肢温脉微，此阳复也。此之下利，必止一次，乃脏气复和之利。以上四章，论少阴阳复不死证。

少阴病，始得之，反发热，脉沉者麻黄附子细辛汤主之。热为表证，沉为里证，解表温里，双解之法。

少阴病，得之二三日，麻黄附子甘草汤微发汗。以二三日无里证，故微发汗也。无里证不用附子，此乃偏重微发汗之言。以上二章论少阴里证与荣卫表证同时发现，表里双解之法。

少阴病，脉细沉数，病为在里，不可发汗。脏阴病里阳微，故忌发汗以散阳气。脏病只宜温寒不宜发汗。上章麻黄，兼表证也。

少阴病，脉沉者，急温之，宜四逆汤。申上章阴脏不可发汗之义。

少阴病，咳而下利，谵语者，被火气劫故也，小便必难，以强责少阴汗也。火气发汗伤津，热药亦火气之类也。

少阴病，但厥无汗，而强发之，必动其血，未知从何道出。或从口鼻，或从目出，是名下厥上竭，为难治。下则阳厥，上则阴竭，故为难治。

少阴病，脉微不可发汗，亡阳故也。阳已虚而尺脉弱涩者，复不可下之。发汗能亡阳，下亦能亡阳。以上五章，论少阴里病不可汗。

厥阴肝脏病

伤寒，脉促，手足厥逆者，可灸之。肝脏阳微，不能四达，故脉促肢冷。

干呕吐涎沫，头痛者，吴茱萸汤主之。肝胆俱寒，胃阳亦败，阳微阴逆，现证如此。

病人手足厥冷，言我不结胸，少腹满按之痛者，此冷结在膀胱关元也。此木气寒由于水气寒之证也。以上三章论厥阴肝脏病之温法。

伤寒，厥而心下悸者，宜先治水，当与茯苓甘草汤，却治其厥。不尔，水渍入胃，必作利也。水气阻格心气下降之路，心气不降故悸。此一章，论治水之法。如不先治水而用温药治厥，水被温药蒸迫入胃，故必作利。

呕而脉弱，小便复利，身有微热，见厥者难治，四逆汤主之。呕则上逆，尿利则下脱，脉弱又厥，故难治。

发热而厥，七日下利者为难治。阳越于外，又灭于内，七日下利，阳难复矣。以上二章，论厥阴脏病生死的关系。

伤寒，发热下利至甚，厥不止者死。阳越于外，又绝于内，故主死也。

伤寒六七日，不利，便发热而利，其人汗不止者死。有阴无阳故也。七日来复之期，忽然发热下利汗多，阳亡矣。

伤寒，发热下利厥逆，躁不得卧者死。躁不得卧，阳气脱根，阳脱外散，故发热也。

伤寒六七日，脉微，手足厥冷，烦躁，灸厥阴，厥不还者死。七日当阳气来复之期，厥不还，阳不复也。

下利手足厥冷，无脉者，灸之不温，若脉不还，反微喘者死。中气消灭。

下利后脉绝，手足厥冷，晬时脉还，手足温者生，脉不还者死。晬时一周时也。

伤寒，下利日十余行，脉反实者死。下利脉当微弱，阳亡不能运化则脉实。以上九章，论厥阴阳亡死证。

伤寒五六日，不结胸，腹濡脉虚复厥者，不可下。此为亡血，下之死。腹濡为中虚血寒，故下之即死。

伤寒脉迟，六七日，而反与黄芩汤彻其热。脉迟为寒，今与黄芩汤复除其热，腹中应冷，当不能食。今反能食，此名除中，必死。中气将亡反能食者，胃气动也。动则散矣。以上二章论厥阴死证系误于医药者。

下利脉沉弦者，下重也，脉大者为未止，脉微弱数者为欲自止，虽发热不死。发热不兼下利厥躁者，此发热为阳复。此一章，论厥阴阳复不死证。

下利脉沉而迟，其人面少赤，身有微热，下利清谷者，必郁冒汗出而解，病人必微厥，所以然者，其面戴阳，下虚故也。面赤微热，阳气上盛，下利清谷，阳气下虚，汗出则上下和平，故微厥病解。

下利脉数有微热，汗出令自愈，设复紧，为未解。脉数得汗，阳气通调，脉复紧，阳仍未通也。以上二章，论厥阴脏病阳复病解证。

阳明胃腑病

问曰：阳明病外证云何。答曰：身热汗自出，不恶寒反恶热也。汗自出反恶热，胃家阳实之现象。

问曰：病有得之一日，不恶热而恶寒者，何也。答曰：虽得之一日，恶寒将自罢，即自汗出而恶热也。胃家阳实，故恶寒之表证易罢。

问曰：恶寒何故自罢。答曰：阳明居中土也，万物所归，无所复传。始虽恶寒，二日自止，此为阳明病也。阳明病胃阳实，乃胃家自病，经文自字，含义其多，详传经篇。

伤寒，脉浮而缓，手足自温者，是为系在太阴。太阴者身当发黄，若小便自利者，不能发黄。至七八日大便硬者，为阳明病也。伤寒转系阳明者，其人濈濈然微汗出也，此用太阴以证阳明。脉缓肢温，太阴阳明所同，阳明则缓而实，便硬汗出，太阴则否。以上四章，论阳明腑病之外证。

问曰：何缘得阳明病，答曰：太阳病，若发汗若下若利小便，此亡津液，胃中干燥，因转属阳明，不更衣，内实大便难者，是名阳明也。胃阳原来偏旺，津伤燥结，则内实便难。

本太阳病，初得时发其汗，汗先出不彻，因转属阳明也。胃阳原来偏旺，故表气郁胃阳则实，若表病汗解，里阳即不偏实。

问曰：病有太阳阳明，有正阳阳明，有少阳阳明，何谓也。答曰：太阳阳明者，脾约是也。正阳阳明者，胃家实是也。少阳阳明者，发汗利小便已，胃中燥，烦热，大便难是也。太阳发汗多，津液伤，则肠胃约结，为脾约。胃家实，乃阳明来自荣卫与少阳，皆虚证也。以上三章，论阳明胃腑病之来路。

不吐不下，心烦者，可与调胃承气汤。不吐不下，津液未伤。

太阳病，若吐若下若发汗，微烦，小便数大便因硬者，与小承气汤和之愈。和字之意，乃调和非泄下，服后便软为和。表证已罢，乃可用小承气汤。

阳明病，脉迟，虽汗出不恶寒者，其身必重，短气，腹满而喘，有潮热者，此外欲解，可攻里也。手足濈然而汗出者，此大便已硬也，大承气汤主之。若汗多微发热恶寒者，外未解也，其热不潮，未可与承气汤。若腹大满不通者，可与小承气汤，微和胃气，勿令令大泄下。此迟字乃缓象，阳明之缓有实象，非虚缓。但有恶寒，即是表证尚在，未成阳之机。以上三章，论阳明腑病初成之微下法。

阳明病，自汗出，若发汗，小便自利者，此为津液内竭，虽硬不可攻之。当须自欲大便，宜蜜煎导而通之，若土瓜根及与大猪胆汁，皆可为导。凡下证，总要胃家实，此乃肛门燥结而已。

跌阳脉浮而涩，浮则胃气强，涩则小便数，浮涩相搏，大便则难，其脾为约，麻仁圆主之。胃家阴液被伤，不能下降，则阳强而上浮。

阳明病，本自汗出，医更重发汗，病已瘥，尚微烦不了了者，此大便必硬故也。以亡津液，胃中干燥，故今大便硬。当问其小便日几行，若小便日三四行，今日再行，故知大便不久出。今为小便数少，以津液当还胃中，故知不久必大便也。便硬则阳热偏盛，故烦，虽烦，胃家并不实。问小便关系大，如不问而用承气则坏矣。此数字乃数目之数。

脉浮而芤，浮为阳，芤为阴，浮芤相搏，胃气生热，其阳则绝。浮为阳盛，芤为阴虚。绝乃绝对，非绝灭也。

脉阳微而汗出少者，为自和也。汗出多者，为太过。阳脉实，因发其汗出多者，亦为太过。为阳绝于里，亡津液，大便因硬也。阳实又多汗。故阳绝，然非胃家实之实。

伤寒四五日，脉沉而喘满，沉为在里，而反发其汗，津液越出，大便为难，表虚里实，久则谵语。沉满为里实，发汗则表虚，久则屎燥故谵语。

汗出谵语者，以有燥屎在胃中，此为风也，须下之。过经乃可下之，下之若早，语言必乱，以表虚里实故也。下之则愈，宜大承气汤。风，乃本身木气疏泄之气，言汗出伤胃津液也。过经过六日，下之则愈二句。接为风也三字读，便明显。以上七章论阳明便硬，因津液被伤之虚证。

阳明病下之，心中懊憹而烦，胃中有燥屎，可攻。腹微满，初头硬后必溏，不可攻之，若有燥屎者，宜大承气汤。不可攻为主，必潮热满痛拒按，乃可攻也。腹微满上，加若仅二字读，便明显。

得病二三日，脉弱，无太阳柴胡证。烦躁心下硬，至四五日，虽能食，与小承气汤，少少与微和之，令小安。至六日，与承气汤一升。若不大便六七日，小便少者，虽不能食，但初头硬后必溏，未定成硬，攻之必溏。须小便利，屎定硬乃可攻之，宜大承气汤。太阳二字，疑系少阳二字，无少阳而心下硬，故宜和。能食为无燥屎，然烦躁心下硬，亦须和之。不能食为有燥屎，然尿少，但初硬后必溏也。心下硬为少阳证，详少阳中。以上二章，论阳明便硬先硬后溏之虚证。

阳明病，谵语发潮热，脉滑而疾者，小承气汤主之。因与承气一升，腹中转矢气，更服一升。若不转矢气，勿更与之。明日不大便，脉反微涩者，里虚也，为难治，不可更与承气汤也。滑脉按有力，然疾则不实矣。可下脉必缓实，非宿食之滑疾，非实脉。故用承气反涩。谵语潮热脉反微涩，故为难治。

伤寒，若吐若下后不解，不大便五六日，上至十余日，日晡所发潮热，不恶寒，独语如见鬼状。若剧者，发则不识人，循衣摸床，惕而不安，微喘直视。脉弦者生，脉涩者死。微者但发热谵语耳，大承气汤主之。若一服利，止后服。弦为木气生气，涩为无生气。微者句，指无独语诸证。以上二章论阳明之败证。

发汗不解，腹满痛者，急下之，宜大承气汤。燥土伤及太阴之阴。

阳明病，发热汗多者，急下之，宜大承气汤。燥土伤及少阴之阴。

伤寒六七日，目中不了了，睛不和，无表里证，大便难，身微热者，此为实也，急下之，宜大承气汤。燥土伤及厥阴之阴。以上三章，论阳明非当实证。

阳明病，其人善忘，必有蓄血，所以然者，必有久瘀血，故令善忘。屎虽硬，大便反易，其色必黑，宜抵当汤下之。肾主藏智，肾气伤则善忘，黑为肾色。

　　病人无表里证，发热七八日，虽脉浮数者，可下之。假令已下，脉数不解，合热则消谷善饥，至六七日不大便者，有瘀血也，宜抵当汤。若脉数不解，而下利不止，必胁热而便脓血也。浮数可下，乃设问词。消谷善饥，血瘀生风。浮数热在经不在腑，热在经故便脓血。以上二章，论阳明蓄血之证。

　　阳明病，下血谵语者，此为热入血室。但头汗出者，刺期门，随其实而泄之，濈然汗出，则愈。但头汗出，肝胆经热，刺期门以泄肝胆热。此一章，论阳明病之妇人热入血室证。

　　太阳病，项背强几几，汗出恶风者，桂枝加葛根汤主之。几几，直硬意，阳明经不前降，则后陷而直硬。足阳明经主前降，手阳明经主后升。手阳明能后升足阳明则前降。

　　太阳病，项背强几几，无汗恶寒者，葛根汤主之。几几之项强，荣卫郁而阳明经气亦动也，故双解之。

　　太阳与阳明合病者，必自下利，葛根汤主之。荣卫之气，与肠胃阳明燥热，之气混乱。热则气动，热气动则自下利。

　　太阳与阳明合病，不下利但呕者，葛根加半夏汤主之。混乱之气盛于下则利，盛于上则呕。

　　太阳与阳明合病，喘而胸满者，不可下，麻黄汤主之。有荣卫之恶寒，有阳明之脉大，曰合病。

　　阳明病，脉浮无汗而喘者，发汗则愈，宜麻黄汤。此章与上章均重在喘字，故主麻黄，喘为肺实。阳明之喘，肺气燥实。内伤之喘，多肺气虚。

　　阳明病，脉迟，汗出多，微恶寒者，表未解也，可发汗，宜枝桂汤。迟有缓象，言不数也。以上七章，论荣卫与阳明胃腑经气同病治法。

太阳病，外证未解者，不可下也，下之为逆。欲解外者，桂枝汤主之。外证未解而下之，荣卫内陷矣，故称为逆。

夫病脉浮大，问病者言，但便硬耳，设利之为大逆。硬为实，汗出而解。何以故，脉浮当以汗解。脉浮为表证，脉大为腑证，腑证兼表证，当先解表，与表证兼脏证，当先温脏，为对待理法。

伤寒，不大便六七日，头痛有热者，与承气汤。其小便清者，知不在里仍在表也，当须发汗。若头痛者必衄，宜桂枝汤。头痛有热，阳明不降，故衄。此头痛乃额角痛，胆经上逆故痛。

二阳并病，太阳初得病时，发其汗，汗先出不彻，因转属阳明。续自微汗出，不恶寒，若太阳病证不罢者，不可下，下之为逆。如此，可小发其汗，设面色缘缘正赤，阳气拂郁在表，当解之熏之。若发汗不彻，不足言，阳气拂郁，不得越，当汗不汗，其人烦躁，不知痛处，乍在腹中，乍在四肢，按之不可得，其人短气，但坐以汗出不彻故也。更发汗则愈，何以知汗出不彻，以脉涩故知也。阴脏病连荣卫，先温缓表。否则荣卫内陷，阳腑病连荣卫，先表后下，否则荣卫内陷。汗彻则脉象和荣卫调，涩则不和不调也。

病人烦热，汗出则解，又如疟状，日晡时发热者，属阳明也。脉实者，宜下之，脉浮虚者，宜发汗。下之宜大承气汤，发汗宜桂枝汤。发热脉实，故属腑证，发热脉虚，故属表证。

太阳病未解，脉阴阳俱停，必先振栗，汗出而解。但阳脉微者先汗出而解，但阴脉微者，下之而解。若欲下之，宜调胃承气汤。郁极则脉停，郁极后通，则振栗，阳脉微，腑气不实也。阴脉微，燥热伤津也。以上六章，论阳明兼荣卫须先汗以解表然后可下之法。

少阳胆经病

伤寒中风，有柴胡证，但见一证便是，不必悉具。口苦，耳聋，目眩，咽干，胸硬，胁痛，寒热往来。

呕而发热者，小柴胡汤主之。少阳胆经上逆，则呕而发热。

伤寒，阳脉涩阴脉弦，法当腹中急痛者，先用小建中汤。不瘥者，与小柴胡汤主之。阳涩阴弦，木气郁结，健中舒郁，柴胡散结，主之，似多此二字。

呕家不可与建中汤，以甜故也。甘味壅缓，呕家胃逆不降，忌甘味之壅缓。以上四章论小柴胡汤用法。

太阳病，十日已去，脉浮细而嗜卧者，外已解也。设胸满腹痛者，与小柴胡汤主之。荣卫病过十日，嗜卧胸满，脉细，属少阳也。

伤寒六七日，发热微恶寒，肢节烦疼，微呕，心下支结，外证未去者，柴胡桂枝汤主之。微呕支结，少阳证也。

太阳与少阳合病，自下利者，与黄芩汤。若呕者，黄芩加半夏生姜汤。

以上论荣卫表病与少阳经合病之治法。

阳明少阳合病，必下利，其脉不负者顺也，负者失也。互相克贼，名为负也。脉滑而数者，有宿食也，当下之，宜大承气汤。合病下利，乃经气紊乱之利，木克土为负，脉左盛右衰为负，脉负为主，宿食为陪。

服柴胡汤已，渴者，属阳明也，以法治之。小柴胡多热药，阳明偏燥，故服之作渴。以上二章，论少阳与阳明合病之治法。

妇人中风，发热恶寒，经水适来。得之七八日，热除而脉迟身凉，胸胁下满如结胸状，谵语者，此为热入血室。当刺期门，随其实而泄之。血内热故身凉谵语，刺期门以泄血热。

妇人中风，七八日续得寒热，发作有时，经水适断者，此为热入血室。其血必结，故使如疟，发作有时，小柴胡汤主之。三焦相火，尺脉主之。血室亦尺脉主之，此病尺脉必动数。

妇人伤寒发热，经水适来之时，昼日明了，暮则谵语，如见鬼状者，此为热入血室，无犯胃气及上二焦，则自愈。热入血室，暮则热增，故谵语也。不犯胃气及上二焦，小柴胡汤之法是也。以上三章论妇人经期，荣卫感伤风寒，须治少阳之经之法。

中篇读法

中篇荣卫脏腑与少阳经各章，亦皆荣卫脏腑少阳经之本体病也。荣卫者，十二脏腑公共组织以行于身之气。三阳三阴各居半，太阳只占十二分之二，所以由荣卫可内传十二脏腑，由太阳只能由太阳本经内传太阳本腑。原文以太阳二字代替荣卫二字，于是由表传里显而易见之阴阳大略两条并成了太阳的一条，太阳的一条如何能传三阴。原文荣卫三章，是证太阳二字代替荣卫二字。不然何以既称太阳，又称荣卫乎。读原文荣卫三章，可作内容六瓣之一橘，足喻整个《伤寒论》的组织，橘皮如荣卫，六瓣如三阳腑三阴脏也。阳明病者，可下之实证也，而不可下之虚证，乃有如此之多。上篇所载为实证，中篇所载为虚证。知阳明病实，又知阳明能病虚，然后能治伤寒阳明病。少阳居荣卫表气阳明里气之间，故有与荣卫阳明相连之病。一妇人经水，原于肾家，少阳之腑，居于肾中，故主柴胡也。

下　篇

荣卫坏病

太阳病三日，已发汗，若吐若下，若温针，仍不解者，此为坏病，桂枝不中与也。知犯何逆，随证治之。汗吐下针，治病之法。治之不愈，遂成坏证。

本发汗而复下之，此为逆也，若先发汗，治不为逆，本先下之，而复汗之为逆，若先下之，治不为逆。本字作应当二字解。以上二章，论荣卫坏病之提纲。

伤寒医下之，续得下利，清谷不止，身疼痛者，急当救里。后身疼痛，清便自调者，急当救表。救里宜四逆汤，救表宜桂枝汤。里气为表气之本，故先救里。救表是陪。

发汗后水药不得入口为逆，若更发汗，必吐下不止。脾脏阳虚之人，发汗则阳更虚也。

发汗后身疼痛，脉沉迟者，桂枝加芍药生姜各一两，人参三两，新加汤主之。身痛脉沉迟，中虚木枯也。

太阳病，发汗后，大汗出，胃中干，躁烦不得眠，欲得饮水者，少少与之，令胃气和则愈。若脉浮，小便不利，热微消渴者，五苓散主之。水湿阻格，相火不归，故脉浮发热消渴，小便不利四字为主。

病在阳，应以汗解。反以冷水潠之灌之，其热被劫不得去，弥更益烦，肉上粟起，意欲饮水，反不渴者，服文蛤散。若不瘥者，与五苓散。寒实结胸无热证，与三物小陷胸汤。白散亦可服。病在阳，此阳字作表字解。寒字作痰字解。无热证，无发热表证。小陷胸汤，是痰结法，白散是水结法。以五苓散为主。

寒实结胸三句，乃下文结胸之事，应移小结胸病在心下按之则痛章后读。

发汗后，饮水多者，必喘，以水灌之亦喘。发汗之后，中虚不能化水，水停气逆，故喘。

发汗已，脉数烦渴者，五苓散主之。此证小便必不利，小便若利，忌用五苓。

服桂枝汤，或下之，仍头项强痛，翕翕发热，无汗，心下满微痛，小便不利者，桂枝去桂加茯苓白术汤主之。头项强痛，乃湿阻也。

发汗后，腹胀满者，厚朴生姜甘草半夏人参汤主之，胀满为中虚阴逆。

太阳病下之，微喘者，表未解故也，桂枝加厚朴杏子汤主之。表病攻里，故表不解。阴凝肺逆，故作喘。以上十章，论荣卫坏入太阴脾脏。

伤寒下后，心烦腹满，卧起不安者，栀子厚朴汤主之。腹满为湿凝，心烦为热瘀。土湿不运，阻塞上焦火气下降之路，故热瘀而作烦。

伤寒医以丸药大下之，身热不去，微烦者，栀子干姜汤主之。中寒故外热，热瘀于上，故心烦。

发汗若下之，而烦热胸中窒者，栀子豉汤主之。胸室乃中虚不运，烦热乃热为湿瘀。

发汗吐下后，虚烦不得眠，若剧者，必反复颠倒，心下懊憹，栀子豉汤主之。若少气者，栀子甘草豉汤主之。若呕者，栀子生姜豉汤主之。中虚热瘀，故心中懊憹。

凡用栀子汤，病人旧微溏者，不可与服之。旧时大便不实之人，寒药须慎用也。以上五章，论荣卫坏入太阴脾脏湿热瘀阻之证。

太阳病发汗，遂漏不止，其人恶风，小便难，四肢微急，难以屈伸，桂枝加附子汤主之。肾阳泄，故汗如漏，水寒木郁，故肢急尿难。

发汗病不解，反恶寒者，虚故也，芍药甘草附子汤主之。病不解为荣气未和。反恶寒为肾阳虚。

太阳病，下之后，脉促胸满者，桂枝去芍药汤主之。若微恶寒者，去芍药方中，加附子汤主之。脉足为表未解，胸满为胆经寒，恶寒为肾阳虚。

下之后复发汗，必振寒，脉微细，所以然者，以内外俱虚故也。发汗为外虚，脉微细为内虚。

太阳病发汗，汗出不解，其人仍发热，心下悸，头眩身𥆧动，振振欲擗地者，真武汤主之。悸眩𥆧动，水寒木枯，欲擗地者，中土无根，欲居土下。

发汗若下之，病仍不解，烦躁者，茯苓四逆汤主之。阳逆于上则烦，阳拔于下则躁。虚实兼湿。

下之后，复发汗，昼日烦躁不得眠，夜而安静。不呕不渴，无表证，脉微沉，身无大热者，干姜附子汤主之。昼日阳气在外，阳气离根，故烦而躁。夜则阳气归内，故安静。

未持脉时，病人叉手自冒心，师因教试令咳而不咳者，必两耳无所闻也。所以然者，以重发汗，虚故如此。汗泄肾脏阳气，肾虚故两耳无所闻，木气冲也。

汗家重发汗，必恍惚心乱，小便已阴痛，与禹余粮丸。中虚肾阳外泄，故心乱，水寒木陷，故阴痛。

脉浮数者，法当汗出而愈。若下之，身重心悸者，不可发汗，当自汗出乃解。所以然者，尺中脉微，此里虚，须表里实，津液自和，便自汗出愈。湿溢则身重，水停则心悸，自汗则水湿俱去。里气渐复，则里气不虚，乃能自己出汗，里气渐复者，肾阳复也。

发汗过多，其人叉手自冒心，心下悸欲得按者，桂枝甘草汤主之。水寒木陷，风冲悸动，肝阳上升，风气自平。

发汗后，其人脐下悸者，欲作奔豚，茯苓桂枝甘草大枣汤主之。风气冲撞，如豚之奔，扶土达木，风气乃平。

烧针令其汗，针处被寒，核起而赤者，必发奔豚。气从少腹上冲心者，灸其核上各一壮，与桂枝加桂汤，更加桂二两。核起而赤者，阳拔火泄也。水寒则肝阳下陷，肝阳下陷，则风气上冲，故发奔豚。

太阳病，下之后，其气上冲者，可与桂枝汤，用前法，若不上冲者，不可与之。风气不冲，木气未陷，木未下陷，故不可升木气，风气即肝木阳气，故肝阳下陷，则风气上冲。肝阳上升，则风气平也。

伤寒若呕若下后，心下逆满，气上冲胸，起则头眩，脉沉紧，发汗则动经，身为振振摇者，茯苓桂枝白术甘草汤主之。振摇土败风冲也，水寒为因，风冲为果。

伤寒脉浮，医以火迫劫之，亡阳必惊狂，起卧不安者，桂枝汤去芍药加蜀漆龙骨牡蛎救逆汤主之。烧针之火，引阳外出，阳气拔根故惊狂也。

火逆下之，因烧针烦躁者，桂枝甘草龙骨牡蛎汤主之。烦躁，比惊狂起卧不安为虚。

太阳伤寒者，加温针必惊也。伤寒宜补中调荣卫，温针拔起肾阳，故惊。以上十八章，论荣卫坏入少阴肾脏。

病人有寒，复发汗，胃中冷必吐蛔。胃冷吐蛔，厥阴之病，汗亡胃阳之过。

下利脉大者虚也，以其强下之故也。设脉浮革，因而肠鸣者，属当归四逆汤。革为寒，浮大而革为虚，木气虚寒，故肠鸣。

伤寒本自寒下，医复吐之。寒格更逆。吐下，若食入口即吐者，干姜黄连黄芩人参汤主之。吐为中寒，入口即吐为上热，中寒与上热俱盛也。以上三章，论荣卫坏入厥阴肝脏。

太阳病，先发汗不解，而复下之，脉浮者，不愈。浮为在外，而反下之，故令不愈。今脉浮故知在外，当须解外则愈，桂枝汤主之。汗下不愈，故为坏病，下后无故，则属阳腑。

大下之后，复遽发汗，小便不利，亡津液故也，勿治之，得小便利自愈。小便不利，别医他病，津液复生，小便自利。

太阳病，桂枝证，医反下之，利遂不止。脉促者，表未解也，喘而汗出者，葛根黄连黄芩汤主之。利不止为阴证，脉促喘汗之利，则阳证也。脉促者句上。加一若字读，便明显。利遂不止为陪，脉促喘汗为主。

下后不可更行桂枝汤，若汗出而喘无大热者，可与麻黄杏仁甘草石膏汤。汗出和胃家燥热，喘为肺气实连，无大热表，无表证之发热，身外大热，身内即不热，即忌此方。

发汗后不可更行桂枝汤，若汗出而喘无大热者，可与麻黄杏仁甘草石膏汤。不可桂枝汤，言宜麻杏汤也。非一概不可也。

服桂枝汤，大汗出后，大烦渴不解，脉洪大者，白虎加人参汤主之。大汗伤津，洪大虚脉，大汗又烦渴，故宜急救津液。脉洪大又渴，此洪大重按必兼滑象也。

伤寒若吐若下后，七八日不解，热结在里，表里俱热，时时恶风，大渴，舌上干燥而烦，欲饮水数升者，白虎加人参汤主之。欲字作能字解，里燥热，热主泄，故恶风。里热极，表亦热，此表热，非表证之热。表热重按无根，里热之热有根。

太阳病先下之而不愈，因复发汗，此以表里俱虚，其人因攻冒，胃家汗出则自愈，所以然者，汗出表和故也。得里未和，然后下之。虚乃津液伤，津伤热越故冒，津伤则屎硬。

发汗后，恶寒者，虚故也。不恶寒反恶热者，实也。当和胃气，与调胃承气汤。仅是恶热之实，是宜和胃不宜下胃。以上九章，论荣卫坏入阳明胃腑。

太阳病，以火熏之，不得汗，其人必燥，到经不解，必清血，名为火邪。清与圊通，言入厕也，经详传经篇。

脉浮宜以汗解，用火灸之，邪无从出，因火而盛，病从腰以下必重而痹，名曰火逆。腰下属阴，火邪伤阴，故腰下重痹。

脉浮热盛，反灸之，此为实。实以虚治，因火而动，故咽燥吐血。病热得火，故咽燥吐血也。

微数之脉，慎不可灸。因火为邪，则为烦逆。追虚逐实，血散脉中。火气虽微，内攻有力。焦骨伤筋，血难复也。误用热药，亦能致此。

太阳病，二日反燥，反熨其背而大汗出，火热入胃，胃中水竭，烦躁必发谵语。十余日振栗自利者，此为欲解也。故其汗从腰以下不得汗，欲小便不得，反呕，欲失溲，足下恶风。大便硬，小便当数，而反不数。及大便已，头卓然而痛，其人足心热，谷气下流故也。振栗自利，热泄阴复。故字上有若不自利意。失溲恶风停，皆津伤木郁，降而复升则头痛。

太阳病中风，以火劫发汗，邪风被火热，血气流溢，失其常度。两阳相熏灼，其身发黄，阳盛则欲衄，阴虚则小便难。阴阳俱虚竭，身体则枯燥。但头汗出，剂颈而还。腹满，微喘，口干，咽烂，或不大便。久则谵语，甚者至哕，手足躁扰，撚衣摸床。小便利者，其人可治。两阳熏灼，故曰阳盛。阳盛则阴伤而无小便，阴气复，故小便利。

太阳病吐之。但太阳病当恶寒，今反不恶寒，不欲近衣，此为吐之内烦也。吐伤胃气，胃逆生热，胃虚逆热，故生内烦。

太阳病，当恶寒发热，今自汗出，不恶寒发热，关上脉细数者，以医吐之过也。一二日吐之者，腹中饥，口不能食。三四日吐之者，不喜糜粥，欲食冷食，朝食暮吐。以医吐之所致也。此为小逆。胃阳浮微，忌用凉药，胃虚热逆，故欲冷食，胃虚不运，故仍吐出。以上八章，论荣卫坏入阳明胃腑津液虚之证。

结胸痞证

病发于阳而反下之，热入因作结胸。病发于阴而反下之，因作痞。所以成结胸者，以下之太早故也。腑阳当下，下早结胸。脏阴忌下，误下成痞。此一章，论结胸痞证之提纲。

太阳病，脉浮而动数。浮则为风，数则为热，动则为痛，数则为虚。头痛发热，微盗汗出而反恶寒者，表未解也。医反下之，动数变迟，膈内拒痛，胃中空虚，客气动膈，短气烦躁，心中懊恼。阳气内陷心下因硬，则为结胸，大陷胸汤主之。若不结胸，但头汗出，余处无汗，剂颈而还，小便不利者，身必发黄也。胃中空虚，故客气动膈。客气，应往下降返逆不降之气。尿利周身有汗，湿热有出路，则不发黄也。

伤寒六七日结胸，热实脉沉而紧，心下痛，按之石硬者，大陷胸汤主之。沉为实象，紧为结聚之象，有实故石硬。

太阳病，重发汗而复下之，不大便五六日，舌上燥而渴，日晡时小有潮热，从心下至少腹，硬满而痛不可近者，大陷胸汤主之。硬满而痛，水邪结实，经气不能运行也。

结胸者项亦强，如柔痉状，下之和，宜大陷胸丸。前胸阴亏，则项反折。病连颈项，不可急攻。

结胸证，其脉浮大者，不可下。下之则死。关脉沉实，下其实也。浮大不沉，中下虚也。此证经文未列方，附子理中丸甚合。

结胸证悉具，烦躁者亦死。结胸烦躁，中下阳脱也。

小结胸，病在心下，按之则痛，脉浮滑者，小陷胸汤主之。滑脉，重按不空，按之痛，为有邪实。

太阳病，二三日，不得卧，但欲起，心下必结，脉微者，此本有寒分也。反下之，若利止必作结胸，未止者四日复下之，此作协热利也。不卧心结脉微，中下虚寒也。二三日，阳明少阳经期。

太阳病下之，其脉促，不结胸者，此为欲解也。脉浮者必结胸也，脉紧者必喉痛，脉弦者必两胁拘急，脉细数者头痛未止，脉沉紧者必欲呕，脉沉滑者协热利，脉浮滑者必下血。脉浮结胸，理中汤证。紧乃闭束，弦乃木邪，细数津枯，沉细寒束，沉滑浮滑，则经热也。以上九章，论结胸。

问曰：病有结胸，有脏结，其状何如。答曰：按之痛，寸脉浮关脉浮，名曰结胸。何谓脏结？答曰：如结胸状，饮食如故，时时下利，寸脉浮关脉细小沉紧，名曰脏结。舌上白胎滑者，难治。下利胎白滑，脉上盛下虚，火土将亡也。

病，胁下素有痞，连在脐旁，痛引少腹入阴筋者，此名脏结。死，少腹属肾，阴筋属肝，水木皆寒，生机将灭。

脏结无阳证，不往来寒热，其人反静，舌上胎滑者，不可攻也。脏结无阳证，纯阴也。如能作热，尚有生机。以上三章，论脏结以证结胸。

太阳病，外证未解，而数下之，遂协热而利。利下不止，心下痞硬，表里不解者，桂枝人参汤主之。利下不止上，加一若字读，便明显。痞硬寒利，协热而利为陪，利下不止，心下痞硬为主。此章与上文葛根黄连黄芩汤为对待之法。

伤寒，大下后，复发汗，心下痞。恶寒者，表未解也，不可攻痞。当先解表，表解乃可攻痞。解表宜桂枝汤，攻痞宜大黄黄连泻心汤主之。先用凉药攻痞，则荣卫内陷。里为表之本，故解表乃可攻痞。

脉浮而紧，而复下之，紧反入里，则作痞。按之自濡，但气痞耳。心下痞，按之濡，其脉关上浮者，大黄黄连泻心汤主之。心下痞而复恶寒汗出者，附子泻心汤主之。濡为湿热，恶寒乃阳虚，汗出乃上热也。

太阳中风，下利呕逆，表解者乃可攻之。其人漐漐汗出，发作有时，头痛，心下痞硬，满引胁下痛，干呕短气，汗出不恶寒者，此表解里未和也，十枣汤主之。水气阻碍上焦降气，故现诸证。

伤寒，汗出解之后，胃中不和，心下痞硬，干噫食臭，胁下有水气，腹中雷鸣下利者，生姜泻心汤主之。水气因外热而乱溢，胆胃因中寒而不运，故现诸证。

伤寒中风，医反下之，其人下利日数十行，谷不化，腹中雷鸣，心下痞硬而满，干呕心烦不得安。医见其心下痞，谓病不尽，复下之，其痞益甚。此非结热，但以胃中虚，客气上逆，故使硬也，甘草泻心汤主之。原理与上章相同，中气较上章虚寒。

伤寒服汤药，下利不止，心中痞硬，服泻心汤已，复以他药下之，利不止。医以理中与之，利益甚。理中者，理中焦。此利在下焦，赤石脂禹余粮汤主之。复利不止者，当利其小便。中不虚寒，误服温补，中愈滞故利愈甚。

本以下之故，心下痞，与泻心汤，痞不解。其人渴而口燥烦，小便不利者，五苓散主之。水湿阻在心下，亦能心痞。五苓证，尿不利。

伤寒，发汗，若吐，若下。解后，心下痞硬，噫气不除者，旋覆花代赭石汤主之。中伤胃道，故痞硬气噫。

病如桂枝证，头不痛，项不强，寸脉微浮，胸中痞硬，气上冲咽喉不得息者，此为胸有寒也。当吐之，宜瓜蒂散，诸亡血家不可与之。寒字作痰字解，痰在上焦，故可用吐法。果胸寒，则忌吐。

伤寒吐下后，发汗，虚烦，脉甚微，八九日心下痞硬，胁下痛，气上冲咽喉，眩冒。经脉动惕者，久而成萎。有上逆诸证，而经脉动惕，津血枯极，故久则成萎。

太阳病，医发汗，遂发热恶寒。因复下之，心下痞，表里俱虚，阴阳气俱竭。无阳则阴独，复加烧针，因胸烦，面色青黄，肤𥆧者，难治。令色微黄，手足温者，易愈。烧针伤阴，木枯克土。微黄肢温，木土尚和，独少也。以上十二章，论痞证。

太阴脾脏热病

伤寒，胸中有热，胃中有邪气，腹中痛，欲呕吐者，黄连汤主之。中下湿寒，中上湿热。

伤寒，脉浮而缓，手足自温者，系在太阴。太阴身当发黄，若小便自利者，不能发黄。至七八日虽暴烦下利，日十余行，必自止。以脾家实，腐秽当去故也。脾湿瘀热，故病发黄。腐秽，即脾家实也。

伤寒，身黄发热者，栀子柏皮汤主之。身黄发热，尿必不利，热蕴湿中故也。

伤寒，瘀热在里，身必发黄，麻黄连翘赤小豆汤主之。土败湿生，郁阻木气，木郁生热，热瘀之由。

伤寒七八日，身黄如橘子色，小便不利，腹微满者，茵陈蒿汤主之。热因湿瘀，湿因热聚，热下尿通，湿乃出去。以上五章，论太阴脾脏湿郁木气，木郁生热证。

本太阳证，医反下之，因而腹满时痛者，属太阴也。桂枝加芍药汤主之。脾伤不运，木气遂结。太阴阴寒，无下证也。

大实痛者，桂枝加大黄汤主之。木邪由结而实，下结实之木邪，非下太阴土气。

太阴为病，脉弱，其人续自便利，设当行芍药大黄者，宜减之，以其胃气弱易动故也。太阴阳微无下证。芍药大黄，性寒败阳。

伤寒，发汗已，身目为黄。所以然者，以寒湿在里不解故也。以为不可下也，当于寒湿中求之。湿寒黄为土气本病，湿热黄为木气瘀热。以上四章，论太阴脾脏热病之下证。下木气之结，非下太阴也。

少阴肾脏热病

少阴病，欲吐不吐，心烦，但欲寐，五六日自利而渴者，属少阴也。虚故引水自救。若小便色白者，少阴病形悉具。小便白者，以下焦虚，有寒，不能制水，故令色白也。欲吐心烦为阳复，利伤津故渴，若小便色白以下，以虚寒证阳明复也。

少阴病，二三日咽痛者，可与甘草汤。不瘥者，与桔梗汤。肾阳复，生心火，火不降，则咽痛，中气虚也。

少阴病，咽中痛，半夏散及汤主之。阳复上冲，化火咽痛。

少阴病，咽中生疮，不能言语，声音不出者，苦酒汤主之。少阴阳复，是生心火，火逆伤肺之证也。

少阴病，下利，咽痛，胸满，心烦者，猪肤汤主之。阳复化热伤津，滋补津液以养阳气，故愈。

病人脉阴阳俱紧，反汗出者，阳亡于外也，此属少阴。法当咽痛而复吐利。阳亡亦咽痛，上热因下寒也。补上章之义。

少阴病，下利六七日，咳而呕渴，心烦不得眠者，猪苓汤主之。阳复化燥，土气又湿。

少阴病，得之二三日以上，心中烦不得卧。黄连阿胶汤主之。阳复化热，灼伤阴液之证。

少阴病八九日，一身手足尽热者，以热在膀胱，必便血也。膀胱经行身外，故身尽热，热不藏，故便血。

少阴病四逆，其人或咳，或悸，或小便不利，或腹中痛，或泄利下重者，四逆散主之。阳复生热，热生木滞，故现诸证。

少阴病，便脓血者，可刺。阳复化热，热伤阴血，刺法所以泄热也。

少阴病，下利便脓血者，桃花汤主之。申明上章少阴便脓血之本病，原是寒也。以上十二章，论少阴肾脏阳复生热。

少阴病，饮食入口即吐，心中温温，欲吐复不能吐。始得之，手足寒，脉弦迟者，此胸中实，不可下也，当吐之。若膈上有寒饮干呕者，急温之，宜四逆汤。肢寒弦迟，乃实痰在胸阻滞阳气不通之证。此一章论少阴阳复之吐证。

少阴负趺阳者，顺也。少阴寒水，趺阳中土，土旺为顺。言阳胜阴负乃为顺也。

少阴病，得之二三日，口燥咽干，急下之，宜大承气汤。水负太过，亦不宜也。

少阴病，自利清水，色纯青，心下必痛，口干燥者，急下之，宜大承气汤。少阴之急下证，乃水负太过之证。

少阴病，六七日腹胀不大便者，急下之，宜大承气汤。少阴病，燥土克伤水分之病，非少阴本病。一为燥土克伤少阴心液。二为燥土克伤肝液。三为燥土克伤脾液。上列急下三证，特别少有。以上四章，论少阴下复。下燥土也非下少阴也。此病伤寒少有。

厥阴肝脏热病

凡厥者，阴阳气不相顺接，便为厥。厥者，手足逆冷是也。诸四逆厥者，不可下，虚家亦然。降极而升，升极而降，阴阳相接，便不见厥。

伤寒，一二日以至四五日而厥者，必发热。前热者后必厥，厥深者，热亦深，厥微者，热亦微，厥应下之，而反发汗者，必口伤烂赤。阴阳往复，厥热迭现。下字作清字解。

伤寒，厥五日热亦五日，设六日当复厥，不厥者自愈。厥终不过五日，以热五日，故知自愈。升降匀和，则六日不厥。

伤寒厥四日，热反三日，复厥五日，其病为进。寒多热少，阳气退，故为进也。厥多为阳退，则上章厥应下之，乃热深也。热深亦厥，阳退亦厥，寒热之分，全凭脉证。

伤寒，始发热六日，厥反九日而利。反厥利者，当不能食，今反能食，恐为除中，食以索饼，不发热者，和胃气尚在必愈。恐暴热来而复去也。后三日脉之，其热续在者，期之旦日，夜半愈。所以然者，本发热六日，厥反九日，复发热三日，并前六日，亦为九日，与厥相应，故期旦日夜半愈。后三日脉之而脉数，其热不罢者，此知热气有余，必发痈脓也。六日九日设词。

食后发热，胃阳外散也。以上五章，论厥阴肝脏阳复生热，仍以阳退生寒以明之也。

伤寒，发热四日，厥反三日，复热四日，厥少热多，其病当愈。四日至七日热不除者，必便脓血。厥少热多，阳气复旺，阴经之热，最伤血也。

伤寒，热少厥微，指头寒，嘿嘿不欲食，烦躁数日，小便利，色白者，此热除也，欲得食，其病为愈，若厥而呕，胸胁烦满，其后必便脓血。厥与呕烦并见，热蓄于阴经之中，故便脓血。

下利脉数面渴者，令自愈。设不瘥，必圊脓血，以有热故也。阴经阳复之热，最伤阴血故也。

伤寒，先厥后发热而下利者，必自止。见厥复利。由阴转阳，故利自止。由阳转阴，故复利。

伤寒，先厥后热，下利必自止。而反汗出咽中痛者，其喉为痹。汗出伤阴，咽痛热滞，故喉痹。痹者，血伤也。

发热无汗，而利必自止。若不止，必便脓血。便脓血者，其喉不痹。热伤阴部，故便脓血。热血俱去，故喉连也。

下利，寸脉浮数，尺脉自涩者，必圊脓血。浮数经热，尺涩阴热。阴经属血，热故脓血。

下利，有微热而渴，脉弱者令自愈。微热而渴为阳复。脉弱乃阳复本象。

厥阴病欲饮水若，少少与之。欲饮为阳复之热。微阳初复，虽消化水也。

下利欲歙水者，以有热也，白头翁汤主之。木陷阳复，故下利有热。热清大气自升。

热利下重者，白头翁汤主之。木热下陷，而又疏泄。疏泄不通，故下重。

下利后更烦，按之心下濡者，为虚烦也。厥阴阳复，阴阳未调故烦。心下濡，有湿也。

下利谵语者，有燥屎也，宜小承气汤。此燥屎，乃阴液被阳复之热所伤而成者。凡可下之利，必水中夹硬粒，且利时有屁，舌有黄苔。以上十三章，论厥阴肝脏阳复生热伤血。

病人手足厥冷，脉乍紧者，邪结在胸中。心下满而烦，饥而不能食者，病在胸中。当吐之，宜瓜蒂散。肢冷脉紧，痰阻清阳。风木郁冲，故饥不食。此一章论厥阴肝脏阳复之吐证。

阳明胃腑寒病

阳明病，若能食，名中风，不能食，名中寒。中字作病字解，风字是陪词，热之意也。

阳明病，若中寒不能食，手足濈然汗出，此欲作固瘕，大便初硬后溏。所以然者，胃中冷，水谷不别故也。胃中冷，不是外寒入胃冷的。此汗出无燥证。大便下白物为固瘕。

脉浮而迟，表热里寒，下利清谷者，四逆汤主之。若胃中虚冷，不能食者，饮水则哕。水之消化，较难于谷。哕者，恶心欲吐之意。

阳明病，不能食，攻其热必哕，所以然者，胃中虚冷故也。胃气大败，则败不能食，虚又被攻，故大败。

病人脉数，数为热，当消谷引食。而反吐者，此以发汗，令阳气微，膈气虚，脉乃数也。数为客热，不能消谷，以胃中虚冷故也。火气藏于下为主，逆于上为客。火逆于上，中下皆寒，中寒不能运化四维，故脉数也。

伤寒，大吐大下之，极虚复极汗出者，以其人外气拂郁，复与之水以发其汗，因得哕。所以然者，胃中虚冷故也。拂郁者，皮肤作痒也。外气不交内气，则拂郁而为痒，中寒故也。

阳明病，法多汗，反无汗，其身如虫行皮中状者，此久虚故也。申明上章外气拂郁之证，阳气处越故也。

阳明病，心下硬满者，不可攻之，攻之利遂不止者死，利止者愈。硬满为中寒，利不止则中气亡，故也。

结寒，呕多，虽有阳明证，不可攻之。胆经不降则呕。胆逆则上下皆寒，故忌攻。

发汗多，若重发汗者，亡其阳，谵语，脉短者死，脉自和者不死。亡阳谵语，心气失根，心主脉，脉短无生意。

直视谵语喘满者死，下利者亦死。直视谵语喘满，肝心肺胃绝，下利脾肾绝。

夫实则谵语，虚则郑声，郑声者，重语也。申明上两章亡阳之谵语，乃是虚证也。以上十二章，论阳明胃腑阳退生寒证。此胃家阳不实也。

食谷欲呕者，属阳明也，吴茱萸汤主之，得汤反剧者属上焦也。胃冷宜温，中寒不运，上焦反热。

阳明病无汗，小便不利，而心中懊恼者，身必发黄。热湿瘀积膈膜之上，水通化源不通，故黄。

阳明病，面合赤色，不可攻之。必发热，色黄，小便不利。面赤为火越，攻之火散无归，故发黄也。

阳明病，发热汗出者，此为热越，不能发黄也。但头汗出，身无汗，剂颈而还，小便不利，渴欲饮水浆者。此为瘀热在里，身必发黄，茵陈蒿汤主之。但头汗出，热也，小便不利，湿也，故病黄。

阳明病，下之，其外有热，手足温，不结胸。心中懊侬，饥不能食，但头汗出者，栀子豉汤主之。肢温头汗，热在上也。膈上热瘀故懊�也。

阳明病，被火，额上微汗出，小便不利者，必发黄。火熏则生热，热瘀湿中，故黄。额上汗，热也。

阳明病，脉迟，食难用饱，饱则微烦，头眩，必小便难，此欲作谷瘅。医下之，复满如故，所以然者，脉迟故也。此脉迟为胃虚，胃脉虚遭下，所以不愈。

伤寒，哕而腹满，视其前后，知何部不利，利之则愈。腹满而哕，湿热虚证，二便清通，湿热出路。以上八章，论阳明胃腑阳虚又兼上热证。

阳明病，发潮热，大便溏，小便自可，胸胁满不去者，小柴胡汤主之。少阳归经，由耳下胸循胁。便溏尿利，非脾湿，乃胆热。潮热，胆胃热也。

阳明病，胁下硬满，不大便而呕，舌上白胎者，可与小柴胡汤。上焦得通，津液得下，胃气因和，身濈然而汗出解也。上焦津液不通，故舌上胎白，胃和则汗出。以上二章，论阳明胃腑虚而又兼少阳经之病。

少阳胆经坏病

本来太阳病，不解，转入少阳者，胁下硬满，干呕，不能食，往来寒热。尚未吐下，脉沉紧者，与小柴胡汤。若已吐下，发汗，温针谵语，柴胡证罢，此为坏病。知犯何逆，以法治之。转入少阳，实少阳自病。少阳经结，故脉沉紧。此一章，论少阳经坏病之提纲。

伤寒五六日，已发汗而复下之。胸胁满，微结，小便不利，渴而不呕，但头汗出，往来寒热，心烦者，此为未解也。柴胡桂枝干姜汤主之。满结渴肝寒热心烦，少阳证。小便不利，太阴证。

伤寒八九日，下之。胸满，烦惊，小便不利，谵语，一身尽重，不可转侧者，柴胡加龙骨牡蛎汤主之。相火拔根，则烦惊谵语，土湿则身尽重。

得病六七日，脉迟浮弱，恶风寒，手足温，医二三下之，不能食而胁下满痛，面目及身黄，项强小便难者，与柴胡汤必下重。本渴饮水而呕者，柴胡汤不中与也。食谷者哕，身黄项强尿难，太阴湿也，服寒药则下重。以上三章，论少阳胆经坏入太阴脾脏。

伤寒，脉弦细，头痛发热者，属少阳。少阳不可发汗，发汗则谵语，此属胃。胃和则愈，不和则烦而悸。弦细谵语，津液耗伤，津伤火浮，故烦悸也。

伤寒二三日，心中悸而烦者，小建中汤主之。木土液伤，相火不降，则烦悸。三日少阳期，详传经篇。

伤寒脉结代，心动悸者，炙甘草汤主之。土木津液亏极，则动悸结代，医药之误也。

太阳病，过经十余日，反二三下之，后四五日柴胡证仍在者，先与小柴胡汤。呕不止，心下急，郁郁微烦者，为未解也，大柴胡汤下之则愈。急郁烦三证，须右脉实大，或沉紧沉滑，方可下。

伤寒，十三日不解，胸胁满而呕，日晡所发潮热，已而微利。此本柴胡证，下之而不利，今反利者，知医以丸药下之，非其治也。潮热者，实也，先以小柴胡汤以解外，复以柴胡加芒硝汤主之。下药不兼解少阳，故利而少阳病证仍在。下之而不利的而字，易当字读便明显。

凡柴胡汤病证而下之。若柴胡证不罢者，复与柴胡汤，必蒸蒸而振，却发热汗出而解。下后经气内陷，再升之则经和，振寒而解。以上六章，论少阳胆经坏入阳明胃腑。

伤寒十余日，热结在里，复往来寒热者，与大柴胡汤。但结胸无大热者，此谓水结在胸胁也。但头微汗出者，大陷胸汤主之。无大热，无表热也。汗出，内热也，水结可攻水。

伤寒五六日，呕而发热者，柴胡汤证具，而以他药下之，柴胡证仍在者，复与柴胡汤。此虽已下之，不为逆，必蒸蒸而振，却发热汗出而解。若心下满而硬痛者，此为结胸也，大陷胸汤主之。但满而不痛者，此为痞。柴胡汤不中与也，宜半夏泻心汤。痞证中寒，上热中虚，湿郁。以上二章，论少阳胆经坏病结胸痞证。

太阳少阳并病，而反下之。成结胸，心下硬，下利不止，水浆不入，其人心烦。下利不止，水浆不入，心下硬而兼心烦，便非太阴寒利。

太阳与少阳并病，头项强痛或眩冒，时如结胸。心下痞硬者，当刺大椎第一间肺俞肝俞，慎不可发汗，发汗则谵语。五六日谵语不止，当刺期门。肺俞泄卫，肝俞泄荣，期门泄肝，肝泄胆和。

太阳少阳并病，心下硬，头项强痛，颈项强而眩者，当刺大椎肺俞肝俞，慎勿下之。上章忌汗，本章忌下，故用刺法，津液不伤，又能愈病。以上三章，论荣卫与少阳经并病结胸。

下篇读法

坏病。荣卫脏腑，各有正病。病在荣卫，经医治误，牵连脏腑，表里混乱，是曰坏病。结胸，荣卫之气，与胃腑经气，被下混乱，中气下伤，经气陷而不升，则为协热下利。经气陷而复升，将水饮邪热结聚于胃口之上，则为结胸。关上脉浮者，水邪格热于上，关脉沉者，木邪结于胃口也。大陷胸汤，下水下热，其力甚猛。胃中空虚四字，重训深矣。痞证。中气下虚，不能运化，有虚兼湿寒，虚兼湿热之分。寒则阴脏木气，热则湿郁不行，阻塞木火升降之路，结胸与痞证，乃坏证之更坏证也。

先后荣卫本病脏腑本病，然后知荣卫脏腑牵连不分之坏病，故坏病结胸痞证，列于下篇。先知阴脏本病，只病寒不病热，然后知阴脏病热，别有原因。先知阳腑本病，只痞热不病寒，然后知阳腑病寒，别有原因。故阴脏热证阳腑寒证，列于下篇。先知荣卫本病，脏腑本病，少阳经本病，然后知少阳经牵连脏腑荣卫之坏病。故少阳坏病，列于下篇。上篇各本体病各章，能先彻底认识。下篇各章，自能认识也。

传经篇

传经各章

大凡病。若发汗，若吐若下，若亡血，若亡津液。阴阳自和者，必自愈。阴阳气郁，必生阻滞。阻滞既去，阴阳自和，和则病愈。阴阳不和，阳盛阴退则病入腑，阴盛阳退则病入脏。入脏入腑，乃脏腑自病。

伤寒一日，太阳受之，脉若静者，为不传。颇欲吐，若躁烦脉急数者，为传也。不传者，不入脏腑。为传者，或入脏或入腑。

伤寒三日，三阳为尽，三阴当受邪。其人反能食而不呕，此为三阴不受邪也。荣卫中有六经，一曰太阳，二曰阳明，三曰少阳，四曰太阴，五曰少阴，六曰厥阴。三日之后，应属三阴之经。不受邪，不传也。

伤寒六七日，无大热，其人烦躁者，此为阳去入阴也。入阴者，入三阴脏，实阴脏自病。

伤寒二三日，阳明少阳证不见者，为不传也。不传，不入阳明之腑，不传少阳之经也。入阳明腑，亦阳明腑自病。传少阳经，亦少阳经自病也。

太阳病，头痛七日以上自愈者，以行其经尽故也。若欲再作经者，针足阳明，使经不传则愈。使经不传，使荣卫不传荣卫也。针荣卫中之胃经，以泄荣卫之气，故愈。传经二字，是荣卫传荣卫。阳旺之人，乃能再经。针胃经以泄阳旺之气，阴阳自和，故病愈而不再传。若阳气不旺之人，如荣卫不能汗解，则入三阴之脏，不能再作经也。

伤寒三日，少阳脉小者，欲已也。三日为少阳经之期。脉小，少阳经气不动。

风家解表而不了了者，十二日愈。一日一经，十二日则荣卫传荣卫两周。以上八章论传经。

病有发热恶寒者，发于阳也。无热恶寒者，发于阴也。发于阳者七日愈，发于阴者六日愈，以阳数七阴数六也。此章言荣卫表病，不入里大概，不必拘执。

传经读法

经字应当作两解，一作表字解，一作里字解。表则统属荣卫，里则各分脏腑。传字应作两解，一作入字，一作传字解。由荣卫入脏腑曰入，既入此脏此腑，即不再入彼脏彼腑之谓。由荣卫传荣卫曰传，一日太阳，二日阳明，三日少阳，四日太阴，五日少阴，六日厥阴。不论何日应传何经，只要不见何经本脏本腑之病，仍是恶寒发热身痛，仍是荣卫之事之谓。荣卫者，六经公共之表气也。脏腑者，六经各个之里气也。公共的为传，各个的为入。名虽曰入，其实乃各个自病也。人身脏腑以外，皆为荣卫，皮毛属太阳，皮下白肉属阳明，白肉下之膜属少阳，膜下红肉属太阴，骨属少阴，筋属厥阴。故一曰太阳，二曰阳明，云云也。

疑难篇

疑难各章

伤寒，脉浮，自汗出，小便数，心烦，微恶寒，脚挛急。反与桂枝汤，欲攻其表，此误也。得之便厥，咽中干，躁烦吐逆者，作甘草干姜汤与之，以复其阳。若厥愈足温者，更作芍药甘草汤与之，其足即伸。若胃气不和谵语者，少与调胃承气汤。若重发汗，复加烧针者，四逆汤主之。脉浮自汗，尿数，心烦，恶寒，挛急，乃津液耗伤的阴亏证。厥，干，躁，烦，吐，乃中宫阳亡的寒证。热药耗津拔阳，故服热药，中气转寒。但虽中寒，而津伤络热，故挛急谵语。烧针，拔阳更甚。

问曰：证象阳旦，按法治之面增剧，厥逆，咽中干，两胫拘急而谵语，师言夜半两足当温，两胫当伸，后如师言，何以知之？答曰：寸口脉浮而大，浮则为风，大则为虚，风则生微热，虚则两胫挛。病证象桂枝，因加附子参其间，增桂令汗出，附子温经亡阳故也。厥逆，咽中干，烦躁，阳明内结，谵语，烦乱。更饮甘草干姜汤，夜半阳气还，两足当温。胫尚微拘急，重与芍药甘草汤，两胫乃伸。以承气汤微溏，则止其谵语，故知病可愈。阳旦证，即桂枝汤证。附子能补阳，亦能拔阳。躁为阳气拔根，虽阳明谵语，先温中回阳，后用清润，病则坏矣，法则严焉。以上二章，论荣卫坏入太阴脾脏牵连肝胃。

　　太阳病，寸缓，关浮，尺弱，其人发热，汗出，复恶寒，不呕，但心下痞者，此以医下之也。如其不下者，病人不恶寒而渴者，此转属阳明也。小便数者，大便当硬，不更衣十日，无所苦也。渴欲饮水，少少与之，但以法救之，宜五苓散。渴欲饮水四句，接医下之也句读。如其不下者句下，有心下不痞意。无所苦，无胃实证。前为荣卫而太阴，后为荣卫而阳明。此一章论荣卫坏入太阴脾脏，借阳明胃燥以明之。

　　伤寒六七日，大下后，寸脉沉而迟，手足厥逆，下部脉不至，咽喉不利，吐脓血，泄利不止者，为难治，麻黄升麻汤主之。中气虚寒，金燥木热，上逆下陷，经络闭塞，此病复杂矣。此一章论荣卫牵连肝肺坏病。

　　阳明中风，口苦，咽干，腹满，微喘，发热，恶寒，脉浮而紧，若下之，小便难也。由荣卫中风而阳明病，为阳明中风，口苦少阳。满喘阳明，寒热脉浮太阳，为三阳合病。

　　阳明病，脉浮而紧，咽燥，口苦，腹满而喘，汗出不恶寒反恶热，身重。若发汗则躁，心愦愦，反谵语。若加烧针，必怵惕烦躁不得眠。若下之则胃中空虚，客气动膈。心中懊恼，舌上胎者，栀子豉汤主之。若渴欲饮水，口中干燥者，白虎加人参汤主之。若脉浮发热渴欲饮水，小便不利者，猪苓汤主之。脉浮太阳，紧与咽燥口苦少阳，腹满至身重阳明，心中九句，先接身重句读。三阳合病之阳明，阳不实，湿反多。

　　阳明病，汗出多而渴者，不可与猪苓汤。以汗多为胃中燥，猪苓汤复利其小便故也。申明上章小便不利，汗出多小便即少也。

　　阳明中风，脉弦浮大，而短气，腹部满，胁下及心痛，久按之气不通，鼻干不得汗，嗜卧，一身及面目悉黄，小便难，有潮热，时时哕。耳前后肿，刺之小瘥。外不解，病过十日，脉续浮者，与小柴胡汤。脉但浮无余证者，麻黄汤。若不尿，腹满加哕者，不治。弦少阳，浮太阳，大阳明。短气、腹满、黄、哕，阳明、鼻干、潮热，阳明。胁痛、心痛、嗜卧，少阳。少阳经，循耳前后。不尿腹满为脾败，哕为胃败，故成不治。

三阳合病，腹满，身重，难以转侧，目不仁而面垢，谵语遗尿。发汗则谵语。下之则额上生汗手足逆冷。若自汗者，白虎汤主之。腹满身重至遗尿诸证，如加自汗，是阳明燥极之证，如不自汗而发汗伤津，谵语更甚。如下之，则伤胃阳也。若自汗句，接遗尿句读。以上五章，论荣卫与阳明少阳合病。

阳明病，脉沉而紧者，必潮热，发作有时。但浮，必盗汗出。沉紧，闭束之象，热不能通，故潮热有时。浮为阴虚热越，故盗汗。

阳明病，初欲食，小便反不利，大便自调，其人骨节痛，翕翕如有热状。奄然发狂，濈然汗出而解者，此水不胜谷气，与汗共并。脉紧则愈。尿难骨痛，水湿之病。谷气作汗，水湿即出。先狂而后汗出，郁而后通也。

阳明病，反无汗，而小便利。二三日，咳而呕，手足厥者，必苦头痛。若不咳不呕不厥者，头不痛，咳呕厥，脉紧之证，闭束不降，故头痛。

阳明病，但头眩，不恶寒，故能食。而咳，其人必苦咽痛。若不咳者，咽不痛。眩与咳，皆闭束不降，咽痛者，气不降也。以上四章，论阳明脉紧。

太病阳，过经十余日，心中温温欲吐，而胸中痛，大便反溏，复微满，郁郁微烦。先此时自极吐下者，与调胃承气汤，若不尔者不可与。但欲呕，胸中痛，微溏者，此非柴胡证。以呕故知自极吐下也。少阳经结，故十余日病不解，他经无十余日病仍如故者。自吐自下，大柴胡证。大柴余波，放与胸胃。如非大柴余波，腹满便溏，乃太阴寒证，但呕而无自吐自下。故知非大柴胡证。呕与自吐下，皆大柴胡证，故以既呕，则知自吐下也。

伤寒，五六日，头汗出，微恶寒手足冷，心下烦，口不欲食，大便硬，脉细者，此为阳微结。必有表复有里也。汗出为阳微结，假今纯阴结，不得复有外证，悉入在里。此为半在表半在里也。脉虽沉紧，不得为少阴病，所以然者，阴不得有汗。今头汗出，故知非少阴也。可与小柴胡汤，设不了了者，得屎而解。少阳病，即病结，小柴胡汤补中升降以解结恶寒，冷满，硬细，皆结。头汗表结，脉沉里结。得屎而解，用大柴胡汤也。以上二章，论少阳与阳明少阴之疑似证。

少阳中风，两耳无所闻，目赤胸中满而烦者，不可吐下。吐下则悸而惊。由荣卫中风，而少阳经病，为少阳中风，少阳不直接中风。此一章论少阳病当保津液。

太阴中风，四肢烦疼，阳微阴涩而长者，为欲愈。由荣卫中风而太阴病，为太阴中风。

少阴中风，阳微阴浮，为欲愈。由荣卫中风而少阴病，为少阴中风。

厥阴中风，脉微浮为欲愈，不浮为未愈。由荣卫中风而厥阴病，为厥阴中风。世谓三阴直中，其根据即在此。然则上文阳明中风，少阳中风，又将何说。以上三章，论三阴将愈之证。

太阴病，欲解时从亥至丑上。阙疑。

少阴病，欲解时从子至寅上。阙疑。

厥阴病，欲解时从丑至卯上。阙疑。

太阳病，欲解时从巳至未上。阙疑。

阳明病，欲解时从申至戌上。阙疑。

少阳病，欲解时从寅至辰上。阙疑。

疑难篇读法

读《伤寒论》，要一眼将整个看个了然。偶因一章，疑难费解，便将整个耽搁。本篇读法，为能一眼了然整个之故，将疑难费解各章，列为最后一篇。吾人了然整个之后，再读疑难各章，疑难者，亦不疑难矣。

类伤寒病篇

类伤寒各章

太阳病，发热而渴，不恶寒者，为温病。若发汗已，身热灼者，名曰风温。风温为病，脉阴阳俱浮，自汗出，身重，多眠睡，鼻息必鼾，语言难出。若被下者，小便不利，直视，失溲。若被火者，微发黄色，剧则如惊痫，时瘛疭。若火熏之，一逆尚引日，再逆促命期。温乃木气疏泄之病，风乃木气疏泄之气。温病忌发汗，发汗则疏泄又疏泄矣。风温云者，疏泄又疏泄之病也。自汗出以下诸证，皆疏泄之甚，肺阴伤亡之现象，此风字，并风寒之风也。此一章，论温病。温病未立方，原理即方也。

太阳病，发热，脉沉而细者，名曰痉。津液伤，故脉细。

太阳病，发汗太多，因致痉。发汗太多，故津液伤。

病，身热足寒，颈项强急，恶寒，时头热面赤，目脉赤，独头摇，卒口噤，背反张者，痉病也。身热足寒等等，皆津液伤所致。痉病现证如此。

太阳病，发热汗出，不恶寒者，名曰柔痉。痉病方详金匮。

太阳病，发热无汗，反恶寒者，名曰刚痉。以上五章论痉病。

湿家之为病，一身尽痛，发热，身色如熏黄也。土色为黄，土气为湿，故湿病则身黄。湿阻荣卫，故身疼发热。

太阳病，关节疼痛而烦，脉沉而细者，此名湿痹。湿痹之候，其人小便小利，大便反快，但当利其小便。关节疼烦，脉沉而细，湿伤津，故疼痛脉细。

湿家，其人但头汗出，背强，欲得被覆向火。若下之早，则哕，胸满，小便不利。舌上如脂者，以丹田有热，胸中有寒。渴欲得水而不能饮，则口燥烦也。脂，乃脂膏之脂。寒字作痰字解。下有热而胸有痰，所以舌上如脂也。

病者一身尽疼，发热，日晡所剧者，此名风湿。此病伤于汗出当风，或久伤取冷所致也。日晡，乃申酉时，此时空气收敛，风湿归内故剧。

问曰：风湿相搏，一身尽疼痛，法当汗出而解。值天阴雨不止，医云此可发汗，汗之病不愈者，何也。答曰：发其汗，汗大出者，但风气去，湿气在，是故不愈也。若治风湿者，发其汗，但微微似欲汗出者，风湿俱去也。微微似欲汗出，惟病人自己知道。

伤寒八九日，风湿相搏，身体烦痛，不能自转侧，不呕不渴，脉浮虚而涩者，桂枝附子汤主之。若其人大便硬，小便自利者，桂枝附子去桂加白术汤主之。小便利，大便硬，津液伤，湿不去。必小便减，大便和，湿乃去也。

风湿相搏，骨节烦，掣痛，不得屈伸，近之则痛剧。汗出短气，小便不利，恶风不欲去衣，或身微肿者，甘草附子汤主之。湿流关节，阳虚不能外达。

湿家病，身上疼痛，发热面黄而喘，头痛鼻塞而烦。其脉大，自能饮食，腹中和无病，病在头中，寒湿故鼻塞。内药鼻中则愈，内药鼻中，药方阙。

湿家下之，额上汗出，微喘，小便利者死。若下利不止者亦死。汗喘阳亡于上，便利阳亡于下，上下脱，中气亡，故死也。以上九章，论湿病。

太阳中暍者，发热恶寒，身重而疼痛，其脉弦细芤迟，小便已，洒洒然毛耸，手足逆冷，小有劳身即热，口开，前板齿燥。若发汗则恶寒甚。加温针则发热甚。数下之则淋甚。暍乃暑火，暑火伤肺，肺主皮毛，与荣卫相合，肺热故作寒热，身重，疼痛，毛耸，逆冷，身热，因于肺热。肺热难于呼吸，故口开。肺热则肾热，故齿燥。弦细芤迟，皆暑伤津之象。迟者热则脉缓也。

太阳中热者，暍是也，其人汗出恶寒，身热而渴也。肺热则汗出面渴，肺内热故外恶寒。暍病方详金匮。

太阳中暍，身热疼重，而脉微弱，此以夏月伤冷水，水行皮中所致也。暑天溶于冷水，水气将郁闭住，故发热身疼重也。以上三章，论暍病。

问曰：病有霍乱者何，答曰：呕吐而利是名霍乱。霍者大也，又散之速也。升降倒行中气将亡之大乱也。

问曰：病发热头痛身疼恶寒吐利者，此属何病。答曰：此名霍乱。自吐下，利止复更发热也。荣卫根于脾胃，故吐利则作寒热。吐则伤津，故利止复更发热。

霍乱，头疼发热，身疼痛，热多欲饮水者，五苓散主之。寒多不用水者，理中丸主之。霍乱病，有温霍乱，寒霍乱，湿霍乱，干霍乱，寒热混合霍乱。经文只论湿寒二种也。

吐利汗出，发热恶寒，四肢拘急，手足厥冷者，四逆汤主之。寒霍乱中，常有此病。阳亡极速，故用四逆汤。

　　既吐且利，小便复利，而大汗出，下利清谷，内寒外热，脉微欲绝者，四逆汤主之。欲利而尿又利，又大汗出，脉又欲绝，阳将亡也，故用四逆回阳。

　　吐下已断，汗出而厥，四肢拘急不解，脉微欲绝者，通脉四逆加猪胆汁汤主之。汗出而厥，阳将亡矣，故用通脉四逆回阳，加猪胆汁养胃胆之阴，以取阳气也。

　　恶寒，脉微而复和，利止，亡血也，四逆加人参汤主之。脉和而恶寒为亡血者，阳气既微，阴血亦弱也。故用四逆补阳，人参补气以生血。和字不可误利字。

　　吐利止而身痛不休者，当消息和解其外，宜桂枝汤小和之。身痛不休为有表证，故用桂枝汤。

　　吐利发汗，脉平小烦者，以新虚不胜谷气故也。脉平，此病已愈之脉。以上九章，论霍乱。

　　伤寒，其脉微涩者，本是霍乱。今是伤寒，却四五日至阴经上，转入阴必利。本呕下利者，不可治也。欲似大便而反矢气，仍不利者，此属阳明也，便必硬，十三日愈。所以然者，经尽故也。本呕下利，此是霍乱，不可用伤寒三阴之法为治。便硬矢气，此是阳明，又不可用霍乱之法为治。

　　下利后当便硬，硬则能食者愈。今反不能食，到后经中颇能食，复过一经能食，过之一日当愈。不愈者，不属阳明也。六日为一经，后六日为后经。能食而病愈，胃阳旺也。能食而病不愈，乃霍乱病下利后之虚证也。以上二章，乃伤寒霍乱相似之病。然霍乱不传经，盖借霍乱以证伤寒耳。

　　大病瘥后喜唾，久不了了者。胃上有寒，当以丸药温之，宜理中丸。此病常有。

　　伤寒解后，虚羸少气，气逆欲吐者，竹叶石膏汤主之。中虚胃热，胃热则气不降，故少气。

大病瘥后，后腰以下有水气者，牡蛎泽泻散主之。腰下有水，乃湿热瘀阻。

伤寒瘥已，复更发热，小柴胡汤主之。脉浮者，以汗解之，脉实者，以下解之。惟少阳经病缠绵，因其在表里之间也。若无少阳经证，浮以汗解，实以下解。

大病瘥后劳复者，枳实栀子汤主之。若有宿食者，加大黄如博棋子五六枚。劳复多热多结。

病人脉已解，而日暮微烦。以病新瘥，人强与谷，脾胃气尚弱，不能消谷，故令微烦，损谷则愈。病新瘥，脾胃弱，损谷以养脾胃。以上六章，论瘥后劳复。

伤寒，阴阳易之为病，其人身体重，少气，少腹里急。或引阴中筋挛，热上冲胸，头重不欲举，眼中生花，膝胫拘急者，烧裈散主之。医阳以阴，医阴以阳，天人之妙，皆圆运动。此一章论阴阳易病。

类伤寒篇读法

伤寒论，乃人身整个病。人身有脏腑，有荣卫，荣卫主表，脏腑主里，表里之间，又有少阳之经。人身整个病者，腑病热，脏病寒，荣病热，卫病寒，少阳之经，病半热半寒是也。温痉湿暍霍乱诸章，所以借证伤寒整个的病，非论温痉湿暍霍乱的病，为一目了然伤寒整个的病计，应将整个以外各章，另列一篇，以清界限。温痉暍湿诸章，非伤寒整个病，是伤寒类似的病也。

读法总结

研究《伤寒论》，须根据事实，以探求学理。内容六瓣之一橘，事实也。本篇荣卫病各章，原文称为太阳病。表病责在荣卫，或由表入腑而病阳热，或由表入脏而病阴寒，只视各人素来阴阳之偏耳。若将表病责在太阳，起首便将表里混乱。所以后人又添出传经为热，直中为寒之臆度。整个《伤寒论》的理路，更使人无法找寻。本篇首揭荣卫，名正言顺，事实显然。上篇荣卫本病，为桂麻汗法之病。阳明胃篇本病，为三承气下法之病。三阴脏本病，为姜附温法之病。少阳胆经本病，为柴胡和解之病。

上章各章，应作一气谈。一概念间，便将整个《伤寒论》的本体了然。

中篇各章，皆本体较复杂的事实。然既能于一概念间了然上篇的整个，自能于一概念间了然中篇的整个也。

下篇荣卫坏病，由本体病变乱而来。上中篇揭出本病，正以使下篇易于分别何以成坏病也。下篇阳明胃脏病寒，名虽阳明，实则阳明阳退也。下篇三阴脏病热，太阴则湿盛郁住木气，木郁则生热也。少阴则心火与肾水同气，火败则水寒，火复则生热也。厥阴则肝经与心包同气，相火败则木气寒，相火复则生热也。少阳胆经坏病，少阳经与脏腑相通，亦如荣卫与脏腑相通，故少阳亦有坏病也。如此则于一概念间了然下篇的整个。如此则于一概念间，了然三篇仍是整个。

传经另立一篇，所以使传经二字的意义，彻底明显也。

疑难各章，另立一篇，事实与文字，多费思索之故，有碍一概念间整个认识的成功也。

类证另立一篇，不因借证旁参之故，窒凝本论整个之表现也。

人身一小宇宙，整个的《伤寒论》，乃整个人身，整个宇宙的剖解学与修理学。认识整个《伤寒论》，一切外感内伤各病的原理，自能认识。此篇次序，乃为求认识整个《伤寒论》之一法耳。爰为诀以作全篇之归纳焉。诀曰：

伤寒之病，先分表里，表曰荣卫，里曰脏腑。荣热卫寒，腑热脏寒，寒热偏见。运动不圆。

荣卫之法，桂枝麻黄，总统六经，并非太阳。太阳桃核，阳明承气，少阳曰经，大小柴剂。

太阴四逆，少阴附子，厥阴乌梅，诸法由此。腑不病寒，脏不病热，腑寒脏热，别有关涉。

荣卫少阳，乃有坏病，少阴厥阴，独有死证。传经二字，令人滋疑，只问见证，莫拘日期。

伤寒之法，是一整个，表里与经，条理不错。

整个之外，温痉等则，借证伤寒，另列于后。

方　解

上　篇

桂枝汤

芍药，桂枝，甘草（炙），生姜，大枣（劈）　芍药敛荣气之疏泄，炙草补中气之虚，姜枣补中生津，桂枝调荣卫实表阳也。原方分两载在世行本。原方一两，可用今之一钱。

麻黄汤

麻黄，桂枝，杏仁，甘草（炙）　麻黄泄卫气之闭敛，杏仁降肺气之逆，炙草补中气，桂枝调荣实表阳也。

桂枝麻黄各半汤

芍药，桂枝，甘草（炙），生姜，大枣，麻黄，杏仁　麻黄汤与桂枝汤，减轻分两双解之。

桂枝二麻黄一汤

桂枝，芍药，甘草（炙），生姜，大枣，麻黄，杏仁　双解荣卫，气软虚弱，减轻麻黄，轻泄卫闭。

桂枝二越婢一汤

桂枝，芍药，甘草（炙），大枣，生姜，麻黄，石膏　双解荣卫，气虚偏燥，减轻泄卫之麻黄，加石膏以清燥。

小青龙汤

麻黄，桂枝，芍药，甘草（炙），半夏，五味子，细辛，干姜　麻桂双解荣卫之郁，炙草补中气，细辛、干姜、五味、半夏温降寒湿水气，干姜温脾阳以杜其入脏。

大青龙汤

麻黄，桂枝，甘草，生姜，大枣，杏仁，石膏　麻黄、杏仁以泄卫，桂枝以和荣，石膏以清燥，甘草、姜、枣补中，因脉紧故不用芍药之敛，石膏清胃燥以杜其入腑。

五苓散

茯苓，猪苓，泽泻，白术，桂枝　术、苓、泽泻、猪苓以泄里水，桂枝助肝经之疏泄以行水也。

茯苓甘草汤

茯苓，甘草，桂枝，生姜　茯苓泄湿，生姜、炙草温中，桂枝实表阳以止汗也。

白虎汤

石膏，知母，甘草（炙），粳米　石膏、知母清阳明经之燥，粳米、炙草生津液而补中气。

白虎加人参汤

于白虎汤内加人参，加人参以补气，而培津液之源。

四逆汤

甘草，干姜，附子　干姜、炙草温运中气，补虚除湿，以复土气之升降，附子温水回阳以培土气之根。

附子汤

附子，茯苓，白术，人参，芍药　附子回阳补火，白术、茯苓泄水补土，人参补中气，芍药安风木，因附子动木气也。

乌梅丸

乌梅，干姜，附子，人参，细辛，蜀椒，黄连，黄柏，当归，桂枝　乌梅补水气生津液，敛风气，附子、蜀椒温水寒，黄连、黄柏清火热，干姜、人参温补中土，桂枝、当归温养木气而达肝阳，细辛温寒而降卫也。

通脉四逆汤

即四逆汤加重分两，重用姜草温中回阳。

当归四逆汤

当归，桂枝，芍药，细辛，通草，甘草（炙），大枣　当归、桂枝、芍药温润木气，炙草、大枣补中气，细辛、通草通经。

当归四逆加吴茱萸生姜汤

即当归四逆汤加吴茱萸、生姜，加生姜、吴茱萸以温内寒。

调胃承气汤

大黄，甘草（炙），芒硝　大黄、芒硝消热，甘草养中气也，调胃者调和胃气，不取攻下。

大承气汤

大黄，厚朴，枳实，芒硝　大黄、芒硝攻下热实，枳实、厚朴开通滞气。

小承气汤

大黄，枳实，厚朴　此乃大承气汤证之初气，和胃气则愈，此方无芒硝之寒滑，减厚朴之辛通。

桃核承气汤

桃仁，桂枝，甘草（炙），大黄，芒硝　大黄、芒硝攻其热，桃仁攻其血，桂枝达肝，炙草保中气。先解表乃可用。

抵当汤

大黄，水蛭，虻虫，桃仁　大黄攻其热，水蛭、虻虫、桃仁攻其血。

抵当丸

以抵当汤为丸，少腹满血尿利，为有瘀血，宜丸药缓下。

小柴胡汤

柴胡，黄芩，半夏，生姜，大枣，人参，甘草（炙）　柴胡开三焦经以解少阳结气，黄芩降胆经以清相火逆气，半夏、生姜降胃逆，大枣补中气，人参、甘草补土气而扶阴脏之阳也。

大柴胡汤

柴胡，黄芩，半夏，生姜，大枣，芍药，枳实，大黄　于小柴胡汤去人参、甘草之补阳补土，加芍药以降胆经之逆，枳实、大黄以下胃腑之热，仍用柴、芩、半夏、生姜、大枣，以解少阳之经。

中　篇

桃花汤

干姜，赤石脂，粳米　干姜温寒去湿，赤石脂以固脱陷，粳米以补津液。

真武汤

茯苓，白术，附子，生姜，芍药　附子温水补火，术苓泄水补土，芍药调木，生姜温中。

吴茱萸汤

吴茱萸，人参，生姜，大枣　参枣补中气，吴茱萸、生姜降胃阳。

白通汤

葱白，干姜，附子　干姜、附子温中下以回阳气，葱白以通阳气。

白通加猪胆汁汤

于白通汤内加猪胆汁人尿　干姜、附子、葱白以温通阳气，加猪胆汁人尿凉传之物，引姜附之热性下行，且益阴以藏阳也。

麻黄附子细辛汤

麻黄，附子，细辛　麻黄解表，附子温里，细辛温降上凌之寒水。

麻黄附子甘草汤

麻黄，附子，甘草（炙）　麻黄解表，附子温里，炙草补中。

蜜煎导方

蜜炼成挺，纳入肛门。蜜入肛门，直肠吸收蜜之润气，然后屎下。

猪胆方

大猪胆或土瓜根汁，胆汁或土瓜根汁，性均寒润，故皆可为导。

麻仁圆

麻仁，杏仁，芍药，大黄，厚朴，枳实　麻仁、杏仁以温润之，芍药以寒润之，兼用承气之法以轻荡之，用丸不用汤，每服只十丸，轻缓极矣。

桂枝加葛根汤

桂枝，芍药，甘草（炙），生姜，大枣，葛根　桂枝汤解荣气之郁，加葛根解阳明之经气也。葛根专升手阳明经气，手阳升则足阳明降。

葛根汤

葛根，麻黄，桂枝，芍药，甘草（炙），生姜，大枣　解荣卫之无汗恶寒，兼解阳明经气。

葛根加半夏汤

于葛根汤内加半夏，葛根汤解荣卫与阳明经气，半夏降胃逆也。

小建中汤

桂枝，芍药，甘草（炙），生姜，大枣，胶饴　芍药、桂枝、饴糖润木通结，炙草、姜枣补中气。

柴胡桂枝汤

柴胡，黄芩，半夏，人参，生姜，大枣，桂枝，芍药，甘草（炙）　荣卫表病，少阳经病双解之方。

黄芩汤

黄芩，芍药，甘草（炙），大枣　黄芩清外热之相火，芍药敛木气之疏泄，甘草、大枣补益中气。

黄芩加半夏生姜汤

于黄芩汤内加半夏生姜，双解荣卫少阳，加半夏、生姜以降胃逆。

下　篇

新加汤

桂枝，芍药，甘草，生姜，大枣，人参　桂枝、芍药养木息风，草枣补中气，加芍药润木枯，加生姜行经脉，加人参补土气。

191

文蛤散

文蛤。用文蛤利水。

白散

桔梗，贝母，巴豆　桔梗、贝母清降湿热，巴豆破其水实也。

三物小陷胸汤

黄连，半夏，栝蒌实　黄连、栝蒌清热除湿，半夏降逆开结。

桂枝去桂加白术茯苓汤

芍药，炙草，生姜，大枣，茯苓，白术　茯苓白术以利湿，芍药、炙草、生姜、大枣补中气，而降胆经也。

厚朴姜夏参甘汤

厚朴，生姜，炙草，半夏，人参　炙草、人参补中气，厚朴、生姜、半夏降阴湿。

桂枝加厚朴杏子汤

桂枝汤内加厚朴、杏仁，桂枝汤解表，杏仁、厚朴降肺胃之逆，以消喘满。

栀子厚朴汤

栀子，厚朴，枳实　栀子清热除烦，厚朴、枳实降逆消满。

栀子干姜汤

栀子，干姜　栀子除烦，干姜温中退热。

栀子香豉汤

栀子，香豉　栀子清热除烦，香豉调补中气。

栀子甘草豉汤

栀子豉汤内加炙草　加炙草，补中气也。

栀子生姜豉汤

于栀子豉汤内加生姜　加生姜，以降胃逆也。

桂枝加附子汤

于桂枝汤内加附子　桂枝实表阳，芍药润木枯敛阳气，炙草熏枣大补中气，加附子以回肾阳也。

芍药甘草附子汤

芍药，炙草，附子　附子补肾阳，炙草补中气，芍药和荣气。

桂枝去芍药汤

桂枝汤内去芍药　去芍药之寒中，用桂、草、姜、枣解表。

桂枝去芍药加附子汤

桂枝汤内去芍药加附子　加附子温肾寒也。胸满为胆经寒，故去芍药之苦寒。脉促为表未解，故用桂枝、炙草、姜枣以解表。

茯苓四逆汤

茯苓，人参，炙草，干姜，附子　补中燥土回阳以止烦躁，故于四逆汤内加参苓。

干姜附子汤

姜，附子　汗下亡阳，故昼日烦躁，姜、附以回阳也，身无大热而烦躁，亡阳之象。

禹余粮丸

原方阙载，当是姜附桂枝人参与禹余粮作丸，姜、参以定心乱，桂枝达木，附子温水寒，禹余粮收涩散漫之阳也。

桂枝甘草汤

桂枝，炙草　炙草补中，桂枝达阳息风，肝阳上达，风自息矣。

桂苓甘枣汤

茯苓，桂枝，炙草，大枣　炙草、大枣、茯苓补中土，泄湿气，用桂枝达肝阳止悸降冲也。

桂枝加桂汤

于桂枝汤内更加桂　芍桂调风木，炙草、姜枣补中气，更加桂枝以达肝阳而降风气之冲，奔豚乃风木气冲，肝阳陷则肝风冲也。

苓桂术甘汤

茯苓，白术，桂枝，炙草　苓、术、甘草泄湿补土，桂枝息风以止身摇平头眩也，桂枝息风，乃达肝阳之效。

桂枝去芍药加蜀漆龙骨牡蛎汤

于桂枝汤内去芍药加蜀漆、龙骨、牡蛎，去芍药之寒中。加蜀漆祛瘀浊，龙骨、牡蛎敛相火安神魂，炙草、葶苈补中气。

桂枝甘草龙骨牡蛎汤

桂枝，炙草，龙骨，牡蛎　龙、牡镇敛浮阳而止烦躁，甘草补中，桂枝降冲。

干姜黄连黄芩人参汤

干姜，黄连，黄芩，人参　干姜、人参温中寒，黄连、黄芩清上热，厥阴木气，上热下寒，故寒热并用。

葛根黄连黄芩汤

葛根，黄连，黄芩，甘草（炙）　连芩清热以止喘汗，葛根升手阳明以止利而解表，甘草和中气也，连、芩最止热利。

麻杏甘石汤

麻黄，杏仁，甘草，石膏　麻黄、杏仁泻肺气之逆满，石膏清腑气之燥热，炙草保中气。

大陷胸汤

大黄，芒硝，甘遂　大黄、芒硝攻结热，甘遂攻结水也。

大陷胸丸

大黄，芒硝，葶苈，杏仁　硝黄清结热，杏仁破滞气，葶苈祛水也。

桂枝人参汤

桂枝，人参，白术，干姜，甘草（炙）　参、术、姜、草温补中气，桂枝以解表邪。

大黄黄连泻心汤

大黄，黄连　大黄、黄连以泻湿热，渍而不煎，又只渍顷刻，轻剂之最轻者。

附子泻心汤

附子，大黄，黄连，黄芩　三黄以清上热，附子以温肾寒。

十枣汤

大枣，芫花，甘遂，大戟　芫花、甘遂、大戟攻水，大枣保中气顾津液。

生姜泻心汤

生姜，半夏，黄连，黄芩，甘草（炙），人参，干姜，大枣　参、草、大枣补中气之虚，芩、连清上焦之热，干姜温寒，半夏、生姜降逆泄水。

甘草泻心汤

甘草（炙），大枣，黄连，黄芩，半夏，干姜　草枣、干姜温补中气，芩、连、半夏清热降逆。

赤石脂禹余粮汤

赤石脂，禹余粮　赤石脂禹余粮收涩下焦。

旋覆花代赭石汤

旋覆花，生姜，半夏，代赭石，甘草（炙），人参，大枣　参、草、姜、枣补中气，旋覆花、代赭石、半夏降胃逆。

瓜蒂散

瓜蒂，赤小豆　赤小豆、瓜蒂涌吐胸中之痰，此赤小豆乃半红半黑者，有大毒乃吐也。

黄连汤

黄连，半夏，人参，甘草（炙），大枣，干姜，桂枝 干姜温寒祛湿以运中气，桂枝以达木气，参、枣、炙草补中，半夏降胃，黄连清热。

栀子柏皮汤

栀子，甘草（炙），柏皮 栀子、柏皮清热以行湿，炙草补中以培土。

麻黄连翘赤小豆汤

麻黄，连翘，杏仁，甘草（炙），生姜，大枣，赤小豆，生梓，白皮 麻黄发汗则湿祛也，赤小豆祛湿利尿，生梓、白皮、连翘祛湿清热，杏仁降肺气，甘草、姜、枣补中气也。此赤小豆是红饭豆，乃食品无毒。

茵陈蒿汤

茵陈蒿，栀子，大黄 大黄下湿热，茵陈栀子清湿热。

桂枝加芍药汤

于桂枝汤内更加芍药，加芍药以泄木气之满痛也。泻木结非泻太阴也，太阴阴寒无下之理。

桂枝加大黄汤

于桂枝加芍药汤内加大黄，加大黄泻木结，非泻太阴也。

甘草汤

甘草 甘草补中以降火，又解热也。

桔梗汤

桔梗，甘草 甘草补中解热，桔梗降肺气而排瘀积。

半夏散

半夏，桂枝，甘草（炙） 炙草补中，半夏降逆，桂枝升木阳以降冲气。

苦酒汤

半夏，鸡子白，苦酒　鸡子白润肺经，半夏降逆气，苦酒能生津液，收敛火气下降。

猪肤汤

猪肤，白蜜，白粉　猪肤白蜜温和润泽，极滋津液，白粉收涩止利，白粉即铅粉，慎用。

猪苓汤

猪苓，茯苓，泽泻，滑石，阿胶　猪苓、茯苓、泽泻利湿以止利，阿胶润木枯降相火，滑石利尿止利。

黄连阿胶汤

黄连，黄芩，芍药，阿胶，鸡子黄　黄连、黄芩、芍药清心火，阿胶滋心液，鸡子黄温润补益少阴心肾之阳也。

四逆散

甘草，枳实，柴胡，芍药　芍药润木气之枯，柴胡、枳实解木气之滞，甘草养中。

白头翁汤

白头翁，黄连，黄柏，秦皮　白头翁、黄连、黄柏、秦皮皆清木气之湿热也。

柴胡桂枝干姜汤

柴胡，黄芩，甘草，桂枝，牡蛎，栝蒌根，干姜　柴胡、黄芩、甘草解少阳，干姜温太阴，桂枝助疏泄以行小便，牡蛎消胸胁之满结，栝蒌根清上焦之烦渴。

柴胡加龙骨牡蛎汤

柴胡，半夏，人参，大枣，桂枝，茯苓，铅丹，大黄，龙骨，牡蛎，生姜　人参、姜、枣温补中气，铅丹、龙牡镇敛胆经，桂枝、茯苓疏泄湿气，半夏降胃经逆气，柴胡舒解少阳，大黄攻结气。

炙甘草汤

甘草（炙），人参，大枣，生地，麦冬，阿胶，麻仁，桂枝，生姜　草、参、姜、枣温补中气，地、胶、麦、麻润木生津，桂枝调和血中温气。

柴胡加芒硝汤

于小柴胡汤内加芒硝，小柴胡解经，加芒硝以清阳明腑热。

半夏泻心汤

半夏，人参，甘草（炙），大枣，干姜，黄连，黄芩　干姜温寒，连芩清热，炙草、参、枣补中气，半夏降逆。

甘草（炙），干姜　炙草干姜温中回阳。

芍药甘草汤

芍药，炙草　芍药润木气，甘草补中，木润筋舒足即伸矣，芍药无甘草则纯寒也。

麻黄升麻汤

麻黄，升麻，当归，芍药，黄芩，知母，葳蕤，石膏，甘草，干姜，白术，天冬，茯苓，桂枝　麻桂和卫，升麻升陷，当归、芍药、黄芩养木平热，知母、石膏、天冬、葳蕤清润金燥，姜、草、苓、术温补中土。

类伤寒篇

桂枝附子汤

桂枝，甘草，生姜，大枣，附子　桂枝、姜枣、甘草和荣卫解外感，附子温补水中火气以生土而除湿也。

桂枝附子去桂加白术汤

甘草（炙），生姜，大枣，附子，白术　去桂枝之疏泄，加术以固土气中之津液。

甘草附子汤

炙草，附子，白术，桂枝　术附祛湿通阳，甘草、桂枝通阳达表。

理中丸

人参，甘草，干姜，白术　姜参术草温补中气。

通脉四逆加猪胆汁汤

炙草，干姜，附子，猪胆汁　四逆汤加重姜草温中以通脉，加猪胆汁降上热，使受热药，且可引外越之阳气，回入下焦阴气之中。

四逆加人参汤

炙草，干姜，附子，人参　四逆温中回阳，加人参补气以生血中之温气。

竹叶石膏汤

石膏，竹叶，麦冬，人参，甘草，粳米，半夏　参、草、粳米、半夏补中降逆，麦冬、竹叶、石膏润燥清热降肺。

牡蛎泽泻散

牡蛎，泽泻，葶苈，商陆，海藻，蜀漆，栝蒌根　牡蛎、栝蒌清金祛湿，蜀漆、海藻、泽泻、葶苈、商陆决水清瘀。

枳实栀子豉汤

枳实，栀子，香豉　枳实、栀子下气清热，香豉调中气以除浊瘀。

烧裈散

裈裆即裤裆，烧裈散以感通阴阳之气。

温病本气篇

中医原理，温病错误最大。一则曰温气由口鼻而入，再则曰去冬伏寒今春变温。事实上全不如是，所以《温病条辨》治温病的银翘散，全不见效。因其不知人身病温，乃人身本己之气病温故也。此篇根据人身本气自病，立法简单，说理浅显，历试有效，一读便知。

按：世人不分温病热病，皆以寒凉清火之药治之，造成中气危殆，中寒土湿之人甚众。中土既寒，土湿木郁，又寒中郁木之温，今人又虚又易动火，医又清之，人渐消陨，可恨至极也。一读本气诸篇，必能先以固护人身之中气，正气为医家第一件大事，然后方可论治。孟浪之徒，硝黄施之以冻土，姜附处之以枯柴，真乃杀人害命也，故不可不读本气诸篇。

温病本气篇序

自来治温病，以新感与伏邪为两大原则。吴鞠通著《温病条辨》，谓风寒伤人由皮毛而入，温病由口鼻而入。初入上焦，再由上焦入中焦，再由中焦入下焦，直行中道云云。人身由上部至下部，是整个的气化圆运动。即以形质而论，亦曲折重叠，并无直的中道可行，事实上甚不近理，所谓新感温病如此。王孟英著《温热经纬》，称仲景有伏气温病之文曰，师曰伏气之病，以意候之，今月之内，欲有伏气，当须脉之。假令旧有伏气，若脉微弱者，当喉中痛，似伤非喉痹也。病人曰实咽中痛，虽尔今复欲下利。此明言脉既微弱，不喉痛则下利，伏有微弱之脉，必生微弱之病耳。非所谓冬月伤寒，不登时恶寒体痛，寒毒伏藏于肌肤，至春变为温病也。《内经》云：风寒中人，使人毫毛毕直，岂有寒气伏藏于肌肤三月之久，安然无恙，至春变为温病之理，所谓伏邪温病如此。一唱百和，南北同风，原则既差，理路遂乱，因就经过事实，根据原理，作温病本气篇。言温病乃人身本己之气自病，非由口鼻而入，非伏去年的寒，变成今年的温也。认为温邪由口鼻直入中道，认为伏邪变温，用药祛邪，惟恐不力，木气受伤，病必加重。及至病加，犹以为邪深难去，比比然矣。认为本气自病，自知保护本气，调理本气，病去身安，乃无遗误。抱本气自病的原则，以研求《温病条辨》《温热经纬》所载症状与其方法，自能得恰到好处之妙。此篇之作，其能已乎。

中华民国二十八年（1939 年）己卯冬月

子益重著于成都四川国医专校

温病本气

伤寒病起于荣卫，终于脏腑。荣热卫寒，腑热脏寒。腑热则实，脏寒则虚，脉象紧数，按之明爽，病人神色清明。温病起于荣卫，终于气血。荣卫气血，皆热不寒，皆虚不实。脉象或洪或小，按之模糊。病人神色昏晦。亦有强壮之人，脉象较实者。虽脉象较实，仍按之模糊，不似伤寒脉象之明爽。特强壮之人，少有病温病者耳。世谓右脉大为温病，左脉大为伤寒，事实上不尽然。

温病者，人身木气偏于疏泄，金气被冲而失收降之令。水气被泄，而失封藏之能，水不藏则相火益事飞腾，金不收则风木益事泄动。上焦则津液伤而热气充塞，下焦则相火泄而元气空虚，中焦则中气衰败，交济无能。一年的大气运动。春升夏浮，秋降冬沉。春温夏热，秋凉冬寒。春生夏长，秋收冬藏。人身春木之气，升动生发，失其常度，则温气病焉。此乃人身本气之病，非中今年之温，由口鼻而入，非伏去冬之寒，变为今春之温也。

《伤寒论》云：太阳病发热而渴，不恶寒者，为温病。此乃借温病以分别伤寒之言，非专为温病整个说法立言。温病的事实上，常有得病一日，发热之中，仍带恶寒者。不恶寒之发热作渴，脉象应无虚象，而事实上则脉虚者甚多，且多不渴者。脉虚之温病，关系生死，较脉不虚者迅速。温病诸书，对于脉虚温病的方法，少注重者，大概遵守论文，未及就六气的事实上寻原理也。温病实证少，虚证多。实证易治，虚证难治。此篇注重虚证，因正当厥阴风木之时，阳气幼稚故也。如果脉实则易治矣，虚证如肆用凉药必死。实证的实字，乃比较上的实，非真正的实，所以温病下证无承气汤证，只有黄龙汤证，黄龙汤证详下文。

伤寒表里之分，为荣卫脏腑。温病表里之分，为荣卫气血。亦有病在肠胃者。如两感温病，则责在肾家，各详下文。病在肠胃，乃肠胃自病。病在荣卫气血，乃荣卫气血自病。自病意义，无人讲求，皆王叔和误解《内经》文字，后人又盲从叔和之故。叔和误解《内经》，详下文。

原理篇云，温病亦始于荣卫，终于脏腑。此篇云，温病始于荣卫，终于气血。脏腑是各个的阴阳，气血是公共的阴阳，伤寒终于脏腑，病则脏寒腑热。温病终于气血，病则气血皆热。气热则腑热，血热则脏热也。

伤寒易治，温病难治。伤寒表里病证，界限分明。温病表里皆热，界限难分。此篇于难分之中，求分之法。

病在荣卫

温病初起，头疼身痛，先恶寒，后发热，发热之后，但热不寒，精神倦怠，此病在荣卫也。舌无胎，脉洪大，重按虚微者，方用乌梅白糖汤。肥乌梅三枚，绿薄荷五分，白糖二两。舌无胎，脉小弱不洪者，方用扁鹊三豆饮。黄豆，黑豆，绿豆各三四钱，桑叶一钱。舌无胎，脉重按实滞，口渴者，方用加减银翘散。金银花，天花粉各三钱，薄荷桑叶各一钱，淡豆豉黑豆绿豆各五钱。

乌梅白糖汤

人身荣卫，升降互根，其工作全在维持个体阴阳平均之常规，中气实为升降平均之枢轴。节令一交木气，大气降极而升，中气不足之人，荣气即随造化的木气以俱升。乙木为风木，甲木为相火，乙木升而甲木不降，相火外泄。荣气与相火升泄故发热。荣卫失和，故头疼身痛。火泄则中气失根，故精神倦怠。卫行荣外，外感之病，无不先卫后荣。故虽发热，必先恶寒。从此荣气疏泄偏盛，卫气收敛偏衰，故发热以后，即不再恶寒。荣根于肝木，卫根于肺金，卫气不能收敛，所以甲木不降，相火外泄。肺金以降胆木收相火为责任也。

此证脉象洪盛，乃木火外泄。重按虚微，乃木火之虚。虚者，发泄自伤本气也，病在荣卫之时，外泄之相火，正在浮游，尚未化生定在之热，故舌上无胎，乌梅酸收，降甲木，安乙木，敛相火，而大补木气。木气动于上，必虚于下，故乌梅为风木要药，收而不涩，能生津液，温病尤宜。白糖能补中，而不横滞，与乌梅酸甘生阴，最宜温病虚证。薄荷降卫气而理滞也，卫气取降，相火自然归根，荣卫复和，汗出病解。如脉象重按虚甚者，白糖改为冰糖。舌上有干黄胎，与恶寒咳嗽者，忌用乌梅。恶寒多者，便非温病矣。

扁鹊三豆饮

此证外证与乌梅汤证同，但发热不盛，脉不洪大而弱小。弱小者，木气本虚，一经泄动，便无力也。木泄中虚，荣卫虚败，故身痛倦怠而发热不盛。黄豆养木气补中气，黑豆补木气，润津液降胆经。绿豆清肺养中也。此三味的好处，全在淡而不甘，补而不滞。桑叶降肺气之逆也。乌梅汤收外以和内，此汤养内以和外，皆温病初起虚证的极效方法。温病脉实为顺，脉虚为逆。《内经》曰：温病虚甚者死。木火之气，泄而不复故也。泄而不复，中气之虚。中气不虚，木火虽泄，卫气能收，火仍归水，木气得根，必不至死。木为风气，风主疏泄，风气去木气亦去，所以治风须养木，治木虚的温病，尤应养木。木虚得养，自不妄动生风，病自愈也。原方系红饭豆黑豆绿豆、红饭豆即点心铺做洗沙之红豆，能除湿气伤津液。故改用黄豆。

脉气洪大与弱小者，面色多红。面色红者，火浮于外，必虚于内。凉药下咽，即生变故，此医家之所忽。如认面红为内热，故意用凉药以清内热，此不知医理之医也。

加减银翘散

此证与乌梅汤外证同，脉象实滞，口渴。如其舌上无胎，相火仍在浮游，仍未化生定在之热。病仍在荣卫，但脉象既有力，此人必身体健壮，经络充实，相火化热必速，舌胎发见必早，比较乌梅汤证，三豆饮证，病气较实。渴者，相火灼肺，津液伤耗也。此方银花，花粉清肺间之热滞。薄荷，桑叶降肺通络，因脉实热盛，故用清凉疏降之品，加豆豉以养中宜滞，黑豆绿豆以养木益阴，则汗出病解，而根本不伤也。此证亦有脉沉而伏者，则内热较深，服此方后，热通脉洪即愈。如其不愈，再服一剂，即愈矣。

乌梅汤以收回相火，大补木气为主。三豆饮以滋养木气，补益中气为主，此方以清祛热滞仍养木气为主。如舌有粉白胎，虽渴，而脉不甚实者，将三方并为一方用，甚效甚妥。

温病为木火上冲，肺金不能收敛之病。木火上冲，既已热伤肺金，只宜清肺家之热，不可清木气之温。因木火冲于上，必虚于下，知肺热当清，木温当养，便将温病的根本解决。温者木之生气也。

病重者，木火虚于下，肺热实于上，中气败也。肺热而金气不收，头肿，眼红，颐肿，吐血，诸病，皆为应有之事。清肺热则金收而相火归根，养木气则木气不妄动，而中下皆安，诸病自然不起。即起亦能自愈，只要脉象实滞，并不洪大，总是加减银翘散之法，实滞于内，必不洪大于外矣。

乌梅三豆两证，青年与小儿病者最多。医家不用此法，亦以银翘散治之。虚证得银翘散，病即加重。且有谓温病不可用乌梅以收住温气者，是不知温气乃木气也。若舌上无胎，舌色绛赤，不以病在荣卫论。温病发热，用乌梅治愈，诸案详下文。

病在气分

加减银翘散证，再加咳嗽，舌胎粉白者，此病在气分也。用枳实银翘散，于加减银翘散方中，加生枳实二钱，菊花知母各三钱。服后热退病减。过时病仍旧者，其脉必实。生枳实可加三五钱即愈。粉白者，如铺干粉于舌上。燥而不润，满舌均白，此为肺热之证。

枳实银翘散

咳嗽口渴，舌胎粉白者，相火化生定在之热，伤及肺家气分也，肺气热逆，则咳嗽。气热不能生津下降，则口渴。气热津凝，则舌胎粉白。此时身热必加，身痛必重，以热实而气不能流通也。于加减银翘散中，加菊花知母以清肺热，加枳实以清气实之热也。此方服后，病解时亦出汗。

治温病须先分别相火浮游，与热有定在两个时期。病在荣卫，舌上无胎，为浮游时期。舌上有胎，为定在时期。浮游时宜取回相火，定在时宜清降定热。浮游时用清药，火不可清也。春初之火，只见不足，不见有余故也。热有定在，如不清热，热灼津枯，上焦清虚之境，神明所出之地，尘蔽烟熏，干枯窒塞。种种昏迷喘烦气短呃逆，甚而吐血，躁扰，手足瘛疭，昏厥不语，险症迭出。但上焦之热愈盛，下焦之火愈虚，清热而不伤火，是为治温病大法。如加昏迷喘烦等证，仍用此方。豆能清热，却能补虚。上焦清降，运动复圆，自然汗出病解。病解者，上焦清降，相火归根也。

此方不用黄芩黄连石膏，因其大寒大滑，不惟伤火，并且败中。火土如败，即是死证。此病脉既有力，仍只用清凉疏淡之品。因脉之有力，乃相火化热之热，并火土之气之实。相火所化之热多一分，下焦相火即少一分。相火少一分，中气即虚一分，倘用黄芩黄连石膏，大寒之药，火土必亡。

枳实银翘散证小便必长，而次数多。或小便点滴俱无，或泻稀黄水，皆气分热也。气分热而木气之疏泄更甚，故小便长而次数多。气分热而津液胶固，故无小便，肺与大肠相表里，气分热及大肠，热气主动，大肠金气受热，不能收敛，故泻稀黄水。见此症状，切不可认小便长多为小便清利，更不可认无小便为脾湿，而用苓泽利尿，更不可认泻稀黄水为虚，而用补涩，肺气热清，诸证自愈。银翘散原方，竹叶、牛蒡、桔梗等药，破肺气伤肺液，连翘除湿伤津，温病大忌，肺气再伤，收敛更减，疏泄更甚。肺津再伤，水源枯竭。上焦更不能降，相火更逆，木气更枯，则病重矣。

相火既化成有定在之热，平日气分偏热之人，热即入于气分。平日血分偏热之人，热即入于血分。血分既热，舌色即现绛赤，脉象即转弦数。身热不退，口干而不饮，夜不成寐。方用加减黄连阿胶鸡子黄汤，阿胶、生地、龟板、鳖甲各三钱。赤芍、白芍、丹皮各一钱。鸡子黄一枚，生调。

加减黄连阿胶鸡子黄汤

阿胶、生地、龟板、鳖甲，以养血而平热。赤芍、白芍、丹皮，以活血而清热，生鸡子黄补中气温肾阳以交心肾。虽系热出血分，亦由心经心包经，火气不降，自现木气。火气不降，自现本气者，中气虚而肾水不升也。故用鸡子黄补中气交心肾。脉虚甚者，加炙甘草一钱以补助中气。此方亦不用黄连黄芩石膏大寒之品。如舌有黄胎，鸡子黄炙草忌用。

血为有形之物，血热故身热不退。血热而心气不降，故夜不成寐，热伤血故口干。热甚则火衰，故不能饮，血被热伤，不能养木，木现本气，故脉弦。中气虚，故脉数也。

热在气分，气分热清，则荣卫和而汗出。热深者，或先战而后出汗，热在血分，非养血清热，病不解也。如舌色绛红，中有黄胎者，是胃间兼有热滞，须于凉血养血之中，加牛蒡子槟榔各五分。重者加枳实五分，后徐去之。

病在肠胃

病在气分证中，加日晡潮热，谵语，腹满拒按，舌胎由白转黄，燥而且厚，脉象右大而实，左则小弱，方用加减黄龙汤，大黄、枳实、厚朴各一钱，元明粉五分，党参三钱，当归、柴胡、炙草各一钱，白芍二钱，分三服。

加减黄龙汤

病在病分，失于清降，则热结肠胃，而成潮热腹痛胎黄之下证，自当用承气汤下之。但热虽实，胃并不实，且气血均为热所伤耗，只宜大黄等味轻剂。并用参归补益气血，炙草补益中气，柴芍疏解木气。如一服半日后，放臭屁，腹已不痛，右脉已平，无论已否得下，即止后服。虽未得下，脉平腹不痛，已不拒按，是热实已解，黄胎亦将自退，不能再受下药。如果身热不退，单用黑豆一大把，浓煎以滋养木气，热即退矣。因温病只有虚证，无实证故也。如服后半日不放臭屁，腹仍痛，仍拒按，脉仍不平，再服一服，得下稀粪少许，即勿再服，即能热退人安，养息即愈。

以上六证六方，乃治温病大法，无论何证中，兼见他证，如乌梅汤证兼见面红目赤，三豆汤证兼见羞明咽痛，加减银翘散证兼见烦躁，枳实银翘散证兼见小便长多，或无小便，加减黄连阿胶汤证兼见笑妄。加减黄龙汤证兼见泻利黄水等，皆用本方。因病之状态虽异，病之原因则同也。原则既同，方法亦同。

温病忌用燥药，升散药，发汗，忌下，忌温补。总宜养风木，敛相火，保津液，保中气。如有定在之热，舌上必有胎，用清热祛滞清轻之品，莫伤胃气，是为大法，温者木气病也。

温病的坏病

病在荣卫，舌无胎，脉洪虚。乌梅白糖汤归回相火，补益风木，恢复津液，疏降滞气，补益中气，病即自愈，不坏也。病在荣卫，舌无胎，脉小弱。三豆汤补益木气，养中息风，病即自愈，不坏也。病在荣卫，舌无胎，脉实不虚。加减银翘散清热祛滞，降肺调中，病即自愈，不坏也。病在气分，舌胎如粉，咳嗽作渴。枳实银翘散清热祛滞，降肺调中，病即自愈，不坏也。病在血分，舌绛脉弦，身热不退，夜不能寐。加减黄连阿胶鸡子黄汤，养血清热，补中温肾，病即自愈，不坏也。病在肠胃，舌胎干黄，谵语，日晡潮热，腹满拒按。加减黄龙汤，泄热养胃，病即自愈，不坏也。理路分明，方法各当，一经误治，或汗或下或补，将分明的理路混乱不清，遂成坏病。坏病之中，先分虚实证治列下。

其脉虚者，则热不退，而昏迷，精神微弱，呼吸短促。

其脉实者，则热不退而烦扰，潮热谵语，脉转沉细，坏病大概不过如此。脉实的实字，作滞字看，不可作虚实的实字看。

无论脉虚脉实的坏病，只要大便不泻，即不致死。虽迟至十余日，以至二十余日，不大便亦吉。如滑泻不止，便成死证，因温病乃上盛下虚之病。不滑泻者，相火虽散漫于外，中气未亡，圆运动的根气尚存，只要相火下降，中气复旺，旋转升降，自能复圆。如滑泻不止，下焦早已空虚。再加滑泻，则空而又空，中气全灭。圆运动的根气全消，故死也。前人谓大便泻，乃热有出路，认为佳兆。此湿热病的佳兆也，非温病所宜也。前人于温病，喜用下药，亦盲从王叔和伏寒变为温毒之故，切须认清，不可含糊。

脉虚坏病，无论舌上有无黄胎，先以乌梅汤酸甘相得，徐徐饮之，自能热退身凉，微汗而解。热退之后，舌上黄胎者，再以草果仁槟榔片各五分煎浓汁，每服二三滴，以清胃滞，自然胎退思饮，调养而愈。如温病过汗，热而神昏是冷者，用西瓜汁，或冬瓜汁，磨化肾气丸三钱，清温并用即愈。

脉实坏病，脉即转沉细，必沉细有力，此为津液被热灼伤，经络燥结。而烦扰不安，中气之虚极矣。先用生党参二两，生石膏三钱，煎汤热服，养中生津，清润燥桔，必得安眠。安眠之后，烦扰自止。然后用枳实银翘散，原方减三分之二，加柴胡厚朴大黄各五分，每日申酉服之，以清热祛滞。再用草果槟榔片各五分，每日煎汁，少少饮之，一日二次，数日后必大泻稀水臭粪，战栗出汗而愈。泻稀水臭粪者，里气和而积结通也。汗出者，里和而后表和，战栗者，荣卫失和已久，复和不易也。

坏病愈后，调养甚难，多有三数月方能复元者也。坏病治法最宜细心，最宜静耐，因良医治病，多系接手坏病之故。

日久不大便者，必自己欲大便，方是大便之时。自己不欲大便，切不可妄用下大便之药，以夺中气，以伤肠胃津液。自己欲大便，大便不下，乃肛门干燥，注射当归水润之，或服当归一钱，大便即下。如乃不得大便，是肛门之间，有燥屎数枚，因津液缺乏，不能送出，非内服润药所能送下。须用手术取肛门燥屎，余屎自下。

乌梅汤治脉虚坏病，养津液收相火复中气，服汤得微汗，内外调荣卫和也。西瓜汁肾气丸，治脉虚坏病，生上焦津液以清肺热，复下焦元气以生中气也。枳实银翘散，治脉实坏病，通滞气，以调升降，清积热以复津液，升降与津液俱复，中气旋转，肠胃活动于内，荣卫调和于外也。原理甚简，不过一面服药，一面静候自己的圆运动回复耳。切不可求速，而进重剂以致祸。

两感温病

两感者，本身木气偏胜，伤及肾家脏气，肾阳外泄，肾气空虚，又感时令疏泄之气之病也。此病极危险，一为肾气丸证，一为大青龙汤加附子证。

肾气丸证，其证最恶寒，微发热，全身倦怠，两足困乏，神志昏迷，脉象微弱散乱。方用肾气丸六钱调理。

恶寒发热，乃荣卫之郁，发热不甚，而全身倦怠，则荣卫之败者。两足困乏者，肾气微少也。神志昏迷，脉弱而散者，肾阳外散，中气无源。肾阳外散，即心神失根。中气无源，则脉息不振也。方用附子以回肾阳，肉桂以回肝阳，以定木气之根，地黄滋津液，养风木。山萸萸敛肝阳，补木气，平疏泄，山药补肺金，助收敛。丹皮祛木滞，清瘀热，苓泽扶土气也。肝肾阳复，心神有根，中气有源。土气健运于中，荣卫升降于外，故病皆愈。

单感时气之疏泄，肾气能自固藏，病轻，既感时气之疏泄，肾气又被拔动，故易致死。此等病证，一服辛凉，汗出腹泻即死。

大青龙汤加附子证，此方见湖南主席何健，手抄伤寒古本，其证恶寒发热，身痛如杖，头疼如劈，口干欲裂，烦满而渴，脉时浮时沉，时数时细，方用大青龙加附子汤。

恶寒发热，身痛如杖者，荣卫郁也。头疼如劈者，肾阳离根上冲也。口干欲裂，烦满而渴者，肾阳上冲化为热燥，上焦津液被劫也。脉时浮时沉，时数时细者，下焦无阳，中气失根，不能安定也。方用麻桂姜枣以调和荣卫。石膏以清燥热保津液，而解烦渴。杏仁降肺气而消满。炙草补中气。附子温肾回阳也。

此证头疼而至如劈，脉又摇摇无定，肾阳拔泄，并于头上，其中下的虚极矣。非炙草附子不能挽回根本。口干而至烦渴，上焦燥热极矣。又非石膏不能回复津液，身痛如杖，荣卫郁极，非麻黄桂枝不能调和。温病而用麻桂，其中必有寒邪也。

此病用此方，非老手确有把握不可试用，可仍用肾气丸调服，因病证虽殊，原理则一。荣卫之郁，乃荣分偏于疏泄所致。地黄山茱萸丹皮山药，皆平荣养木，收藏阳气之药，能生津下降，最宜虚家之渴烦。附桂回肾家上冲之阳，头痛自愈。

大凡外感之病，脉象微弱，或洪虚，原因皆是内伤。如浮沉细数不定，则内伤至极矣。不治内伤，而徒治外感。外感之药，无不耗散伤内者。内益伤，病益事矣。脉象浮沉细数不定，为用肾气丸的根据。药店的肾气丸内，有车前牛膝，过利小便，不合此病。须用桂附地黄丸，便合古方的肾气丸。

本篇温病方中之乌梅三豆肾气三方，皆内伤之要法，皆事实上常有，前人书中所无。前人书中何以无内伤治法，只因王叔和将内经冬伤于寒，春必病温，二句经文的冬寒的寒字，认为风寒的寒字，谓冬日伤了寒气，登时病作，为伤寒。登时不病，寒毒藏于肌肤，来春发作，化为温毒。遂认温病为毒气，所以用药，皆以解毒清热为主。不知湿病全由内伤也，更不知春温的温字，乃天人的生气也。知温病为天人的生气为病，自知设法以保其生，自不致将人治死也。原理篇六气的认识，岂可忽哉。

温病系阴虚亦系阳虚

人身收敛之气与疏泄之气，不可或偏。收敛之气阴气也。疏泄之气阳气也。温病之理，疏泄太过，收敛不足，本是阴虚。但阳气疏泄于外，化作邪热，外热愈盛，里阳愈少，故系阴虚，亦系阳虚。仲景于温病戒汗下者，因温病是虚证，当保养阴液，尤当保护阳根也。

养阴液保阳根必先保中气

温病的病原，全是疏泄过甚，收敛不足。疏泄过甚。最伤阴液，最泄阳根。平人阳根深固，全由收敛之气足。平人阴液不伤，亦由收敛之气足，盖能收敛，则气降而液生。能收敛，阳根乃能下藏。能收敛，然后疏泄可不偏胜。收敛之气，肺金主之。脾胃为肺金之母，脾胃足，肺金之收敛方足。中气在脾胃之间。故治温病之要，在养阴液保阳根，尤要在保中气也。必津亏热起，烧着肺家，始可用清凉之品，以泄热保肺。必津亏络涩，气机阻塞，始可兼用祛滞之品，以活络清气。必津亏热盛，伤及血分，始可兼用凉血之品，以养血。必津亏热盛，热积胃家，始可稍用寒下之品，以清胃。《内经》曰：温病虚甚者死，因不能用补药之故也。虽不能用补药，然相火下降，热回下焦，津液续生，能藏住相火，津液生而相火藏，中气自能回复，即是天然补药。所以大散大寒，固是错误，大补亦非所宜，补则气机益滞，中气亦难回复也。

温病脉是虚象

体壮的人，得了温病，热盛脉实，一经清解，便无余事。然体壮之人得温病者少，体壮则中气足，荣卫平，收敛常旺，疏泄不至偏胜，相火不至外泄，故少得温病。即得温病，安卧片刻，中气旋转，荣卫复合，自然汗解，不成病也。惟体虚的人，中气不足，疏泄易于偏胜，易得温病，其脉多虚小躁急之象。此皆阳根不固，阴液亏伤，木火外发，金水内竭，中气不守。故《难经》曰：温病之脉，不知何经之动也。亦有热深脉伏，疾数不明，服清凉之药，热退脉显者，仍是虚脉。

温病忌发汗何以温病非得汗不解

发汗二字，误却医家不少。须知仲景《伤寒论》之麻黄桂枝汤，皆发汗之方。其中自有得汗之理，并非麻黄汤桂枝汤，将人身的汗，提而出之也。缘人身阴阳之气，和合则治，分离则病，既分离又复和合，则汗出也。人身气降化水，水升化气。脏腑荣卫之气，升降调和，气化水而不滞，水化气而不停。一病外感，脏腑之气郁于内，荣卫之气郁于外。气水化生之中即停滞不通。汗即停滞的水气，此为作汗之原素一也。荣卫分离而又复合，阴阳交通，即生津液，一如夏日酷热，一旦天气下降，地气上升，阴阳气通，而降雨泽，此为作汗之原素又一也。此两种原素，所以荣卫一合，自然汗出而病解。

伤寒阳明腑病忌汗，服承气汤得大便后，病人安卧而通身得微汗，次日病解。三阴脏病忌汗。服四逆汤后，亦通身微汗而病解。并非承气汤四逆汤发汗，亦脏腑荣卫之气复和之故。温病忌发汗，亦与桂枝汤证，忌用麻黄之理同。温病之得汗而解，亦与桂枝汤用芍药敛荣气，以与卫气平，自然得汗而解之理同。不过不可用桂枝生姜大枣，热性横性之药耳。

温病出疹之关系

温病得汗而愈，便不出疹。不得汗，则木火内郁而出疹。出疹有吉有凶，由阴液续生，而血热外达，所出之疹，与出汗同为一理，吉疹也，疹出则病愈。如由于阴液内竭，热灼血干，所出之疹，凶疹也，疹出则病加。吉疹色红而正，凶疹色赤而黑。但色黑固然是凶，色红亦有凶者，中气将脱，表里分离，荣卫无归，则疹出弥红，疹虽已出，人亦不活，此色红未可为吉也。疹出而黑，阴气已绝，故凶。然热极亡阴，阴气但能复续，外出之疹虽黑，内竭之阴已生，仍可解凶为吉。

其实诊断温病之吉凶，全不在出疹之关系。全在腹泻不腹泻，胸紧不胸紧。如腹泻胸紧，便伏死机。缘人身之气，阳位在上，而根于下，阴位在下，而根于上。腹泻不减，则阳根亡于下，胸紧不减，则阴根亡于上，是以人死。

世人谓疹不出，则温邪之毒必攻心而死。盖都认为温病是外来温邪，入了人身作病之故。与认为寒气变温，藏于肌肤，至春始发之故。温病原理，非明了造化的圆运动不能知道，又何怪乎，温病出疹，乃温病结果上的事，其原因并不在疹。叶天士治温病，谓宜速速透斑透疹，亦认外来温邪，入了人身为病耳，不然，则亦认为温是内伏的寒毒，伏毒二字，王叔和之遗祸也。

温病汗下之过

温病全由疏泄过甚，阴液耗伤，相火外泄，阳根微少，中气薄弱之故。如再用燥烈开泄之药，发汗而助疏泄，相火益泄，阴液益耗，阳根益微，中气益虚。是以登时病重，或至于死，此汗之过也。寒下之药，性往下行。亦能减少疏泄之气，然寒下伤中，多有下后病加重者，亦有下利不止，以至于死者，不过不似汗之登时奇变也。温病大便泻下，前人认为热有出路，然脉虚忌泻。根本大防，岂可忽诸。

经文读法

《内经》曰：春伤于风，夏必飧泄。夏伤于暑，秋必痎疟。

秋伤于湿，冬必咳嗽。冬伤于寒，春必病温。自王叔和编次仲景《伤寒论》原文，自己加上伤寒序例，曰：中而即病曰伤寒，不即病者，寒毒藏于肌肤，至春变为温病，至夏变为暑病。于是后世遂谓冬日受有寒气，藏在人身，至春变成温病。春日受了风气，藏在人身，至夏变成飧泄。夏日受了暑气，藏在人身，至秋变成痎疟。秋日受有寒气，藏在人身，至冬变成咳嗽。

果然如此，试问如何用药？治夏日飧泄。岂不要用散风的药乎？治秋日的疟病，岂不要用清暑的药乎？治冬日咳病，岂不要用除湿的药乎？治春日温病，岂不要用搜寒追毒的药乎？如此用药，必定要将病治重的。世之治温病，喜用大清大下之剂者，其根据即在叔和冬日寒毒藏于肌肤，至春变为温病一语。而且因这根据，并认《内经》春伤于风，夏必飧泄云云。实系风藏在人身，至夏变为飧泄云云了。学中医者，容易学错，此其大概也。如要学不错，必须将空气升浮降沉中的圆运动。按着春夏秋冬的五行六气的原理、整个的实地体验明白，自然了解内经文义之所在。

盖风者，春木疏泄之气也。平人大便不病飧泄，全在小便清通。小便清通，全在木气疏泄。春日伤损了风木之气，当春之时，风木当令，虽或被伤，仍能疏泄，小便清通，故不病飧泄。到了夏令，风木气退，无力疏泄水分，水分混入大肠，故飧泄也。

暑者，夏火燔灼之气也。平人汗孔开通，荣卫无阻，不病痎疟。汗孔开通，全在火气充足。夏日伤损了火气，汗孔不开，当夏之时，火气虽伤，汗孔虽闭，空气尚未收敛，故不病疟。到了秋令，火气已退，汗孔不开，秋金收敛，将荣卫之间，所停积的污垢，敛于血管之中，阻碍荣卫的运行，遂成疟病，疟病的寒热往来，即荣卫阻而复通，通而复阻之故也。

湿者，土气运化之津液也。平人肺家滋润，收敛下行，气道流通，不病咳嗽。秋日燥金司令，湿气全收。秋时伤损了湿土的津液，当秋之时，燥气虽然司令，白露尚未成霜，肺家津液尚未枯涩，肺气下行，尚能通利。到了冬令，万物坚结，肺家津液枯涩，气降不下。故逆冲而病咳嗽。此咳嗽，乃无痰之干嗽也。

寒者，冬水封藏之气也。平人水气能藏，阳根不泄，养成木气，交春阳和上升，化生心火，照和畅遂，不病温也。阳根者，藏则为生气，不藏则化邪热。冬日伤损了水的藏气，阳根外泄，泄之盛者。在本冬即病冬温，泄之不盛者，冬时木气未动，尚未发生疏泄作用，一交春令，木气疏泄，将木气本已的根气摇泄而起，木气失根，故病温病。温病都是虚证，原因即在于此。

所以《内经》又曰：冬不藏精，春必病温。凡冬时咳嗽，不寐，出汗，劳心，多欲等事，皆不藏精的事。人在冬令，如能藏精，交春令后，本身的木气，根本深稳，不随时令疏泄之气，摇动起来，方不病温也。

况且《内经》有云：风寒伤人，使人毫毛毕直，如何能藏在人身，安然无事，等到来春才发作乎？毒字一层，惟冬日阳气甫藏，即泄动出来，明年岁气的本根摇，大反造化的常规，这才是毒气。所以冬温之病，人死甚速且多。地下阳气，成了毒气，鼠先感受，故鼠先死，才是毒气也。

《内经》又曰：病伤寒而成温者，先夏至日为病温，后夏至日为病暑。人又抓住此条，认为是王叔和伏寒变温的铁证，其实不然也。《难经》曰：伤寒有五，一曰中风，二曰伤寒，三曰湿温，四曰病热，五曰温病。这二曰伤寒的伤寒二字，才是麻黄汤证的伤寒病。伤寒有五的伤寒二字，乃外感之通称。《内经》病伤寒而成温的伤寒二字，就是同《难经》伤寒有五的伤寒二字，是一样意义。言先夏至日病外感，谓之病温，后夏至日病外感，谓之病暑，并非冬日麻黄汤证的伤寒，冬日不发作，到夏至前变成温，到夏至后变成暑也。至于温病，舌绛热深，乃本已肝肾先热，又病温病，故热较深，谓为本身伏热则可耳。经文的读法应当如此，便合圆运动的原理。将冬伤于寒的寒字，认定是藏字，便合圆运动的原理。益寒益藏，乃造化自然之事也。

喻嘉言谓《内经》春伤于风，夏伤于暑，秋伤于湿，冬伤于寒，独无伤于燥之条，为《内经》遗漏。殊不知风为木气，暑乃火气，湿乃土气，寒乃水气，若是伤了，都要出病，惟独燥气伤了才好。因造化的圆运动，春升夏浮，秋降冬沉。春生夏长，秋收冬藏。春温夏热，秋凉冬寒。秋金收降，以其凉也。凉则收，燥则不收。凉则降，燥则不降。不收不降，相火飞腾，冬无所藏，春无所生，造化消灭，万物失命矣。惟能将燥气伤损，秋金凉降，无阻相火收于土下，藏于水中，四序安宁，大气的运动乃圆，物体的生活乃康也。燥气为病，不易治疗，详时病本气篇。

《伤寒论》温病经文的解释

《伤寒论》云：太阳病发热而渴，不恶寒者为温病。若发汗已，身灼热者，名曰风温。风温为病，脉阴阳俱浮，自汗出，身重多眠睡，鼻息必鼾，语言难出，若被下者，小便不利，直视失溲。若被火者，微发黄色，剧则如惊痫，时瘛疭。若火熏之，一逆尚引日，再逆促命期云云。

发汗已身灼热者，名曰风温。言温病，乃木气疏泄，津液已伤之病。不可发汗，只可平荣气，敛疏泄，养津液，顾中气为治。若误发汗，津液更伤，疏泄更甚，身热必加，至于灼手。名曰风温者，温乃木气疏泄之病。风乃木气疏泄之气，言疏泄而又疏泄也。此风字，并非外来之风。叶天士主张辛凉散风，叶之误也。故其脉阴阳俱浮，阳脉在上，浮亦常情，阴脉在下，理应沉藏。今阴脉亦浮而不藏，可见疏泄之至，故曰风温。自汗出，身重多眠睡，鼻息必鼾，语言难出诸证，皆风木往上，疏泄伤液，上焦无液，气机枯涩之现象，若再被下，则下焦津液亦伤，木气枯竭，则小便不利，直视。下焦相火空虚，则失溲。木枯被火，则发黄惊痫瘛疭，经文应当如此解释，便合原理。如将风字认为大气的风寒的风，试问未发汗以前，又名什么温呢。

柯韵伯注《伤寒论》，谓伤寒六经，太阳阳明少阳太阴少阴五经是伤寒，厥阴一经是温病。因厥阴一经，有渴之一证也。不知厥阴主方为乌梅丸，方内干姜，附子，桂枝，川椒，大队热药，岂有温病用热药者？柯氏又曰：厥阴为阖，夫厥阴风木之气，当春初之时，此时土下水中，封藏的阳气，疏泄出土。造化之机，静极而动，阖极而开，何得谓厥阴为阖乎？温病系木气的阖病，抑系木气的开病，显而易见，浅而易知。柯氏乃曰：《伤寒论》厥阴经是温病。又曰：厥阴为阖，后之学者，喜读《来苏集》，谓其书笔墨甚好，笔墨愈好，学理愈非，如此之类，误人多矣。

《温热经纬》与《温病条辨》的学法

《温热经纬》一书，将叶天士陈平伯的论说，详细集载，其经验之深，用药之慎，论列之详可师可法。吾人根据圆运动的天人一气，去研究二先生的论说，便可得到应用之妙。

叶谓战汗透邪，法宜益胃，胃气空虚，当肤冷一昼夜，又谓清凉只可用到十分之六七，以顾阳气，以顾津液，又谓救阴犹易，通阳最难，又谓舌黄而渴，须有底之黄，或老黄色，中有断纹，当下之。不用承气汤，而用槟榔，青皮，枳实，元明粉，生首乌者。又谓淡红无色，或舌干而不荣，当是胃无化液，宜用炙甘草汤，不可用寒凉药。

叶知温热为虚证，盖从经验得来，不知温热证，何以是虚，不知天人一气的圆运动故也。

所以叶又曰：辛凉散风。是仍认温病为外来的风，夹温气而入人身作病也。又曰：温病首先犯肺，亦是认外来温气犯肺也。于人身木火疏泄，金水收敛，不知根据。遂将人身自己病温，感触大气，因而病作的要义，全行抹煞。后人读其书，亦遂认为时令温邪，由口鼻直入中道作病，其流弊遂成了寒凉解毒的相习办法。脉虚气弱之人，一服药后，即入危险，及至伤中，热更大加，医家以为病重药轻，将寒凉之药加倍用之，热加病重，腹泻不已而死。服凉药后，热加病重，因凉药伤中，下焦相火，完全上逆也。乃谓黄连之性，苦从热化，所以益用黄连，益见发热，此等错误，皆不知原理之故。

陈伯平谓，冬伤于寒，春必病温，是伤着冬令封藏的藏气，非伤者冬日风寒之寒，已免蹈根本上的不是。然又谓冬能藏精，我身真气，内外弥纶，不随升泄之令而告匮，纵有客邪，焉能内侵。陈氏仍认温病是外来客邪，并不知是本人木气偏动，金气不收，相火外泄化热，是陈氏已经蹈根本上的不是，仍得不着根本上的是。陈氏谓冬伤于寒，非风寒之寒，乃寒藏之寒，见《温热赘言》《医效秘传》后，《温热经纬》不载此节。《温热经纬》乃王孟英所编。王亦信仰王叔和寒毒变温之说者。

温热经纬，经列经文，纬列叶陈的论说，吾人学之，只可就其病证药性，以求原理，不可以所引经文为根据。因王孟英先生，信王叔和冬寒变温甚笃，所引经文，多半强拉硬扯而来，若非于圆运动原理确有把握，医治温病已有经验后，不易判断其所引经文之合否。

王孟英先生,《潜斋医书五种》内,有先生养阴清热医案,用药轻灵,经验宏富。吾人就其病状,据其药性,归纳于圆运动之中,自能得到灵妙之境。

《温病条辨》一书,良方甚多,为学治温病人人必读之本。其指驳吴又用达原饮三消饮峻利伤人之处,甚知温病属虚,有益后学,令人敬佩。惟于温病原则上,乃谓风寒伤人,由皮毛而入,温病伤人,由口鼻而入,始于上焦,继入中焦,再入下焦。将整个圆运动的人身个体,分成三截。又捏造《伤寒论》经文曰:不恶寒而渴者,为温病,桂枝汤主之。桂枝汤主之一语,使学者,认为古训,杀人甚多。

起首银翘散一方,桔梗竹叶牛蒡荆芥薄荷皆大伤肺液大破金气之药,连翘亦除湿伤液之品,如当服本篇乌梅汤与三豆汤之虚证,服之无不热加病重者。银翘散乃治燥气之方,金燥则结,故竹叶牛蒡连翘桔梗,荆芥薄荷破肺气开金结,金燥之时病甚效。燥乃金气敛结之病,温乃木气疏泄之病。敛结宜开破之药,疏泄宜润降之药。银翘散适得其反,所以温病服银翘散不效。温病木气疏泄,肺金受伤,肺金为津液化生之源,肺伤不能收敛以生津液,木气疏泄,肺金受伤,肺金为津液化生之源,肺伤不能收敛以生津液,木气遂枯,土败火泄,且至于死。故前贤经验之下,以保肺家津液,为治病第一要义,何可用竹叶牛蒡桔梗连翘等药以破肺金伤肺液乎?伤寒论风温病发黄惊痫,失溲,直视,身重,息鼾,语言难出,无一不是肺液受伤之伤证。温病条辨,开首一方,即伤肺液,可怕。北方少燥气病,金气凉降能彻底也。西南方多燥气病,金气凉降不能彻底也。北方秋凉之后,愈凉愈深,由凉而寒,由寒而冰。相火之气既收于土下,即藏于水中,来春开冻，相火出土，万物发生，不生奇病。西南方秋凉之后，忽仍大热，已经收降入土之相火，又复逆升于土面。降而复升，凉而复热，凉降入土的金气，被逆升出土的火气，拒格不下，遂裹束火气，而燥结于中气之际。秋既燥热，金气收降，不能彻底，冬气遂不能寒。冬气不寒，故不冻冰。冰者，金气收降彻底之力所成。收降不能彻底，遂燥结于中气之际。燥病之脉，不浮不沉，弦结于中，其故在此。金气燥结，升降不通，病证发作，有不可以常理论者。世乃称为秋温，金气之病，命木气负责，相差太远。所以银翘散治秋燥见功，治春温见过，此温病条辨之短处也。此外各方效验可学，只须本着本篇病在荣卫，病在气分，病在血分，病在肠胃，简易系统的原理，以妙为运用，真有美不胜收之妙。

至于温热伤肺而曰太阴病，温热入胃而曰阳明病温，名实不符，不可为训。太阴为湿土，阳明为燥金。伤寒论之称太阴病，太阴病湿寒也。称阳明病，阳明病燥结也。温病木火疏泄，疏泄伤肺，肺热而已，何可直曰太阴。温热入胃，胃热而已，并不燥结，何可直曰阳明。

又温病无用燥热药之阴寒证，温病条辨之温补各方，乃借以辨明温病，非温病应有之病，应用之方，不可不知。

王孟英之《温热经纬》、吴鞠通之《温病条辨》，皆学温热应研究之书，根据原理以变通之，获益必多也。自来对于温病原理，守两大法门，一为伏邪，一为新感。伏邪者，伏去年冬时之寒。新感者，感今年空气之温。于人身本气自病的原理，全不知道，本篇处处是人身本气自病，事实上原来如此，并非故意矫为高论。

民国八年，太原阎百川先生，以山西人民病温病，服银翘散必加病，且有服至三剂而死者，以为《温病条辨》，乃中医治温病无不遵守之本，银翘散为温病条辨第一方，而不见效如此。乃聘请各大名医，赴晋开办中医改进研究会，二十年之久，费款数百万，结果不得办法，会址改为西医学校而罢。温病为木气疏泄之病，银翘散乃金气结聚之方，竹叶牛蒡桔梗荆芥薄荷连翘苇根，皆大开肺气结聚之药，疏泄之病忌之。木病疏泄，其脉虚散，金病结聚，其脉弦沉。时病之宜于银翘散者，皆弦沉之脉，结聚之病。名称与事实分别不清，宜其研究不得结果而罢也。木气疏泄，病温于春，金气收敛，病燥于秋，一开一合，两相反者。吴鞠通将秋燥列入温病条辨中，吴氏于温病原理，似不知道也。

乌梅白糖汤治愈温病发热病案

山西冀宁道署教育科高科长，病温病半月，潮热，神昏，日夜谵语，口臭，舌胎黄黑干燥，渴而腹满不痛，不拒按，十日不大便，身卧不自转侧，病势颇危，脉沉而弱。予曰：胃家津液已竭，用乌梅十枚，白糖二两，安卧一夜，次早大便半干粪少许，热退进食而愈。前言舌有胎忌服乌梅者，胃热初起，不宜乌梅收剂也。此病舌黑且干，又病潮热腹满，十日不大便而用乌梅者，此时之胃热，全因胃液干枯，故重用乌梅，以生胃液，胃液生，则运动复，而诸病愈也。

山西阳曲县何科长，春间病外感，满身疼痛，恶寒发热，神识昏迷，脉象洪数，重按模糊。予曰：发热昏迷，脉象模糊，此温病也。用乌梅白糖，酸甘相得，温服一大碗，汗出而愈。何君曰：去年亦病此病，两月乃愈云。

太原兴业钱局学徒某，病温病，经医先汗后下又补，大热不退，牙龈皆血，数日不眠，小便短极而赤。喘息摇肩，时时谵语，脉小而数。予以乌梅四枚，白糖二两，浓煎尽剂，是夜汗出安卧喘平，天明尿利热退索粥。群医笑曰：温病用乌梅，岂不将温气敛住，烧心烂肺而死，此之得愈，乃万幸云。

太原电报局吕君，病温病，经医用麦冬石膏等药，热不退病反重，十日神短气微，脉亦微少，舌有干黄胎，不大便已十日。予曰：不大便十日，此病可治，如大便滑泻便难矣。用乌梅四枚，白糖二两，徐徐服下，满身微汗，次日热退神清，胸微胀痛，不思食，用大黄末一分，分三次噙咽，舌胎黄退，能食稀粥，调理半月而愈。

太原电报局局长陈睛波，儿女数人，每患温疹，皆服乌梅白糖，乌梅冰糖而愈。

山西闻喜县王氏子，病温病，大烧热，用酸菜汤加盐少许，以代乌梅温服而愈。

北平孙姓子病疹，医进表散寒凉药，烧热大加，病势极重，就予诊治，处以乌梅白糖方，不敢用。入西医院诊治，医用稀盐酸，服后，安睡微汗，热退而愈。北平治案甚多，与山西治案大略相同。

昆明刘姓子，王姓子，病猩红热，发热昏倦，面色污红，小便不利，大便时时欲行不得，咳嗽。服乌梅二大枚，白糖一两，小便通利，热退而愈。木气败则小便不通也。

昆明何姓子，发热倦怠，面色青黄。服乌梅二大枚白糖一两，汗出热退而愈。

南宁朱姓子，夏月头生疙瘩，色红累累，大如葧荠。服乌梅白糖黑豆而愈，亦平疏泄养木气之效也。

南宁何姓妇，有孕五月，当夏月极热之时，呕吐不止，饮食不进多日，身软不能起动，百治无效。服乌梅二枚，冰糖二两，呕吐顿止，遂进饮食。此案非温病，因夏月热极之时，热乃木气疏泄之气，热极则木气疏泄失根，有升无降，故呕吐百治无效。乌梅冰糖，平疏泄，补木气，养中气，木气得根。乙木升而甲木能降，故呕吐愈。呕吐者，胆经不降，胃经亦逆也。

南京清凉山，一岁半小孩，发热口渴喜饮，饮后仍吐，大便亦泻水，小便全无，医以五苓散为治不效。予用乌梅二枚，冰糖一两，煮至极稠，取汤频频进之，不吐，忽然小便畅通，热退泻止。乌梅酸收。止吐宜矣。小便得利者，木气复其疏泄之能也。

凡夏日小便不利，皆木气退化，不能疏泄之过。乌梅补木气助疏泄，故服后小便利。

南京燕子叽高星垣之戚某君，病外感发热，服麦冬石膏等药，热反加。辗转更医，不外苦寒之剂，病更重，热更增。有名医主用竹叶石膏汤甚坚。高君曰：热大而舌无胎，此正彭先生所谓之乌梅汤证，非用乌梅收回相火不可。乃用乌梅二大枚，冰糖二两，煮烂温服。服后安卧两小时，热退病愈，思食，行动照常，前后如两人。高君为中央国医馆特别研究班学员，盖学圆运动系统学，而能明了原理者。乃遍告同学。认此病见效，为乌梅能收相火解温热之证。于是同学中乃有效用乌梅退热者，特别研究班同学，皆多年医家，皆为新感伏邪之说所深锢者。新感二字的意义，盖谓今年所感受时令的瘟气，既由口鼻直入腹内，应该用药散之清之升之。伏气二字的意义，盖谓去年冬令，感受的寒气，伏藏人身，今春变为瘟毒，更应该用药散之清之升之。原理错误，相习不察，盲从日久，认为当然。所以一闻乌梅汤皆惊曰：将瘟气敛住，必烧心烂肺而死也。日本民间习惯，凡外感发热，不请医生，自家吃热醋兑开水一杯，无不汗出而愈。西医用稀盐酸治外感发热特效，皆可为乌梅汤功效的佐证。

成都四川国医专校学员庞君存厚，其弟夏日发热不退，精神不支，服药不效，用乌梅白糖汤，热退而安。

又学员张君文焕，治一妇科，七十余岁，夏日发热气短。用乌梅白糖汤三豆饮同煎服，满身出疹，热退而安。

上列数案之外，乌梅白糖汤治愈之温疹发热，太多太多，载不胜载。本气自病四字，医家应当彻底研究。尝谓读中医书籍，先要养成辨别医书是非的眼力，方不为前人所误，于此可见。

时病本气篇

> 时病者，因时令之气变动而发生之病，如湿热中暑霍乱痢疾白喉疟疾等是也。病虽因于时气，病实成于本气。本来论时病者，皆认为外来时邪，中入人身为病。于人身本气自病，全不觉察。于时病原理，又是错误。此篇根据人身本气自病，方仍前人之方，理则实在之理。如此施治，乃得根本之法。

按：《经》曰："勿虚虚，勿实实。"医理不明，不知大气上下，人身感六气不能和则本气自病之理；不知精血乃元气之根，中气乃人身之本，先后天不辨，表里难分，阴阳错乱，一味寒凉或温燥，皆不可为医也。

时病本气篇序

时令病者，春夏秋冬四时之正病也。四时之大气，有风热暑湿燥寒之分。故有风热暑湿燥寒之病，人身亦有风热暑湿燥寒之气。故当时令六气偏旺之时，人身六气遂感大气之偏而病作焉。

亦人身本己的六气自病，非大气的六气入了人身为病也。时病本气篇，方仍前贤通用之方，理则河圆运动之理，按木气自病施治，认定着落，不生他弊。雷少逸《时病论》，为时病学最善之书，较《温病辨条》《温热经纬》，切实易学，先知本气自病，然后学之，方能有得无失耳。

中华民国二十八年（1939年）己卯冬月

子益重著于成都四川国医专校

湿气病

春温夏热，时气之常。温为木气，热为火气，温气较虚，热气较实。热气与湿气同时为病，则湿热胶涫。伤阴劫液，滋蔓纠缠，甚难医治。湿热病者，人身本己之湿气热气偏盛，感触空气之湿热而成之病也。

有病在荣卫，病在脾胃，病在气分，病在血分之分。湿热之病，虽亦有荣卫，脾胃气血之分，其实湿热一作，表里内外，无不皆病。不过各方面的关系，各有多少之别，可为研究之程序耳。

治之之法，着重祛湿，附带清热。热能伤阴，湿更劫液，清热之药，又无不克伐阳气者。除湿之药，又无不劫夺津液者。此湿热病所以较一切病症为难治，处方能得轻灵活泼之妙，庶几少失。

病在荣卫

湿热初感，恶寒发热，身痛体重，头痛如裹，胸间痞闷，小便不利，舌胎白腻，脉象濡数。

方用平胃六一散，苍术厚朴橘皮甘草各一二钱，煎调六一散二三钱。汗出者去苍术加白术，渴而能饮者，六一散加倍用。

平胃散，苍术厚朴橘皮甘草。苍术性温，能蒸散湿气，外达皮毛，以解荣卫。厚朴辛降，极助疏泄，能将湿气由脾胃输于膀胱。橘皮理肺气，生甘草清热和中也。六一散为六成治石，一成甘草，滑石清润柔滑。善通肺气，极利尿道，与苍术厚朴合作。一刚一柔，一燥一润，两相调剂，功用极妙，湿热初起，津液未受伤损，此为特效之方。

津液已伤，脉象细数，或津液素少，脉象薄弱，苍术厚朴其性刚燥，均不可多用。可以红饭豆白扁豆以代苍术，藿香以代厚朴。既不用苍术厚朴之刚燥，滑石亦宜减轻，以免败胃。尿道汗孔，为湿热出路。肺金为热所伤。不能清降，则汗孔尿道为之闭塞。肺气清降，汗孔尿道，乃能通利。滑石乃湿热病清降肺气之要药。肺主皮毛，大阳膀胱之经，行身之表，故肺道清降，汗孔能道。尿道自通，脉象濡数，濡为湿象，数为虚热，濡有软意。

若初病恶寒发热，恶寒至于战动，发热至于手足均麻，且作谵语，胸脘闷痛，舌白腻，口味淡，脉濡缓。此本身湿热，蕴积甚厉，因外感而陡然发作，有湿热之见证，而口作淡味，乃热极伤肺也。濡脉见缓，缓为实热之象。薄荷藿香各二钱，以和荣卫。扁豆苡仁各五钱，以祛湿。生栀仁栝蒌黄芩石膏各三钱，以清热。炙草砂仁各一钱，以和中乃愈。苍术厚朴辛燥忌用。

病在脾胃

湿为土气之病，本来就在脾胃。此曰病在脾胃者，因发现病在脾胃之事实也。其事实一为胸痞腹胀口渴，一为自利尿短。胀象濡数之中，沉按紧滞。

方用苍术厚朴橘皮各三钱，六一散五钱，藿梗二钱，蔻仁枳壳各一钱。加藿梗三味，以疏解滞气，使湿气容易流通也。湿为太阴土气，本病阴寒，故宜平胃散温燥之药。而热在肺家，故宜并用滑石。下文热在血分，则脾阴被湿热所伤，又以养阴为急矣。

病在气分

病在气分者，湿热伤肺，气逆不降也。其证咳嗽喘逆面赤气粗，昼夜不安，脉象实滞。此乃湿热入于肺络，肺气因之不降也。

方用枇杷叶六八钱，煎调六一散三五钱。枇杷叶专降肺气，肺络得通，湿热自去，即愈。肺热实故脉实。

病在血分

病在血分者，湿热伤损荣阴也。其症壮热，口渴，舌胎黄，或焦红，神昏谵语，甚则瘈疭而厥，脉象细数。

方用黑豆一两，生地五钱，隔水蒸汁，磨郁金乌药各一钱，兑入西瓜汁或冬瓜汁半杯，温服。无瓜汁，加瓜皮亦可。黑豆生地清凉养血，郁金乌药通利活血，瓜汁瓜皮清热利尿，以祛湿也。

湿热证已数日，汗出热不退，忽头疼不止，手足瘈疭，此湿热大伤阴液，肝风上冲。宜生地女贞子各三钱，黑豆一两，大豆黄卷三钱，煎服，以养阴液，如无豆黄卷，以黄豆芽代之。

以上二证，湿热伤阴，故方中以养荣阴为主。不用苦寒之药者，保胃气以生津液也。六一散入肺经气分，不宜肝经血分。血分用之，反增腻滞。湿热治法，湿热经纬陈伯平所论，周密审慎，亟当学之。

湿热病与湿温病，极难分辨，当于神识上，脉象上求之。湿温神识不清，湿热神识清楚，湿温脉象极虚，模糊不明。湿热脉象不虚，按之明显。湿温病如用芳香化浊，渗淡化湿，仍不愈者，宜用养木扶胃之法，扁豆、黑豆、绿豆、黄豆、乌梅各三钱。木气得养，力能疏泄小便，湿自退去。木气得养，相火下降，热自解除，要非胃气转动不为功。豆类既能养木，又能益胃，又能养阴，故能见效。一切寒凉伤胃之品，皆不可用。如脉尚不大虚，可兼养阴之法，亦只可养肺，不可滋肝。养肺用玉竹竹沥，肺阴复则尿利而热平。如以阿胶、当归、生地滋肝，则湿愈盛矣。如从肝治，则豆类乌梅相宜。

《温病条辨》三仁汤，治湿温。杏仁润降肺气，薏仁健胃除湿，蔻仁活泼中气，竹叶降肺理气，滑石、通草清肺泄湿。惟厚朴半夏，温燥伤津，万不可用。宜去朴夏加冬瓜汁以清润肺气而利小便为宜。如此方不效，乃宜豆类乌梅，从根本治之。便知温病全是虚病，顾中气，顾津液为主。

湿热病，烧热至于舌胎干裂，神昏气微，紫雪丹大寒败胃，不可轻用。可用乌梅白糖汤，自能津液复生，热退人安。酸甘化阴，乌梅又助木气之疏泄而祛湿，且酸甘之性，有益中气。人谓此方敛住湿热，病恐加重，不知乌梅性温，补木气而助疏泄，利尿阴湿之功，能救津液涸竭的热病，实地试验，乃能知道。

暑 病

暑气为病，与热大异。热病由内而生，暑病由外而入。热气较实，暑气较虚。暑者，太阳直射地面之相火，应往下降，而尚未下降之气。病者，此火气在地面之上，熏蒸燔灼，伤人肺气，所谓由口鼻而入是也。一伤之后，引起本身相火熏入肺金，即是本身相火的暑气自病。引起之后，外来暑气即不负责。

少阳暑火下降则为土气之根，不降则为金气之贼，肺气清降之人，吸入暑气，肺能降之，降则暑化而成生土之火。肺气不能清降之人，吸入暑气，暑气不降，停在上焦，引动本身相火，暑气逆伤肺家，遂成暑病。暑病分轻重两证。

轻证暑病，微发热，微恶寒，时作时止，头疼身软，精神倦怠，或欲呕，或不呕，或泻或不泻，舌有薄胎，或黄或白，恶见日光。脉象虚，中部取之。

方用藿香扁豆各三钱，泻与欲呕，均加厚朴一钱，吴茱萸三分，黄连二分。头痛甚，加黑豆三钱。鼻气热，加焦栀仁一钱。

本身少阳暑气，散漫胃中，脾胃不和，故恶寒发热。病在脾胃，不在荣卫，故时作时止。胆经不降，故头疼。暑气熏肺，故身软而精神倦息。胆经逆，故欲呕。暑气扰于胃中，胃不和，故泻。胆胃俱逆，故舌有薄胎。病在胃间，故脉动中部。暑伤气，故脉虚。本身暑气不降，故恶见日光。肺热故气热，如病已数日，口苦且加，脉则沉取乃得，左脉较弱于右，日久则病深故也。

藿香降胃和胃，扁豆健胃调中，厚朴降胃理滞，萸连降胃气调升降，黑豆养血，焦栀仁降相火。此证为普通暑病。不用甘药者，暑病脉在中部不宜甘性之壅滞也。

重证暑病，恶寒发热，身重疼痛，气热而手足逆冷，口开而前板干燥，小便已，洒洒然毛耸，小有劳身即热，汗出而渴，舌有薄胎，脉象弦细芤迟。

方用竹叶石膏汤，竹叶、生石膏、法半夏、党参、粳米各三钱，麦冬、炙草各一钱。

本身少阳暑气，伤及肺金。肺主皮毛，表里不和，故恶寒发热。肺热故身重疼痛。肺热于内，阳气不能四达，故气热而手足逆冷。肺热则鼻难呼吸，故口开，金水相连。肺热故齿燥。肺经与膀胱经同主皮毛，小便已，则气升，气升而肺热，故毛耸。相火散漫，肺金不能收之，故小有劳身即热。肺胆胃三经俱逆，故舌有薄胎。肺阴被胆经暑气灼伤，故汗出而渴。气被暑伤，津液亏耗，故脉象弦细。暑伤肺阴，故脉芤。暑盛气弱，故脉迟。

竹叶、石膏、麦冬清肺热，党参、粳米、炙草补中气，以生津液而降暑气也。竹叶与麦冬并用，能将肺络中燥热清降血下，将肺家阴液回复，直达肾家。收令行于下，相火归于下，中气有源，全身的旋转升降各复本位，是以顷刻之间，病愈人安，有不可思议之妙。凡暑病，热病温病之重，无不因肺金被伤而来。盖肺金收降，则暑气热气温气，皆不致上犯之故也。

如舌胎厚腻，头胀如叶，是兼有湿气。可加六一散五钱，扁豆皮、苡仁各三钱，厚朴一钱。

暑　泻

暑泻者，非暑邪直入胃肠为病。乃肺气为暑气所伤，不能收敛清降，因而气机混乱之病也。

缘人身大小二便调匀，全赖肺气清降收敛。肺气能收敛，木气乃能疏泄，相火乃能下行，中气乃能运化，水道乃能清通。肺家一被暑热所伤，不能降敛，于是相火散漫，则发热心烦而作渴。胆胃俱逆，则恶心呕吐而中满。气机壅遏，水道闭塞，木郁不能疏泄，遂成泻利，脉则右弱于左。

方用滑石、竹叶、荷杆、佩兰叶各三钱，以清降肺气，而疏气机，神曲三钱，蔻仁一钱，以温运中宫。郁金、粉丹皮各二钱，以疏木郁。生甘草一钱，以调中气，自然小便清通，胸膈松快而愈。

清暑之方，最忌温补，尤忌苦寒。此方平淡而奏大效，清凉以治金本，温运以治中宫，暑月吐利之大法也。

又有暑伤肺气，气机混乱，上吐下泻，发热自汗，口渴心烦，腹痛胸闷，舌有黄胎而润，脉象左右均小弱者。

此暑伤肺气，不能收敛，湿伤脾胃，不能运化，木气衰竭，不能疏泄。方用栝蒌、滑石各三钱，以清肺家而利小便。苍术、厚朴、蔻仁、神曲各一钱，以温运脾胃。吴萸五分，黄连三分，以止吐。当归、川芎、白芍、桂枝各一钱，养血液和荣卫以止汗而助木气之疏泄，一剂而愈。

暑 厥

暑月之时，行走暑地，忽然昏倒，不知人事，肢厥脉弱者。此则地面的暑气伤人肺金，窒塞气机所致。法宜芳香通肺，并不治暑，方用蔻仁、菖蒲、木通各一钱，滑石、磁石各二钱，煎服。肺气通降即愈，不必尽剂。蔻仁菖蒲开窍活络，以通窒塞的气机。木通滑石磁石引气下行也。

其有暑月乘凉，里阳被外阴所遏。皮肤蒸热，恶寒无汗，身痛。此非受暑，乃暑月外感。方用藿香、薄荷、桑叶各二钱，黑豆、绿豆各三钱，煎服以解外阴，而安里阳，即愈。如兼口渴下利，加滑石三钱，苍术厚朴各一钱。

无以上诸证，只恶寒发热头疼者。葱白三寸，淡豆豉五钱，食盐少许，煎服即愈。此非暑病，乃暑月外感，脉必有弦紧之象。弦紧者，寒伤荣而卫闭也。故用葱白通之，盐补中气，不加盐，见效不彻底。《汤头歌诀》九味羌活汤，治此病甚效，升发以开卫气之闭，清凉以解内郁之热也。

又有暑月热极之时，心慌意乱，坐卧不安，面红肤热，身软无力，不思饮食，舌净无胎，或舌色满红，此暑火不降，木气失根也。方用乌梅三大枚，冰糖二两，煎汤热服，酸甘相得，痛饮一碗，立愈。凡热极而死者，皆相火不降，木气失根，中下之气皆并于上之故。此亦暑热为病之一种，但非暑气入肺，窒塞气机耳。此证脉虚或洪。

乌梅善收相火，大补木气。暑热极盛，气升不降之时，为补益妙方。如秋凉服之，少腹顿胀，盖相火已降，木气业已得根，不宜再事敛补也。热极之时，心慌皮热，小便短赤，一服乌梅汤，小便清长，亦相火下降，肺气清收，木气复疏泄之力也。惟舌有腻胎，不宜服用，将湿敛住，必增胀满。病有恶寒者，亦不宜服用。南方湿盛，宜热服不宜冷服。

温热暑三病，均无实者。至于暑病，则暑伤肺气，更无实者。闭厥一证，愈闭愈虚，所以开闭之药，只合用清轻之品。暑月之气，上热下寒，天人所同。至于暑病，多有食寒饮冷，腹痛泻利，小便不利。平胃散三钱，一服即愈。脉数口渴者，加六一散。脉迟不渴，背恶寒者，此为阴寒之病，平胃散加附子二钱。如腹泻稀水，并非稀粪。舌胎厚腻，却脉象沉微，肢冷恶寒，心中躁扰者，是脏寒而又兼暑。宜附片干姜炙草各三钱，以温脏寒。加厚朴一钱，六一散三钱，以清暑泻也。单阴寒病，舌胎不厚腻也。

其有平日阳虚，忽然病暑者，不论外证如何，其脉浮大无伦，按之空虚。是为阳虚。如按之空虚，却于中部现出细而兼紧，或细而不紧之脉，口又微苦，便是阳虚兼暑。方用四逆汤，附片干姜炙草各三钱，以治阳虚。加冬瓜自然汁四两以清暑，自然能愈。老人夏月多病此者，人身相火的暑气，聚于胃中。故脉细紧现于中部强。细乃肝胆之脉，少阳相火，胆木从化，故口苦脉细，为暑病主证。

温病，湿热，暑病，其重要责任，全在肺家。肺气能收降下行，水气升而复降，即不发生温病。肺气能收降下行，汗尿通利，湿不停留，热无所附，即不发生湿热病。肺气能收降下行，相火不致逆腾，即不发生暑病。温病发热身痛神智昏迷，脉象模糊。暑病恶寒发热，头热肢冷，气热欲呕，脉则独现中部，虚而稍数，湿热病头重胸闷，恶寒发热，脉象濡数，须将《温病条辨》《温热经纬》所载病证治法，熟玩深思，分别清楚，庶几周密少失。然必归本于本身之气自病，方合事实，用药乃有着落。

温病，湿热，暑病，皆寻常六气之病。温热诸书，每将瘟疫掺入，学者读之，遂将理路混乱。著者于疫病，无实地彻底之经验，故此篇不及疫病。以天人圆运动原理度之，圆运动偏为时令病，偏之太过则成疫耳。如是则疫病亦有六气之分，不能限于温热也。偏之太过，中气之虚，是疫病乃外实内虚之病。外愈实内愈虚，内愈虚外愈实。疫病诸书，只知实不知虚，误了后人不少。

霍　乱

霍者大也。升降倒作，中气将散，大乱之病也。

夏秋之间，地面上的阳热，盛满蒸腾，是为相火，相火下降，地上清凉，地中温暖，上清下温，升降自然，中气健运，不病霍乱。相火不降，中上则热，中下则寒，人与造化同气，中上热则病热霍乱，中下寒则病寒霍乱。热霍乱之外，又有干霍乱，中秽霍乱，寒霍乱之外，又有湿霍乱。

热霍乱

胸痛而吐酸腐，腹痛而泻恶臭，大渴大烦，肢体躁扰。此皆中上火盛之人，感触地面相火之热，将本身火气增加，阻塞气机灼伤阴液所致。脉象实数，舌无胎。

方用新吸井水一大碗，一饮而愈。

相火之气，最喜降入下焦，阴气之中，最忌散出上焦阴气之外。人身下焦阴气，肾主之，上焦阴气，肺主之。人身乃一阴气包藏阳气之体，精虫攒入胎卵之中而成胎。太阳光热射入地阴而成造化。河图中宫，阴包阳外，阳藏阴中，此病相火化热伤阴，故病如此。

新吸井水，凉而不寒，至阴之气，清降之质。服下之后，将火热之气，收藏而下，于是火藏阴中，升降复常，津液续生，气机舒展，是以诸病皆愈。

此方亦如本篇温病乌梅汤证收降相火之义，不清火而火自平。如霍乱吐泻转筋腹痛肢冷烦躁口渴胎黄，宜用王孟英蚕矢汤。

蚕矢汤

晚蚕沙五钱，川黄连一钱姜汁炒。枯黄芩、生栀仁、陈吴萸各一钱，豆黄卷四钱，木瓜二钱，生苡仁四钱，半夏通草各一钱。治霍乱吐泻转筋，腹痛，肢冷，口渴，烦躁，目陷，脉伏，时行急证。

口渴而脉伏，热极之象。津液大伤，内热极盛，脉故伏也。目陷亦津液大伤之象。转筋者，津枯不能养筋也。肢冷者，热积于内，不能达于外，内为亢阳，外为孤阴也。

连芩栀仁清热复阴，苡仁半夏健胃降逆，吴萸温肝胃以通阳，通草引热下行，豆卷木瓜养木舒筋，蚕沙燥湿达木。伏脉伏在骨际，甚有力也。如无豆卷，以黄豆芽或黑豆芽代之。

人身津液充足，活泼流利，脉来柔和。热盛于内，灼伤津液，故脉伏不柔。此病口渴为内热之据。此外必舌胎干黄，小便无有，泻利恶臭，加以脉伏，热证已明，故清热即治愈诸病。而蚕沙豆卷通草木瓜舒筋养肝，尤善调和气机也。吴萸性热，温运肝胃，此方兼用者，霍乱虽热伤津液，胃却失温运之力，故宜兼温运肝胃之法。

如发呃而汤药不下，加鲜竹叶枇杷叶各五钱以降之。

干霍乱

胸腹绞痛，欲吐不得，欲泻不得，为干霍乱，急用吐法。亦名闷霍乱。

炒食盐三钱，调童便半碗，服后顷刻，以指探咽作痒，吐出痰涎即愈。如舌胎未净，口中未和，平淡之品调养，用五豆饮调养最宜。

五豆饮

黑豆、绿豆、黄豆、扁豆、淡豆豉各三五钱煎服。黑豆绿豆清热养中，黄豆扁豆补脾胃，豆豉和中，此方温病发热脉虚亦可用，疹病发热亦可用。

大黄黄连黄芩泻心汤，此方亦治干霍乱。各用一钱，开水泡片刻，稍有色味，热服。服下之后，胸腹气通，即效。

热霍乱干霍乱，胸腹绞痛之时，先用碗边抹香油，刮两腿弯，两肘弯，脊脊，见红点即松。气机流通之故。寒证忌刮，刮则气脱。

中秽霍乱

暑月之时，污秽之地，忽有暑秽之气，由口鼻入胃，而病霍乱，胸腹满痛，昏迷烦闷者，先用痧药取嚏，后服平胃六一散，清理肠胃即愈。此本身气机运动不足，因受外来暑秽而停顿，亦非全是暑秽为病也。平胃六一散，治外来暑秽凝聚肠胃极效。

寒霍乱

夏秋之间，太阳射地的热，盛满蒸腾。雨多之年，热气随雨降入地下，上不病热，下不病寒。雨少之年，热气不降，地面之际，上热下寒。中上偏热之人，感触热气，增加了本身热气，热伤津液，气机因而阻滞，遂病热霍乱，干霍乱。中下偏寒之人，感触寒气，遂病寒霍乱。

寒霍乱，胸痛而吐，吐非酸腐，腹痛而利，利非恶臭，口不渴。舌无黄胎，小便有利者，有不利者，四肢无力，微作寒热。气微神清，脉象虚微，或虚大，方用理中丸。

党参、白术、炙草、干姜各二钱，蜜为丸，如无丸亦可煎服。

中气温运，则胃气降而不吐，脾气升而不利。此病虚寒之中又兼湿气，故升降倒行，而病如此，此方参草补中气之虚，白术除湿，干姜温寒，故病愈也。然须有变通之法，因吐利之后，津液大伤，刚燥之药，多不能受。如有当用此方，而此方服下，反又吐出者，此干姜白术燥横之过，可用吴萸一钱。小茴香一钱，以代干姜。加炒黄连三分，以降胃逆，用茯苓以代白术便妥。黄连降胃逆所生之虚热而止吐，使温中之药得顺下耳，少用至一分更妥。

此证如因病人服方仍吐，认为寒霍乱。而以热霍乱之方治之，亦如热霍乱误服姜术，必立见大祸。欲辨寒热，可细玩王潜斋医书五种之《霍乱论》。

寒霍乱吐泻之后，津液受伤，亦有渴欲饮水者，燥药务必慎用。若欲饮不止一口半口，是阳气自复，行将自愈矣。渴欲欲者，用豆类补中较妥。

若寒霍乱吐利汗出，恶寒发热，肢厥，或腹痛甚者，宜四逆汤回阳乃愈。如脉微欲绝，汗出外热，小便复利，是阳气虚脱于下，阴气散失于上。须用通脉四逆加猪胆汁汤，复阴回阳乃愈，通脉四逆加猪胆汁汤见伤寒篇。

湿霍乱

湿霍乱，吐利之后，身热，汗出，头疼，渴而能饮，饮而仍吐，小便不利。方用五苓散。茯苓猪苓各二钱，白术泽泻各一钱，桂枝一钱，研末，热开水送下，多饮暖水，汗出尿利即愈。如无散，服汤亦可。

热汗者，湿气阻格相火不能下降也。头痛者，湿气壅遏于上也。渴而能饮，饮而仍吐者，湿伤津液，相火不降，故渴而能饮。饮为湿格不能下行，故吐也。五苓散泄祛水湿，相火下降，故愈。用桂枝者，疏泄小便也。五苓散证之身热，并非外感，乃湿气阻格，相火不降之故。

霍乱病，夏秋之间，病者极多，治法稍差，动关生死。王潜斋医书五种，有《重订霍乱论》，辨证明白，方法细密，为霍乱第一完备之书。所列热霍乱误服温补之祸，一片苦心，嘉惠后学，读之增人知识。惟谓热霍乱为普通时气之病，寒霍乱为个人身体之病，却未妥。当民国壬申，西北夏旱雨少，霍乱盛行，医见旱热，用凉药清热皆死。医用当归川芎扁豆苡仁吴萸，温暖柔剂，加黄连三二分者，多得救活。可见上热不降。中下必塞，天人一气，不可置而不问。梦英先生，经验宏富，我之师也，天人之理，则未解矣。

水　泻

夏日水泻，此脾湿胃滞，而肺热。夏月空气中有湿热，湿则伤脾，热则伤肺也。平人小便清利，不病水泻。膀胱之经，自头走足，行身之表。肺主皮毛，与膀胱经气相合。膀胱水利，必须肺气清降。冬日小便多，而无汗者，肺气清降也。夏日小便少，而有汗者，肺气热逆也。肺与大肠同秉金气，热伤金气，不能收敛，则水气散漫，故大便水泻。

夏秋之交，湿土司令，脾湿濡滋，故水气漫溢。其漫溢而成泻，固因金气不收，亦因胃气有滞。胃气不滞，升降活泼，水湿或由小便而去，或由汗孔而出，不病水泻也。胃间有滞，中气不调，升降失常水气即入大肠而成水泻。水泻之证，大便夹有粪粒，喷射有声，腹痛，口渴或不渴，虽泻而精神不败，小便不利。不比阴寒下利，一滑即下，全是稀粪，经一次泻利，便精神颓败，立刻危险也。方用加减平胃六一散。

加减平胃六一散

苍术、厚朴、橘皮、槟榔、草果、炒栀仁各一钱，六一散五钱，分二次服，小便利即愈。加草果槟榔以温运胃滞，加栀仁以清肺热。

夏日肺热汗出而水泻，或用西瓜饱啖，肺热清。小便利，泻即止。老人或体弱人，用冬瓜蒸自然汁温服，清利肺胃，泻亦能止。夏日腹泻，肛门觉热者，西瓜汁冬瓜汁极效。总之，夏火克金，则热气伤肺，肺热不能收敛，故病水泻。所以清肺热，理胃滞，为夏月利水唯一妙法。不可徒用姜苓，反伤津液，而增肺热也。如嗳酸，是兼停食，加鸡内金三五钱，鸡内金炒黄用。

痢　疾

痢疾之病，何以多在夏令与秋初。因正当少阳相火太阴湿土司令之时。此时空气中有热气湿气寒气。此病全是木气被湿热寒三气郁阻，不能疏泄所成。

饮食入胃，脾阳消磨，化为糜粥。糜粥之中，有糟粕，有精华。精华化为津液，糟粕是为二便。二便之传送，乃木气疏泄之力。木气不郁，疏泄适宜，故小便通利，小便通利然后大便匀调，肚腹不痛，肛门不坠，不下红白之物。然必其人中气健运，不偏湿不偏热不偏寒，然后木气不郁，疏泄乃得适宜。疏泄适宜，不病痢疾。痢疾分普通证，偏热证，偏寒证，外感证。

普通痢疾

腹痛，下红白，小便不利，后重，脉虚数。

方用当归、白芍各二钱，干姜、川黄连、炙甘草、广木香各一钱，服后先见小便通利，病即止矣。黄连清热除湿，干姜湿寒除湿，木香温达木气，以疏泄小便。姜连并用，一升一降，最解结滞。炙草补中气，当归温木寒，芍药解木热。当归芍药并用，最能补益木气养精血，脉弱者黄连只用三五分。

厥阴木气旺于冬春，衰于秋夏。痢疾虽因于湿热寒三气郁阻木气，以致不能疏泄。亦因于木气正当衰时，无力疏泄之故。所以归芍木香补益木气，为治痢要药。尤为腹痛之痢疾要药。木气能疏泄，则腹不痛而痢止。

红白者，大肠中之脂膏，被木气冲击而下也。大肠气属庚金，金主收敛，木气不疏泄于前阴，则冲击于肛门，而庚金之气，又收敛之，故觉后重。稍下红白，木气稍遂，故又暂止。木气主动，暂遂一时，又欲疏泄，木气疏泄，金气收敛，相为乘除，故痢疾一日可数十次。世以红白为邪气，非下尽不可，误事多矣。又以痢疾为有滞，非消导不可。滞诚有之，亦本身之气之滞，只可调解，万不可消。如伤食舌有厚胎应用消药者，可加槟榔草果各一钱。世云初痢无补法，则诚然矣。木郁不达，愈补愈郁也。此方干姜黄连随脉气偏寒偏热加减用之。如病人所在地，上年立冬前后鸣雷，或冬令不冷，今年大气中阳根不足，痢疾多有兼下寒者，脉象虚微，黄连慎用。须加艾叶以温下焦，切不可加附片，因湿热忌附片也。

普通痢疾，用散药辄易见效。方用杏仁、桔梗、薤白、葛根、橘皮、罂粟壳、当归、白芍、广木香、吴萸（水炒）、黄连、炙草、干姜、附片、大黄各三钱，共研细末，白开水送下。每服一二钱，脉兼寒象者，艾叶二钱煎汤送下。炙草补中，杏桔橘薤温降肺金以升大肠庚金，葛根罂粟壳升大肠金气以松木气，归芍木香温调木气以达疏泄，干姜黄连附片大黄大寒大热大升大降以回复各经运动之旧。前方重在木气，此方重在金气。红白乃肠中脂膏，并非毒物，升降复而小便利，红白自止。此方之用附片，乃助大黄成升降之功，用大黄并非攻下红白。药共四两二钱，每服一钱药，大黄未及一分。大黄轻用则善调和，重用则攻下。调和之法，世罕用者，惜哉。

偏热痢疾

腹痛，下红白，后重，小便不利，口渴身热，口臭气实。舌胎干黄，脉象数而实，或数而细有力。

方用白头翁、黄连、黄柏、当归、芍药、神曲、木香、杏仁、葛根各三钱。绕脐痛甚者，加酒制大黄二钱，清热养木，疏滞升陷，即愈。脉弱者，大黄忌用。

偏寒痢疾

腹痛，下红白，后重，红多白少，或全红无白，小便不利，不渴，口淡气微。舌胎白腻而润，脉象沉微，或洪大按之无有。

方用附片、干姜、赤石脂、粳米各三钱，温寒即愈。左脉较右脉细者，加当归白芍各一钱。如脉不微不洪，用前普通痢疾方，去黄连加艾叶并加炙草二钱，亦效。世谓红为热，白为寒，红属血分，白属气分，按之事实，不尽然也。寒热总以症状脉象舌胎为断。

外感痢疾

此因外感，荣卫失和，引动里气失和，而病痢疾也。痢疾症状，亦如普通痢疾，惟加身痛，与恶寒发热，脉象数促。

方用桂枝加葛根汤，桂枝、芍药、炙甘草、生姜各三钱，小红枣肉十枚，葛根三钱，桂枝汤和荣气，加葛根和卫气。荣卫和，则肝肺之气和。肝肺气和，疏泄与收敛调和不偏，是以痢愈。然方中药品，只在解表，并不治痢，可以见表里一气之义矣。葛根和卫气者，葛根善升大肠金气，大肠气升，肺气自降。肺气为卫气之主，肺气降，故卫气和也。

大凡小便不利之痢疾，皆不宜补。小便利之痢疾，皆是大虚。诊察情形，或用滋补，或用温补，但不用刚燥横涩便妥。小便不利，皆土湿木郁，无力疏泄。偏热痢疾之小便不利，则热伤津液，必清热小便乃利。如小便通利，而病痢疾，既无木郁的关系，土金大虚，故非补不可。如极虚之人，夏秋病痢，脉微气少,不胜药力者,可用鲜葡萄须一握,煎服,或葡萄汁温服,小便自利,痢即自止。葡萄干亦可用,葡萄补肾肝助疏泄也。

如痢红脓,日数十行,小便自利,面红不渴,脉虚,重按无根,神智昏迷者。此乃少阴寒极,中下极虚,用四逆汤附子炙草干姜各二钱,温补中下,方能见效。

如痢疾日久,饮食照常,左脉小而沉。小便不利而腹痛者,好西瓜饱食,小便清利,诸病自愈,或生荸荠十数枚连皮细吃即愈,此则热伤阴分之痢也。

如舌白如粉,不渴,日痢数十行,小便不利,痢下之物,白而沉重,胸腹如格,渐至不食,诸药不效者,用椿叶包围腰腹,紧垫肛门,并闭口作深呼吸,以闻椿树香气,并煎椿叶浓汁,时时啖之,约半日之间,小便自利而愈。此危候也,然其脉必沉弱,如痢疾发烧,脉洪大有力则凶矣。

如痢已经年者,此为木热金虚,炙黄芪一两,炒白芍一钱,以补大肠金气,兼清木热,多服乃愈。如曾经灌肠者,则直肠津液亏损,难复原矣。

痢疾之病,每随大气为转移。世以木香黄连丸,统治痢疾,遇空气中阳气不足之年,与向来冬令不冷之地,亦用黄连,必病加食绝而死。中医学乃天人一气之学,只知治人,不可也。

疟　疾

疟疾外证,寒战大热,汗出病解,病解之后,一如平人,病深则隔日一作,病浅则当日一作,此金气敛结,木气郁结,金木两结之病也。病发时,头目必先昏闷,胸间必聚结不舒,为金气敛结之证,疟疾吐虫,疟脉多弦,虫与弦皆木气郁结之证。肺金为卫气之主,卫气结故恶寒。肝木为荣气之主,荣气结故发热也。

金匮治但热不寒之温疟。用白虎加桂枝汤，生石膏知母粳米炙草。桂枝散木气之结，白虎开金气之结也。

金匮治寒多热少之牡疟，用蜀漆散，云母、蜀漆、龙骨，蜀漆即常山根，各等分，共研末，病发前半时白水吞下，此方三味皆开结通滞之品也。

治疟之法，不止一端，开结通滞，不伤脾胃为主。世行之方，多用常山、青皮、槟榔、草果、山楂、厚朴、桃仁等，消痰祛滞之药。在舌胎黄白厚腻者甚效。舌胎黄白厚腻，用法半夏、贝母各一钱，并研末，党参三钱，煎汤送下，新疟老疟皆效。此亦开结祛滞之力。舌无胎者，穿山甲二片，炒黄研末，黄酒二两，好烧酒一两，水三两，煎开吞甲末，秋后春前，无论新疟老疟亦效。如病已多日，舌无胎，诸治无效者，洋参须三钱，嚼吞亦效。大陕枣四枚，针刺细孔，好烧酒泡一刻，用烧酒将枣烧焦，嚼吃亦效。穿山甲，焦大枣，开木气之结，酒开金气之结，洋参降肺开金气之结也。若瘴疟，则白马通甚效，亦开金气之结之功。白马通详下文。以上数方，皆病发前服下。《外台》治寒多热少疟病，用柴胡桂姜汤亦效。柴胡黄芩桂枝以解木气之结，牡蛎栝蒌以解金气之结，干姜炙草温补中土，以调金木而止寒热也。

疟病乃金木之结，而六经有偏胜之气，亦现六经之病，兼治六经之病，仍不离解金木之结。解金木之结，又不离中气之运化也。

《金匮》疟脉自弦，弦者，由闭而欲开，欲开而不能之象，木气被金气闭结之象也。弦数多热，弦迟多寒，弦小紧者下之瘥，弦而小紧。结气在中，故宜下这之。弦迟者，可温之，弦紧者，可发汗针灸以散之，发汗宜桂枝麻黄各半汤，桂芍解木气之结，麻杏解金气之结也。弦面浮大可吐之，弦数者风发也，以饮食消息止之。饮食消息者，蔗汁梨汁以润木息风也。无非开阻散结，使脉不弦，疟自不发之意。

此病荣卫之开合分离，脾胃之运动停顿，发热出汗，实质亏损。病的原则，乃大气中金气偏于结聚，人身之气感之，故人身亦金气偏于结聚。于是卫气敛住荣气，金木皆结，故作寒热。上列各方，各有偏害。热药伤阴，凉药败阳，通药损形，用之尝有效者，亦尝有不效者，可谓最难解决之病矣。

西药元圭一分二厘，元圭乃金鸡纳需提炼而成，安知彼灵肆分，治诸疟皆效，大概元圭开木气之结，安知彼灵开金气之结也。

服疟疾药宜分为二份，按准病发时间，前两点钟服一份，前一点钟服一份为合。

疟用糯米粉煮稀糊一小碗，白糖酸醋同煮，于病发时温服，胸腹宽松，头目清爽，立刻得愈，药不伤人，大可贵也。白糖米醋均宜多用，但以酸甘相得适口为度。凡疟疾之起，由于卫气闭结，外感多归疟疾，即此之故。醋能开通一切结气，有疏泄收敛开同并具之能，外感初起，头目闷而不舒，似作恶寒，即是卫气闭结之状，即宜服之立刻汗出而愈，即不转成疟疾，糯米白糖，养中养液，外感妙药，故与醋同立大功也。身体强者，单吃醋即效。病发前一点钟亦可服，预防亦可服，此方南北皆宜，四季皆效，西南尤宜。因西南冬令不冷，金气降不彻底，大气中多有结聚作用，圆运动的中气不足，人身软弱，一切克伐之药，能避免不用，身体即能少受损伤。此方于疟疾最多之西南地方，可称救苦金丹。金鸡纳霜能败肾阳，砒霜能蚀血肉，皆可畏也。现在通行之特效疟疾药，皆有纳霜皆有砒霜，身体既伤于病，又损于药，不如用醋之有利无害。

醋治疟疾，虽称特效。须于病未发前，诊查脉象。气虚者处以补气之方，血虚者处以补血之方。不必杂以治疟之品，而以醋为引，乃为万全，醋用多些，治疟通弊。在医生心中，先以药方为据，而不以脉为据，所以有愈者有不愈者。今调脉处方以治本，用醋以治疟，故较完善。须知疟之为病，荣卫气血，必有所伤，将偏处使复其平，又有醋的力量，疟自愈矣。身强体壮中气本足之人，皆不病疟，可以见矣。中气充足，则荣卫气血必无偏处也。

白　喉

白喉小病也，死亡却多，药之误耳。分中虚喉痛，阴虚喉痛，湿热喉痛，外感喉痛，阳虚喉痛。

中虚喉痛，喉痛不作寒热，精神倦怠，饮食减少，面色萎弱，脉象虚小。

方用炙甘草一钱煎服即愈。如其不愈，炙甘草、桔梗各一钱，煎服，分多次服下。此病因中气虚，少阴心经之火不能下降也。少阴之经，心火与肾水同气，心火下降交于肾水，不逆冲咽喉，则咽喉不痛，心火下降全顿中气，心火上逆，中气必虚，故用甘草养中降火。不疟者，心火不降，肺金必伤，金被火刑，收敛滞塞，肺主津液，津凝成脓，咽喉之间，即起白点，故甘草汤加桔梗以排脓降肺也，脉象虚小，中虚之象。

阴虚喉痛

喉痛不作寒热，精神并不倦怠，饮食亦不减少，面色如常，脉象弦细。

方用猪肤汤，猪肚囊皮煮成浓汤，加白糖，随时服，分多次服下。阴虚者，火金不降，而津液亏也。火金不降，此亦寻常之病，原无何等危险，自晚近养阴清肺汤盛行，白喉这成要命的危险大症。冬春之交，死亡接踵。养阴清肺汤，除薄荷、甘草外，其余麦冬、生地、芍药、贝母、丹皮、玄参，苦寒滋腻，寒中败脾，此体强火旺，脉实气壮之人病喉症之方也。向喉症气壮脉实者少，气弱脉虚者多。如中虚证服之，心慌，腹泻，增热，加痛，一日即死。

猪肤汤养阴清肺，不湿脾胃，不寒中气，功效极大，虚家极其相宜。即脉实体壮之人服之，亦奏殊效。

喉症冬季极重，春季次之，夏季为轻，秋季更轻。冬季木火正当藏根，不当上冲。春季木火甫经萌芽，不当上冲，故病重。夏季火炎于上，应病喉症，故病轻。秋季肺金燥结，敛住火气，不得下行，故更轻。重者重在下焦根本动摇也。脉象弦细，津液伤耗之象。

湿热喉痛

此证恶寒发热，舌有薄胎，喉痛如锁，身痛胸闷，或不痛，不闷，脉象紧促。

方用苦酒汤，清半夏一钱研末，鸡蛋白一个，去净蛋黄。将半夏和蛋白自搅匀，仍入蛋壳中，再入醋。满蛋壳搅匀，于火上煮一开，候温，徐徐服下，不愈再作服。

苦酒半夏除湿降逆，蛋白润肺清热也。寒热舌胎，身痛胸闷，皆湿之现证，湿热凝冱，故痛如锁。此证如服炙甘草，必将湿热补住，而痛加重也。脉象紧促，闭结之象。

外感喉痛

此证恶寒，微发热，却恶寒特别之甚而体痛。舌有黄燥胎，口臭，喉痛极剧，脉象紧而有力，或沉细有力。恶寒压沉有力，为必要证据。

方用麻杏石甘汤，麻黄二钱，杏仁三钱，炙草二钱，生石膏三钱，热服，汗出即愈。

麻黄泄卫气之闭，以舒肺而止身痛，杏仁降肺润肺，生石膏开热结以止喉痛，炙草补中气也。如舌胎厚腻太甚，时时恶心者，加生大黄五分，以清胃间浊热乃愈。脉沉有力，卫闭热结之象。

阳虚喉痛

此证亦由外感而来，微发热恶寒，舌亦有黄白腻胎，口亦臭，却不渴。继则身恶寒甚，身并不痛，胸满气微，脉虚迟无神，喉痛不甚，速速回阳补中。

方用四逆汤，附片干姜炙草各五钱，加童便半杯。病人所在地，上年冬至前后鸣雷，或冬至后不冷，春间即有此病，不速治之，阳脱而死。

白喉病，如中虚阴虚审查不清，可用试探法，用炙草五分，煎浓汤服下，病减轻者，即属中虚。痛反加重者，即属阴虚。虽痛加重，不妨事实。睡醒痛减为中虚，睡醒痛加为阴虚也。

白者肺经已伤，红者肺经未伤。白愈多者，中气愈虚。有初病不过一白点，肿不大，服甘桔汤后，白点加多，肿加大者，此非药之过，乃病气正盛。然随盛随衰，病即遂愈，不必疑虑。

凡中虚喉痛，面色必红，服凉药即死。凡可吃凉药之病，面色必不红，内热愈实者，面色必深垢面微黄也。喉症亦然，喉症之死，皆死于中气亡脱。如中不虚者，虽痛至筋肉溃烂，亦不至死。

如温病而兼白喉，须先治白喉，后治温病，治白喉用炙草生草各五分，桔梗一钱。炙草服后，喉痛已减，温热稍加无妨。服炙草所加之热，乃胃家之热，温病胃热为顺也。如喉间并无白点，面有红点，此是阴虚火逆，用生甘草降火，即愈。忌用炙草。如满喉红成一圈，此肺气不足，不能生津下降，用猪肤汤润之，或六味地黄丸滋阴乃效。脉虚者，用生党参三钱，小枣十枚，煎汤徐服，使中气复旺，以生肺气，肺气自然降而生津，自然病愈。

如猪肤汤证，服汤后，见效又痛者，此咽圈之红，乃心火不降。此心火不降，乃肾气不升。心肾相交，升降互根，用肾气丸一二钱，吞服即愈。或猪腰不去膜，煮脁汤温服，以补肾气，肾气能升，心火自降也，如服凉药即危。看喉之法，命患者张口，哈哈字，舌自向下，自能得见患处。

烂喉痧

此病乃猩红热之兼证也。不可治喉，治喉必坏，猩红热愈后，烂喉痧自愈。详本书儿病本气篇，小儿外感中。

时行感冒

此病非伤寒，非温病，恶寒发热，头疼身痛，不能起床，数日之后，亦觉口苦，脉象躁急。此时令之气，骤然上升，感伤荣卫所致。人多同病，故曰时行。

方用炒白芍三钱，薄荷一钱，桑叶一钱，淡豆豉五钱，冰糖一两，煎服。安卧不必厚盖，自然汗出而愈。凡外感厚盖，每每汗出太多，致生流弊，此方即《伤寒论》麻黄桂枝各半汤之法。不用桂枝麻黄，而用薄荷桑叶，不用生姜大枣炙甘草，而用淡豆豉冰糖。因刚燥之品取汗，必须确系麻黄桂枝证，方可照原方用药。不用白芍，重用黑豆绿豆亦可。如病多日，口已苦者，加柴胡黄芩各一钱。病感时令骤升之气血来，故脉象躁急。

尝有冬春之交，忽然身体微寒微热，按其脉小弱而急，身体不痛。既不宜用桂枝，又不合于温暑，服补中益气丸三钱而愈。又有夏令热极之时，忽然身痛恶寒，壮热灼手，脉象洪大，重按空虚，服淡豆豉扁豆黑豆绿豆各三五钱而愈。又有忽然头痛如劈，壮热烙手，不思饮食，脉象洪数，重按甚微，或脉象平和，独右尺浮起动摇者，用巴戟天甜苁蓉各五钱，以温补肾气。绿豆一两，以降热逆，即愈。此乃内伤之病，感动时气之偏，中气顿虚，有如外感也。

感冒时气，身痛头疼，恶寒发热之寻常感证。恶寒多者，葱豉汤最佳。淡豆豉四钱，葱头四钱，食盐少许，适口为度，服后得微汗即愈。恶寒少发热多者，淡豆豉五钱，芝麻三钱，研细，细茶一钱。纯热无寒者，加黑豆绿豆各一把煎服，汗出即愈，皆和荣卫养中气之法也。

热伤风

阳热之气，应当由地上降入地下之时，忽然降不下去，则病热伤风。空气中阳热逆腾，金气受伤，人身应之。热伤风外证，喷嚏连连，鼻鸣清涕，头目觉热，似作寒热，动则出汗，然能照常营养，饮食如故，竟有十日半月不愈者。病延日久，遂致虚惫。

此肺家收敛之金气，被空气之热上冲，耗散之病也。病在肺家不在荣卫，故能饮食营业。热冲肺，故喷嚏连连，鼻鸣清涕。肺主皮毛，牵连荣卫，故似作寒热。热气上冲，肺气不能降之，故头目觉热。热冲肺逆，火气偏升，中气必虚，故动则出汗。

此病名为热伤风，其实是伤热风，名为伤热风，其实由空气中的金气，被空气中的热气冲散，不能收敛。人身木火之气，亦化热不降而冲伤肺家耳。此病无论多日，舌无上胎，脉象虚数。方用枯黄芩二钱，薄荷一钱，白术二钱，炙草二钱，干姜一钱，当归一钱，白芍一钱，冰糖一两，红枣一两。

重用黄芩清冲入肺家之热，用薄荷降肺气之逆。偏升之病，中气必虚，热升不降，中气必寒。故兼用理中法之白术干姜炙草以温补中气。当归芍药平荣气之疏泄，重用冰糖大枣养中气补津液也。脉象重按不虚者，姜术忌用。

如服方病愈，仅头热不减，此肺气已降，肝热独冲。用黑鱼一味，煮汤服下，即愈。黑鱼大补肝阴，以平热冲也。热伤风病，日久不愈，金气不叹，木气妄动，相火外散，中土失根，倘再加咳嗽，易成痨瘵。

此病多发现于秋季，四时之中，大气忽然温升，亦有病者。服黄豆黑豆绿豆各一把冰糖二两亦效。

秋燥感冒

此病恶寒发热，时止时作，胸部似塞，腹部似胀，或头痛，或头不痛，脉象短涩，动在中部，缘秋燥之时，空气中已降入地下之火气，忽然逆升，与凉降之金气抵触，金气凉降不下，火气逆升不上，金火裹束，遂燥结于中气之间。人身感之，肺金敛结则恶寒，相火逆升则发热。金火裹束于中部，则胸腹塞胀，头痛者，肺金敛结，降气不舒也。

方用人参败毒散，羌活独活柴胡川芎薄荷前胡枳壳桔梗茯苓生草潞党参各一钱煎服。

羌独柴芎，其性升散，最开肺金之敛结。薄荷枳壳前胡桔梗生姜，其性降散，能消胸腹之塞胀。党参益气生津以润燥。茯苓甘草以补土和中。秋收气敛，病结在中，故用升散也，否则外感最忌升散。

脉来短涩中取，干燥敛结之象，初病如失治，遂酿成下文之小建中汤证。

初病失治，里气内结，而成痞胀，腹部如鼓，左胁按之作痛，面色青黄，宜小建中汤。饴糖炒焦，善开结塞，芍药桂枝，调和木气。炙草姜枣，调补中土。土木调和，青黄自退。青乃木气之枯，黄乃血坏也。腹胀左胁作痛，金结木败之象。如舌有干黄胎，脉象沉实者，则燥结成实，于原方加生大黄厚朴各一钱，以下燥结。舌无胎，脉不沉实忌下。此病江南多有之，西医所称黑热病是也。

秋燥疟疾

此病乃燥暑二气裹束不降之病也。初得先寒后热，大渴，热饮。天明热退，申酉复热，却只热不寒，舌如猪腰色，湿润如水，而无胎，脉在中部，虚而且微，沉按即无，中按仍有。

方用竹叶石膏汤。石膏麦冬以清燥暑，竹叶半夏通降肺胃，人参粳米补气生津，炙草补中气也。经曰：脉盛身寒，得之伤寒，脉虚身热，得之伤暑。暑病虚脉，非有大渴外证，即是误为阳虚。然中按仍有，则燥暑聚于中焦使然。世谓冷饮为阳热，热饮为阴寒。果病阴寒，则不饮矣。人身六气分离，燥热偏胜，不能再与他气相合，故燥热极反热饮也。燥热极舌反润者，燥热太胜，不能与他气相合，心脾津液被太胜之燥热所逼，不能与燥热相交，故病燥热而舌有津液也。胃无实热，故舌上无胎。伤寒阳明病燥，舌胎干黄，燥气病之实者，此则燥气病之虚者。此病一发散即坏，一作疟治即坏。秋深凉后复热，往往有此病发生。世谓为秋瘟病是也。

又有一种秋燥疟疾，恶寒作战，随即发热，汗出病解。续又发作，舌有腻薄胎，脉象中取而软，不渴，俗称闷头摆子，前人谓为伏暑晚发。

方用苦杏仁、鲜枇杷叶、橘皮以降肺气，藿香、半夏以降胃气，茯苓、炙甘草以健土扶中，泽兰、荷叶以宣舒暑气，用轻宣之法自愈。

如其恶寒发热，午后病势较重，脉象中取而弦实者，又非轻宣之药所能治，必须重用温散金气燥结之方，乃能松开。九味羌活汤，羌活、白芷、川芎、防风、苍术，湿升温散，黄芩、生地清热，甘草和中，细辛不可用，葱姜温通甚宜。或用人参败毒散亦效。午后金气当令，燥结力大，故发热而脉弦实，弦者，敛结不能疏泄之象。九味败毒两方，温散力大，以开敛结之气，甚为相宜。尺脉弱者，减轻用之。

金气收敛，木气疏泄，疏泄当令之病，收敛为药。收敛当令之病，疏泄为药。九味败毒两方，具木气温散疏泄之能，故治金气燥聚敛结之时气病，适合机宜。如当木气疏泄之候，病外感发热禁用。

金燥病时行之时，如病者，脉象虚小数疾，服前数方不效者，此属内伤。虚小数急之脉，此乃中气无根，元气将熄。一感时气燥结之偏，支持不住，生命将亡。必须设法，使数急复其和平，虚小转为充足，元气旺相，中气有根，运动复圆，诸病乃愈。

方用巴戟天、淫羊藿、甜苁蓉各三钱，以补水中之火气。火气由下升于左，又复由上降于右。火气右降则生中土，火气由右下降，须津液连行之力。用海藻、昆布、黄精各三钱，以助右降之津液。此方大补肾家元气，以生中气。脉象自能由虚小转为充足，由数疾转为和平。此时运动复圆，肺金之燥结，自能变为凉降，自然病愈。如不先补肾气，以调和脉象，徒按病用药。虚小数疾之脉，根本已败。已无运化药力之能，势必因药力而加病也。

凡秋燥之恶寒发热，皆肺金与心包相火之事，无整个荣卫的关系，误用麻黄荆芥，必生祸事。

己卯秋，成都四川国医专校，二人病疟，多日未愈。忽一日天气大冷，由单衣而换棉衣，两疟疾不药自愈。可见秋金凉降彻底，则不燥结而病疟也。

燥气霍乱

初觉手足微麻，恶寒发热，头晕心翻，胸闷身倦。继即吐泻不止，却又大渴，能饮。脉则沉数，或在中取，右大于左，舌心黄腻。吐泻至于目陷肉脱，一日即死。

方用白马通三五枚，温开水绞汁服下立愈。发散药，寒凉药，温暖药，均不相宜。发散药，服之汗出热不退，热反增加。因舌心黄腻，脉沉不浮，右脉大于左脉，右为金土火三气之位，右大于左，金土火三气之阳结于中也。阳结于中，病不在表，故发散不宜。阳结于中，因于时气之燥使然，燥结，须用开通。阳结，乃中虚不运，故凉药不效。脉沉，而右大于左，为阳结之象。热药助阳，故服后昏迷。白马通温润开通，是以下咽之后，立刻见效。白马通即白马屎，屎能解毒，凡时气为病，便含毒气。燥气结聚力大，故白马通较他药为优。《内经》曰：夫虚者气出也，夫实者气人也。气即阳气，春后阳气出地，故发热则脉浮，秋后阳气入地，故发热则脉沉。或脉在中，秋燥而发生燥气霍乱之时症，乃阳气入而不能顺下，燥结中焦，升降停滞，故吐泻发热，而又作渴，白马通所以为此病特效药之方也。无白马通，他色马通亦可。惟须早服速服，若至吐泻而目陷肉脱，便来不及挽救矣。夏秋之交，如有此病，亦可用之。预先防病，亦可服也。性气平和，多服无妨。昆明收稻以后，即有此病，戊寅秋病尤甚，著者用此方见效，因广为宣传，救活不少。

瘴气地方，交秋之后，恶寒闷热，速服此方，立刻汗出病解。瘴疟服之尤效。

《本草纲目》谓治时行病起，合阴阳垂死者，绞汁三合，日夜各二服。合阴阳者，阴阳不分也。吐泻而又大渴，便是阴阳不分之证。《本草纲目》又谓，吐利不止，不知是何病症，服之即效。又治绞肠痧痛欲死者，王孟英《霍乱论》，载有此方，名独胜散。

如燥气霍乱发生之时，不吐不泻，只恶寒发热，舌胎白黄满布，或口臭，或口不臭者。白马通亦效。不愿服白马通者，可用稻草心一握，煎服即愈。燥气霍乱，吐泻不止，亦可服稻草心。服后见愈，而不痊愈，可再服之。如不能彻底解决，仍用白马通。

稻草秉秋金之气，中空善通，亦金气的结病，用金气之通药之义。恶寒发热，而舌胎白黄满布，乃胃气结于中，脾胃的阴阳不和，以致荣卫分离，寒热偏见。荣根于脾，卫根于胃，稻草心通开胃中结滞，脾胃的阴阳调和，所以荣卫的寒热自罢。所以此等病用表散药去治寒热，病必加重也。

《易经·系辞》有云：乾为天，为金，为白马云云。马秉造

化的金气，白为造化的金色。燥气霍乱为金气的结病，故用金气
之通药，故白马通为燥气霍乱的特效药。

同学刘澄志二少君病恶寒发热，头痛心翻，舌胎满黄，舌边
舌尖一线深红，脉虚躁不食，烦乱谵语。先服以人参败毒散，病
势见轻，次日仍重，著者用稻草心一握，煎水服下，一小时热全
退，次早舌退十分之九，只有舌心一点仍黄，再服稻草心少许，
黄全退，饮食照常而愈。舌满黄而边一线深红，此瘟疫病之舌胎
也。稻草治愈之。如不用稻草而用他方，必缠绵多日，病将转
深而成难治。此亦金气燥结之病，白马通亦效。此病西南方秋后
有之。

此等病北方甚少，南方甚多，西南非常之多。北方的大气，
压力甚大。交秋之后，由热而凉，由凉而寒。阳热压入土下，愈
入愈深。山凉而寒者，金气愈降而愈下，阳热由降而下沉。阳气
降沉，不再逆升，金气降令畅行，故凉降而不病燥，故北方少燥
气霍乱燥气疟疾之病。南方的大气压力小于北方，交秋之后，金
气凉降之令，被降而复升的阳热所格，遂燥结于土气之际。大气
中有燥结的病，故人身有燥结的病也。

今年夏至后，成都病霍乱，一街一日死至六七十人，病状
忽然恶寒发热，手足微麻，上吐下泻，小便不利，溺孔肛门均
热。胸腹绞痛，胸痞，舌黄白而腻，大渴饮热，随又吐出，吐有
酸味，肢凉过肘，脉浮中俱无，愈沉愈有，目陷肉脱。此病中寒
肺燥，中寒不能运化，升降倒作，故上吐下泻。小便不利，肺燥
伤津，水分被劫。故溺孔肛门觉热。津愈伤肺愈燥，故大渴。中
寒不能化水，故饮后仍复吐出，中寒故思热饮。燥气之病，血脉
皆结，故肢麻不温。脉沉结则不通，故痞而绞痛。津伤故目陷
肉脱。

方用干姜、白术、沙参、炙草各三钱，藿香、砂仁各一钱，以温运中宫。滑石、麦冬各八钱，以开通肺气之燥结。车前仁、木通各三钱，以助滑石、麦冬之力。木瓜三钱，达木气调疏泄以利尿，止泻而和四肢。中宫运化，燥结开通，津液复生，升降复旧。于是肢温脉起，诸病皆愈。未曾出汗者，加苍术薄荷各二钱，以发表也。

此因客冬不冷，地下封藏的阳气不多。节交夏至，相火当令，阴生金降，中气虚寒。金气被刑于相火，遂燥结不通。故治以温中清燥之法而愈。此病北少南多，北方则夏日雨少，燥热过胜之时，始有此病。

六气为病，惟金气燥结，将相火暑气敛于胸膈之病，令人莫测其所以然。前人谓为伏暑晚发，其实并非大气中的暑气中于人身，伏藏至秋始发而成病。《内经》曰：夫虚者气出也，夫实者气入也。交春以后，阳气由地内出于地外，为气出。交秋之后，阳气由地上入于地下为气入。立秋处暑，处者入也，暑者相火之气也。天人之气，中下为本，气出则中下阳气，气入则中下阳实。然必金气凉降到底，愈降愈凉，愈降愈寒。暑火之阳气，乃愈入愈深，藏于水中，不逆升出地，而与金气抵触，使金气敛降之功，被暑火格拒不下，而成敛结之通，金性敛降，被火格之，敛而不降，愈不降则愈敛，于是结于土气之际，相火下降，金气降之，金火俱逆，中上各经之气，为之横塞，相火逆腾，中下无根，所以病象无常，而致死极速。北方土厚水深，下降之火，封藏得住，所以秋凉冬寒，气候极顺，西南土薄水浅，阳气下降封藏不出，忽降忽升，所以燥气之病发生甚多也。

《内经》冬伤于寒，春伤于风，夏伤于暑，秋伤于湿，独无伤燥之文。论者以为《内经》遗漏。不知风为木气，暑为火气，湿为土气，寒为水气，皆不可伤。惟燥气宜伤。燥气敛结，金气受病。燥伤则金气通降，火藏水中。下温上清，皆燥气不起之德。《内经》无伤燥之文，亦燥气宜伤之意软。

　　秋燥感冒，头微痛身微疼，微恶寒微发热，却胸中闷塞，而脉在中取，此金气燥结之证，用《温病条辨》百一方银翘散甚效。竹叶、牛蒡子、桔梗、薄荷、荆芥、苇根，皆开通肺金结气力量极大之药，合而用之，无结不开。银花连翘，清解肺热，亦甚相宜。淡豆豉淡养中宫，亦称妙品。成都一带，四季感冒，悉用此方，颇多见效。因此一带地方地层，全系红砂石，土薄水浅。所入地下阳热，不如北方封藏深固。秋凉之后，当有反热之时，冬时又不冻冰，金气下降，随时均被水中阳气逆升格拒，金气降敛之性不遂，竟成一种一年四季皆有燥结之大气，而成银翘散开通金气之功。银翘散治温病不效，温乃木气疏泄之病，忌开通之药故也。川中疟疾，四季皆有。疟疾乃金气之结病也。成都某大医，误将所开痢疾方，给一病疟者，次早有友人告以误，医急命人赴疟病者家谓，方给错，请勿服。病家曰：药已服，病已好矣，无不称羡其医运之红。医云：乃银翘散也。此方凡感冒而胸闷，脉不浮不沉，有聚于中之象者，不论何地，皆适用之，不仅成都一带相宜，惟温病不可用之。痢疾疟疾，皆金木二气结聚之病，结于下则病痢，结于中则病疟，故银翘散皆效。

儿病本气篇

中医之原理错误最大，杀人最多，甘心相沿，不求改错，莫如小儿方书。亦因其不知小儿本气自病之故耳。其言曰：小儿是纯阳体，出疹是胃热，出痘是胎毒。将小儿脆弱之躯，认为纯阳胃热胎毒，于是肆用苦寒克伐之药，以治小儿之病。按全国估计，每年小儿麻疹之死于升麻葛根芍药犀角黄连等药者，已不下千万之数。可痛极矣，可恨极矣。此篇根据小儿身体本气自病的原理，选用功效可靠之方。以二十年中同学千余人的经验，得到圆满之结果。纯阳胃热胎毒等邪说，不攻自破。甚幸慰也。

按：当今之世，医理混乱，江湖鱼龙，原理错误，杀人最多。彭氏所言之事况更甚。又将之小儿纯阳之体，不知生发为阳也，当成"傻儿子睡热炕"，火大。故予言小儿非纯阳之体乃少阳之体，权当生长发育的代谢旺盛而已，恰如是，又极易不足。人不知此理，错信纯阳，以为吕祖处处乎？哀哉！

儿病本气篇序

自来治小儿病者，皆曰胎毒，曰热毒，曰纯阳证。于是升散苦寒攻伐耗津液败中气灭火土的药，摇笔即来。每岁小儿殇亡之数，不知有多少万也。今欲减少小儿劫运，惟有于事实上定出极效可靠之方，说明根本解决之法。使学者试用而验，以至于凡用皆验，然后人人知道胎毒热毒之说之非，纯阳证之说之谬，庶几有济于事。此篇名曰儿病本气篇，欲人了解小儿并无胎毒热毒，并非纯阳证。凡小儿之病，皆小儿本身五行六气运动不圆之病也。

中华民国二十八年（1939年）己卯立冬

子益重著于成都四川国医专科学校

小儿内伤

小儿手心一热，脉轻按多，重按少。即是中气虚，相火不降。切忌凉药，善养中气即妥。手厥阴心包经相火行手心。中虚而手厥阴心包经相火不降，故手心热。如手心热而脉重按比轻按有力，便是内热，或是停食。

小儿头身发热，脉轻按多，重按少，必系中虚，冰糖糯米粥即效，不宜重用炙草大枣横滞之品。火逆不可清火，只须补中，火自降下，热自退也。上节为小儿脉法的提纲，此节为小儿用药的提纲。中虚为脉法之提纲，用平和之品，为用药之提纲也。

小儿小便忽然短少，即系脾虚土湿。须燥湿补土，山药扁豆最效，不可重用白术横烈之品。因小儿经脉脆薄，不能任横烈之药。山药又能助肺金以收水气，故为小儿燥湿补土妙品。小儿小便不利，如误服发散消食败火之药，即出大祸。若尿少又发热，其祸更大。

小儿大便绿色，一日数次，日久不愈，则土败风起。风者，肝木之病气也。肉桂阿胶即效，或加白术少许亦妥，有阿胶则白术可用。如无他病，而大便绿色，必大人乳汁不佳。换吃罐头牛奶，或麦面，或大米面，间煮稀糊食之，一二日大便即黄。大便绿者，鼻上如现青色，一面吃牛奶面糊，一面吃生阿胶一钱自愈。青乃木气失养之象，阿胶善于养木。大便绿色者，虽应服姜附之寒证，亦可加入阿胶，鼻绿色青亦然。

小儿小便，短赤非热，清长非寒，尤须彻底认识。短者，中虚土湿，木气郁陷，不能疏泄，故短。赤者，中虚土湿，木火下陷，木陷生热，故赤。不知养中燥土，以升达下陷之木火，而用凉药清热，中虚而遇凉药，中气遂寒，运动停滞，上焦相火，降不下来，烧热发作，便成大祸。世人一见尿赤，便用凉养清火，误事多矣。非特小儿为然，大人亦是此理。其小便清长非寒者，里热实，土气燥。木热疏泄，故小便长。木火不陷，故小便清。清润之药，甚合机宜，亦小儿大人之所同，惟湿热病，小便短赤为热。然乃虚热非实热。伤寒小便清为病在表。小便赤为病在里，赤亦虚热。少阴寒病，小便极短而清如水，乃为下为焦火，此病极少。

小儿腹泻有两种，一为停食，一为虚。停食者，泻而有屁，或无屁，而小便仍长。脾虚者，泻而无屁，小便不利。停食者，令其减食，再用停食之物烧焦，冰糖开水调服，少许即愈，甜些为好。脾虚者，不可重用白术炙草。术草横烈，滞经络，只用山药扁豆。如脉虚者，亦可用炙草数分。亦有因肺胃热滞而泻者。肺胃热滞之泻，稀水夹粪粒，作金黄色，泻如喷出，泻时放屁，小便有短时，有不短时，面色精神充足照常。炒神曲、炒麦芽、炒槟榔、厚朴以祛滞，炒栀子皮、炒青皮、炒黄芩、葛根各五分，以清热即愈。

小儿停食不泻者，日久必腹胀干烧。一面吃所停之物烧焦以消食，一面吃当归芍药各数分以润血，白糖以养中。血润则经脉通而烧热止，不可用攻破药。如日久积深，非下不可者，腹必胀满，按之觉痛，或腹筋现青，只宜大黄附片各数分温下之，益缓益妥。

用食物烧焦以消食，世称糊药。糊药用处，只有停食而腹泻，用之相宜。若停食而腹不泻，只觉胸满，不思饮食者，一吃糊药，中气必败。因停食而胸满，食系停于上脘中脘，不比腹泻之停于下脘，可用消药。食停下脘，非用消药，食不下去。食停中脘上脘而用消药，药只伤脾败胃，不能消食。因上脘中脘之停食，乃脾胃运化食物无力之故。法当帮助脾胃之运化力，不可反伤脾胃的运化力。宜用红白糖以健中气，使中气旋转，脾胃自然运化，脾胃运化，食物自消。或用扁豆藿香以养胃降胃亦效。如其嗳酸，是食停不化。胃逆生热，可用白糖一两，普通茶一钱，煎服即愈。茶叶清热，却不败火，茶与糖同用亦能运动胃气以消化停食。小儿脾胃，万不可伤。鸡内金炒黄研末，消食最妥，无论何种停食，皆可用之。山楂伤胃，不用为妥。

小儿咳嗽，极关重要，日久不愈，便不能活。若无痰干咳，或有痰而脉沉细，与左脉较右脉细者，可用冰糖大枣肉各一钱，芍药当归甘杏仁桑叶各五分，浓煎徐服自愈，切不可用散降伤津之药。咳嗽最伤肝肺血液，芍归补血也。咳嗽最伤中气，糖枣养中气也。苦杏仁桑叶，清降肺气不伤肺液故效。如尽从理肺去治，必伤中伤液，致生他患。小儿咳嗽，最忌脉细，如脉细者，猪肺煮汤，养肺即愈。

如系无痰的干咳，左脉必小于右脉，此肺金枯燥，不能生水以养肝木。可用山药扁豆，加生阿胶枇杷叶，补肺滋津而降肺逆自愈。凡服阿胶之咳，鼻梁必青，如用燥药病必加重。如鼻梁过青，咳而泻绿粪者，阿胶与山药并用，亦能医治。山药重用，健脾利水，与阿胶之滋润，相助为理也。尝见医家，用生姜治小儿咳病，益治益坏，太多太多。因小儿脏气脆薄，受不住生姜辣而散之故。治小儿病小不用生姜，任何病证都能治好，一用生姜，无不变生后患者。

如咳声不干，脉不沉细，此为脾肺之虚。可用山药扁豆各三钱，小枣二枚，以补脾肺，桑叶一钱，以降肺气即愈。

罐头枇杷，治小儿干咳，或咳而痰少，极效极妥。枇杷温润下降，大益肺家。罐头煮熟，吃酸亦不坏事。

小儿喉痛，与大人同。喉痛初起之次日，必较初起之日为重，不必惊怪。到第三日不吃药亦能自愈。可照本书时病篇喉证治法治之，小儿喉痛，须留心检查乃知，如不会说话，看其咽乳时必挤眼难过也。

小儿发热抽搐。抽搐者，风动也。发热者，木气疏泄也。木气稚弱，故疏泄之甚，即易动风。养木气顾中气，豆豉、黑豆即效，乌梅、白糖极效，此为治小儿病的第一要义。切忌散风药，清热药，养木养中，自然热退风平。如久泻不食而抽搐，面色青黄。此为木枯土败，补土养木，温血顾中，可望挽回。一切驱风散风之药，均所当忌。可用下文附子理中地黄汤，加鸡内金橘核多服可效。

小儿急慢惊风。急惊为热，慢惊为寒。热不可用凉药，寒不可用热药。相火不降，热伤津液，肝胆二经，升降不和，则成急惊。可用淡豆豉、绿豆各三钱，养中生津，肝胆自和，热退惊病自愈。如用凉药清热，通药散风，中气与相火受伤，便生他弊。

更有妄用下药者，便成生死问题矣。此热不可用凉药之事实也。寒何以不可用热药，因慢惊之来，必因病久食减，木旺土虚。此时肝脾津液，业已枯竭，燥热之药，不能健脾，反以横肝。宜用扁豆山药以代术草。用巴戟天，淫羊藿，以代桂附。重用苏条参以补气生津，轻用归芍以养肝胆，少用神曲厚朴橘皮以祛滞开胃。土复木和，自然病愈。此中缓急适宜，无非由原理以求合于运动之圆而已，所以无不见效，其有果因惊骇成病者，可用慢惊风方，加虎眼睛三数分，煎服即愈。因肝胆素弱，然后不胜惊骇耳。虎秉造化木气，眼睛又为木气结晶，其治真惊者，补木气也。一切重坠镇惊之药，皆破坏圆运动之药，千万不可入口。如无虎眼，虎胶亦可。

前人治慢惊，用附子理中加地黄汤，土木双调，神效无比。木枯克土，乃成慢惊。附子理中汤补火土，地黄汤润金木。各适其宜，交相为用，亦与古方用法所列理中丸加阿胶治愈各病，同一意义。慢惊不可用燥热药，理中地黄汤，则温润药也。稍加祛滞药以活泼气机，慢惊之法备矣。

理中地黄汤，系附子理中汤与六味地黄汤二方合并用。附子温水寒，地黄润木燥，山药补金气之虚，而助收敛，丹皮清木气之热，而平疏泄，茯苓泽泻，除湿扶土，酸枣皮敛阳温肝，此亦肾气丸之法。加干姜、白术、党参、炙草，以温运中宫，使整个圆运动之气机，旋转升降，法则周密，功效神速，慢惊之妙方也。有将此方加黄芪当归者，功效反而减少，且加肿胀热黄等现象，此不可不作彻底之解说。缘黄芪补气，当归补血，人皆知之，虚寒之病，气血皆虚，人皆知之。用黄芪当归，以补气血，几乎无一人敢说不然者。人身气血，为空气与饮食所变化，空气直接化气，间接化血，饮食直接化血，间接化气，而全赖中气所变化。虚劳之病，气血皆虚，治虚劳之法，以降肺胆，收相火。以健中气为主，中宫健运，血气自生。黄芪性升，当归性散，适与收降二字之义相反，故服后肿胀热黄，皆相火被升被散的现象。仲景黄芪建中汤。黄芪只有芍药六分之一，仍是降多升少之法。后人用黄芪分两极重，谓黄芪少则无力，服后病加，仍不悟黄芪偏升之过，比比热也。

小儿面红身痒，亦是中气虚，相火外泄，不可认红为热，痒食风。宜冰糖糯米粥，自然中复火降。宜凉药之病，面色必不红。

小儿目病红肿疼痛，流泪羞明。世称风火，惯用寒凉。不知火逆于上，则中气必寒，宜用干姜黄芩各五分以至一钱煎服。痛多者加姜，痒多者多加芩，加姜者，脉必重按较虚，加芩者，脉必重按较足也。大人目病，亦宜此方。医家须知面红目红，中气必虚，或则虚而又寒。虚者，宜加炙甘草。小儿用炙甘草，只宜轻用。

小儿耳病流脓，方用桂附地黄丸一钱煎服。此乃肾气虚，胆经不降之故。此方宜多服，隔一日服一次，日久不愈，身体即日渐虚弱也，若误服凉药即坏。或用山药，扁豆各三钱，龙骨，牡蛎各一钱，以除湿降逆，亦效且稳妥也。

小儿外感

小儿外感，要分四时。秋燥冬寒，春温夏暑。小儿秋燥感冒与大人同，微发热微恶寒，鼻流清涕。此乃燥金敛住热火，九味羌活汤去细辛葱姜，每味数分即愈。羌活防风苍术白芷川芎，温升温散，黄芩生地清热也。鼻不流清涕者无热。人参败毒散去生姜，每味数分即愈。羌活独活柴胡川芎，其性温升，薄荷前胡桔梗枳实，其性清降，茯苓甘草人参养中益气也。但此二方惟宜秋燥感冒，与冬寒感冒。此两种感冒皆收敛偏盛，疏泄偏衰。二方皆温升温散为主，略加凉降为辅，故于收敛偏盛之感冒甚为相宜，惟只用每味数分最妥。秋燥感冒，脉必沉中较实。因金气燥则结聚不散，故宜升散之药。若净按盛于中沉则忌升散。

如冬至前后，忽然温暖，与大寒以后，春气发生大气中的作用，由静而动，由沉而升，由封藏而疏泄。阳根动摇，风木陡起，中下气池，由实转虚。在秋燥时间，收敛偏盛，疏泄偏衰的感冒，已变成疏泄偏盛，收敛偏衰的感冒。倘仍用人参败毒散九味羌活汤温升温散之药，使疏泄之病，更加疏泄，一定将病治重，将人治死，是宜特别注意者也。

冬至大寒后疏泄偏盛的感冒，是为温病，世人称为时温。小儿此时，忽然发热昏睡，不思饮食。即系时温为病。此乃木气疏泄偏盛的感冒，当用养木气平疏泄的药，切不可随俗附和，认为时温的邪气，入了小儿身体以内为病，而用清温逐邪的一切凉药散药。小儿木气，在造化为厥阴风木，在人身属肝脏之经。冬时天寒雪多，封藏得令，厥阴木气，根气深固，不致动泄，空气无温病，小儿亦无温病。如冬令雪少不寒，厥阴木气，不能养足，便尔洩动。小儿木气稚弱，同气相感无力疏泄起来。如木气强足的疏泄，则发热出汗。皮肉血色，并不作猩猩脸面的污红色。木气疏泄无力而又疏泄的疏泄，面色便作猩猩脸面的污红色，世即称为猩红热，力能疏泄者，脉象充足，面色红而正，气不微，其热按去有根底。力不能疏泄而又疏泄者，脉弱小而急，色红而污，气微神惫，其热按去无根底。猩红热，温病之败气也。

猩红热之病，时温病中之最虚之病也。疏泄偏动，肺气不收，故咳嗽而作嚏。肝窍于目，木气败而又动，故目红含泪，常欲闭而不开。木动中虚，胃气开降不下去，故欲吐。木动上冲，故咽痛。木土不和，故有时作泻。木气疏泄，故虽泻而小便仍利。如此情形，是木火本来不足，如用凉药清热必坏。本是偏于疏泄，用升散药发表必坏。病虽属虚，圆运动的道路已乱，用补药补虚必坏。

可均用淡豆豉、黑豆、绿豆各五钱，极平稳而有特效，右脉大过左脉者为顺，仍用原方。左脉大过右脉，或左右脉俱平者，黑豆炒用，绿豆不用，加扁豆山药各五钱。淡豆豉最养中气而调木气，黑豆养木，能降胆经相火，不伤中气，扁豆补中补土，不滞木气，绿豆养肺和木，不伤中气。且皆谷食之品，自病初起，以至复元，皆用此方，有百益而无一害。山药补肺健脾，善利小便，脾肺脉虚者最宜。

认定此病为木气不足而又疏泄，木动中虚之病，则此方养木养中，便有着落，平和不滞，恰合机宜。如小便少者，则土气将败，危机已伏，再加山药三五钱，以利小便而扶土气，不可忽矣。

如发热头肿，而脉浮洪者，乌梅白糖汤极效。如发热头肿，气粗作喘而且渴，脉象紧滞，舌心有黄白厚胎者，此证肺热较实，黑豆、淡豆豉各三钱，绿豆五钱，加银翘散三钱，同煎极效。病状虽异，原理则同，皆木气疏泄，肺金失收降之力之故。皆是虚证，不可误认瘟毒，肆用凉散药，败火寒中。温字与瘟字，一经混乱，温病的真理遂失。瘟乃瘟疫，温乃木气。温乃木气之正经，瘟乃时气之恶病，如人死最多最速之鼠疫病乃瘟疫也。

如头肿而热微足冷，面色不匀，鼻梁唇环青黄，不思饮食，脉沉微弱，或沉按无脉，必用肾气丸乃效。木气疏泄于上，肺气不降，相火外泄。因而下寒，肾气丸和本气，平疏泄，敛肺金，温肾水中之火，以培木气之根故愈。如此证用凉散之药必坏，此证如头上耳内发现水泡，此泡不可刺破，肺气收敛自消。如刺破，是将木气疏泄上来的元气消散矣。

小儿当春温之时，凡感一切时气病症，但见面色不匀，面红而鼻梁唇环青黄，无论何病，先以猪腰汤补益脾肾，待青黄退后，再按证施治，较为稳妥。鼻梁唇环青黄，为中土大败之象，倘不先顾根本，一切治法，皆无用处。此等虚证，舌心皆无黄胎也。舌心有黄胎，胃家有热，鼻梁唇坏不现败象。败象者，胃中阳败无热之象外也。

小儿冬春之时，忽然发热，鼻塞不通，便非木气虚弱而又疏泄之病，是为寒温兼感的感冒。于豆豉方中，加葱头少许，温通肺气更佳。一切升散之药，均须禁忌。人参败毒散，九味羌活汤，忌用。如发热兼鼻流清涕，山药扁豆以养中，加绿豆清肺热，桑叶降肺逆便效。切不可表散伤肺，至生祸变。时温忌葱，其性疏泄之故。冬春发热，为木气偏于疏泄，金气不能收敛，山药助金气之收敛，以平木气之疏泄，故热退。黑豆淡豆豉养木气平疏泄，故热退。此为不用散药，而热退之理。

小儿当夏暑发生之时，忽然发热头痛欲呕者，用藿香二钱，扁豆二钱，清肺胃家即愈。不可因药只二味，杂以他药，致生他病。藿香扁豆治暑的作用，详时病本气篇暑病中。如小便短而泻且渴，于藿香扁豆中加冬瓜自然汁以止渴，并止泻利尿。如舌有干黄胎，可加生枳实焦栀皮少许，以去积热也。冬瓜蒸汁，为自然汁。无冬瓜用滑石以代冬瓜，冬瓜最妙，毫无流弊。

小儿暑病，其脉亦多在中部。暑病之脉，其易误为虚脉，误为虚脉，而用补药，必误大事。须知虚脉之虚，重按无有，暑脉之虚，重按比轻按多些。稍不留意，即放过去。暑病乃天人的相火不降，暑火不降则伤气，气伤则虚耳，胆胃均主中焦，故暑病脉在中取。

小儿疹病

时令病的小儿病，惟疹子最多。疹子原理，与温病同。皆木气疏泄，肺金失敛，相火逆腾，中下大虚之证。大人温病以汗解，小儿温病以疹解，汗乃血所化，疹亦血所成，木气疏泄故疹为红色。木气疏泄，分疏泄太过，与疏泄不及两证，太过宜养，不及宜补。太过为顺，不及为逆。太过之脉，右大于左，不及之脉，右小于左。

疏泄太过症状，为发热甚盛，面色充足，脉象安定，小便清利，大便不泻，昏迷不甚，疹出成粒，色红粒饱。冬令寒冷，木气根深，来春小儿疹病发生，必皆疏泄太过之证。惟身体阳弱之小儿，则偶有不及之证。

方用扁鹊三豆饮，白扁豆、黑豆、绿豆各三钱至五钱。只要发热，不论疹点已出未出，始终只用此方，养中和木，自然热平身安，不生他变而愈。原方系红饭豆，因其燥湿伤阴，故改用扁豆。猩红热用淡豆豉三豆饮，淡豆豉养中偏阴，不如亦用扁豆较好。

疏泄不及症状，为发热不盛，面色痿弱，脉象小数，昏迷不醒，疹出不红，或不成粒，或疹出成片，或一出即回，或疹闷难出，或小便短少，作吐作泻等败证。甚则脉迟肢冷，即易死亡。病人所在地，冬令鸣雷，或冬令天暖，或冬至起雾。水中封藏的阳气泄于土面，木气失根，来春必有疏泄不及的疹病发生。如不到交春，而发现于冬至后者，则微阳大泄，易成死候。

疏泄不及等证，右脉必小过左脉。或左右两平而微弱不旺，方用巴戟三豆饮。白扁豆、炒黑豆、生黄豆、巴戟天各五钱，以温补脾肾和养木气。便泻绿色者，再加阿胶一钱或五分，肉桂五分，以调木气即愈。疹出即回，与疹闷难出，为肝肾阳虚，疏泄无力。疹出成片，为肝肾阳虚，阳散不收。有用四逆汤附片干姜炙草为治者，但服后不甚平稳。不如用巴戟以代干姜附片，用扁豆以代炙草，见效而无他弊。因木气疏泄，不喜刚燥，虽系阳虚，乃阴中之阳虚，亦宜避去刚燥伤阴。巴戟温而不燥，温补肾气，又能调木气之疏泄，诚麻疹之要药也。右脉小过左脉，为土败木克，左右脉皆微小者，亦脾肾阳败也。如疹出已退，而神色仍不清爽。仍是灰暗，此肝脾之阳泄而不复，亦须服巴戟三豆饮，服至面色转好，精神复元为止，不然仍易死亡。

葡萄干能温补肝肾，性极和平，出疹时每日服之，最保平安，七日痊愈。《本草纲目》载葡萄，北方以之补肾，南方以之稀痘，可以悟矣。痘与疹皆木气疏泄之病，肾气乃木气之根耳，预防亦宜服此方。

如热已退，神已消而不思食，或食而仍吐，其脉必右关尺微小，此时木气之邪已平，可用党参白术茯苓炙草附片巴戟大温火土乃愈。

以上各证，照方施治之后，疹已出无他病，只热不退。用乌梅二枚，白糖一两五钱，以退热。乌梅用不炒者，惟初病舌有黄胎而渴者，不用乌梅。

如麻疹愈后，咳嗽困难。用山药、扁豆各三钱，枇杷叶、桑叶各一钱。山药扁豆补肺胃，枇杷桑叶降肺胃之滞也。如咳嗽干呕者，与咳而左脉数细者，与咳嗽两尺微小者，皆津液亏伤。宜于方内加阿胶一钱，以补津液。泽兰叶五分至一钱，以通滞也。

疏泄太过之证，始终只用扁鹊三豆饮。因疹病原理，只是木气疏泄，与温病原理同。故用豆以养木，黑豆兼降胆经，绿豆兼清肺气，扁豆兼顾中补土也。木气疏泄于外，中气未有不虚者。故顾中气，降胆经，平疏泄，为治疹要义。用养木之豆类以代药，尤为见效而稳妥。

疏泄不及之证，总以培中土，温肾气，和木气为治。因中土旺，木气疏泄乃有根底。肾阳足，木气乃能疏泄。明乎此，然后知世之用发散药，用寒凉药，处处皆错也。

如已经治坏的疹病，用巴戟三豆饮，重加山药，亦能挽回，连服三剂，小便一利，诸病自愈。小便利后，如仍须服用时，可减半用之，巴戟温暖柔润，最补水中之火，而无刚燥之害，于木气疏泄之麻疹，有特效之功。如须预防麻疹，可先诊脉，右脉大于左脉者，服扁鹊三豆饮，右脉比左脉小者，服巴戟三豆饮。三五剂后，可保平安不病，即病亦清吉无患。麻疹之病，以右脉比左脉大为顺，右脉比左脉小为逆也。大寒以后，即须防之。麻疹病重必吐虫，可见其为木气之病。伤寒论厥阴风木病，用乌梅丸，厥阴病必吐虫也。麻疹病多在冬春之交，冬春之交，厥阴风木之时也。惟麻疹病，乃宇宙与人身整个气化根本动摇之病。再经治坏，根本消灭，故有能挽回者，有不能挽回者耳，惟呼吸平定，中气尚存者，都能挽回。木气之病，妨害他经，极难用药。故惟豆类和平适当，此乃经过多少困难，然后选得此方，经验多人，无不特效。然亦根据儿病本气的原理之功耳。如以胎毒热毒为原理为根据，不能选得此方也。此方古人以之稀痘，并不以之治疹。其实痘疹皆木气偏于疏泄之病，痘则木气疏泄，金气大败，疹则木气疏泄，金气未败耳。

疹病必发热，木气疏泄，相火不降也，必神倦，相火离根，中气大虚也。必眼中含泪，木气疏泄，肝液蒸动也。必咳嗽干呛，木气疏泄伤肺，金气不降也。故治法总以养木养中，以收相火而降肺气为主。

疹子忌发表，因木气疏泄之病，不可发表再助疏泄故也。疹子忌凉药，因系相火离根之病故也。所以疏泄太过，只须顾中宫，和木气。疏泄不及，则富补其根本，使之遂其疏泄之气。疏泄之病，误投发表，误投寒凉，正如根摇之木，再拔之则死矣。又如将息之火，再寒之则减矣。惟心中以疹病是胃热是胎毒的医家，不能语谈。然须尽心劝之。

医家误认疹子是胃热是胎毒，所以要将它发散出来，并且要用凉药清毒。一用凉药，相火消灭，即致不数。出疹之后，医家病家，都用扫毒药，疹出之后，火木之气，疏泄已伤，宜静待其自己回复。若用凉药，木火灭亡多死，其实何曾有毒。

凡治小儿疹病，只要心中不先存胃热胎毒，要发散要清毒的成见。按病人本体寒热虚实，调木气收肺气，降相火养中气施治，自少差误。发热者，先以扁鹊三豆饮退热，小便短者，重加山药，如热仍不退，必须用乌梅白糖，由根本上补木气以退热。乌梅乃温疹烧热第一妙品，立见功效。纵曰用错，亦不坏事，不过兼有胎黄渴饮者，不可用耳。医理不明，积重难返，何妨以少许试服，见效之后，再继续服之。若时热时止，则厥阴乌梅丸证也。《伤寒论》厥阴病重用乌梅，因吐虫之后，木气大亏，乌梅补回木气也。

乌梅大补木气，大助疏泄，大生津液，大降胆经，大降相火，大益中气，为他药所不及，疹病乃厥阴风木之病，乌梅乃厥阴风木之药，为木气不足之至宝。但虽胃热胎黄不宜用之，若热已多日而热不退，舌胎虽黄，胃热必由实转虚，乌梅生津，又能平热，加乌梅于祛滞方中，亦较用寒凉平热，功效特大。如舌胎黄黑干裂，津枯已极，此乃虚证，不可用紫雪丹平热，可用乌梅白糖汤极稳极效，紫雪丹乃脉实热实之方也。如已经医药误治之疹病，夹有肺热咽痛之麻杏石甘汤者，不可用乌梅白糖，麻杏石甘汤详下文。

疹病不可单吃糖，糖能将热聚于肺中，必加咳嗽。惟白糖与乌梅同用，酸甘化阴，反能平热。以黑豆易白糖，亦能和梅味酸，而更加和木之效。乌梅退温疹烧热，此中医五行原理最妙之应用。医家如肯诚心一试，则《伤寒论》桂枝汤用芍药，反能出汗之理明，荣卫病非风寒入了人身之理明。便可挽救多少用发汗药治风寒，将病治重之错误。

小儿之疹子，即大人温病之汗。荣卫不弱则出汗，荣卫弱则出疹。木气中的火力多，则疹子不成颗粒，而色红。木气中的火力少，则疹子不成颗粒面色红不足而成麻点，隐隐不明。疹者，荣卫之败。然来复之机，随时皆有，只要不发生内伤吐泻恶证，不必吃药，静养七日，自然即愈。北方冬令极冷，土下水中封藏的阳气多，故疹出色红。南方冬令寒冷不足，土下水中封藏的阳气不多，故疹出不红。虽名目有疹子麻子之分，其实仍是一病。

西藏地方，小儿不病痘疹猩红热，虽用痘苗亦引不出痘来。此因西藏地方雪大冰厚，大气中阳气封藏于地下水中充足深厚，木气根本深固，不妄动而疏泄之故，冬时不冷之地必多也。

小儿胙腮

疹子之外，又有胙腮一病。此病初起恶寒发热，或不恶寒发热，耳后或腮下肿而硬。方用巴戟天、甜苁蓉各二钱，龟板、鳖甲、地丁、昆布各一钱，厚朴、半夏、沙参、麦冬、橘皮各五分，大枣一枚。恶寒发热舌有腻胎，加薄荷桑叶即愈。

此亦春令木气疏泄之病也。木气不足，疏泄一动，向上升去，不能向下降来，耳后腮下，为胆经下降之路，故结聚于此，而不能散。巴戟、苁蓉补木气之阳，龟板、鳖甲补木气之阴，地丁、昆布、海藻、厚朴、半夏、橘皮降胆肺胃之气，沙参、麦冬以益肺阴而助降令。大枣补中气，薄荷、桑叶舒肺胃之滞也。

此病春令为多，只经络部位的关系，无全身气化的关系，故病甚轻。然不知补气木气，以助其升降，从事寒凉发散败其中气，中气更虚，升降更滞，以致结聚日甚，弄到非开刀不能了事，亦医家不慎之于始之过。

小儿实证

小儿亦有实证，实在一部分，不在全体，如咽痛渴喘发热，热有根底，愈按愈热，只有昏睡，并无烦躁，或频泻黄沫，小便或长或短，是为麻杏石甘汤证。用生石膏杏仁泥炙甘草各一钱，麻黄绒五分，一服病愈即止。此证面色必不红，脉必沉实不虚，舌根舌中必有干黄胎为据。诊断小儿病。总以得看舌胎为主，万不可不看明舌胎，随便下药，小儿哭泣，不肯开口，务必用力掰开，以求得到诊断的彻底。麻疹误服升散之药，伤损津液，津伤热起，亦有兼此证者，麻杏石甘汤即愈。麻黄杏仁以降肺气，生石膏以清疏肺间积热，炙草以补中气也。

如发热喘咳，渴能饮水，此热必有底，因其渴而能饮，胃家必有可清的燥热，可用生枳实焦栀炭各数分，清祛燥热，发热与喘咳与渴皆愈。但须兼用山药扁豆各二三钱，以扶住土气，方不别生流弊。因小儿胃家燥热，非小儿阳明燥金，能病阳燥，乃汗出伤津，或误服燥药伤致津所，其土气仍是不足故也。但以脉象沉实，或沉细有方，或右脉实于左脉，舌胎干黄为凭，不可含糊。

小儿舌有黄胎，为胃间燥热，其黄必系干黄，又兼渴而能饮，其胎必舌根较多，舌心次之，舌尖则无。若舌尖有胎，舌根舌心无胎，其胎必无干黄，只现杂色污浊之象，此乃肾阳寒败，不能化生心火。舌尖属心，心火澌寒，不能宣通，故污浊凝。其证必不渴饮，夜卧必甚烦躁不安，此乃桂附地黄丸之证，误投寒凉则危。舌根舌心无胎，舌尖有胎，为心火渐寒，不止小儿如此，大人亦如此。舌尖的尖字，部位要看宽些，可将舌的整个分为三段，根为一段，心为一段，尖为一段。

小儿如误服克伐药，忽然风动，可用回春丹二三厘，化水灌之，赓续即进附子理中地黄汤，以挽回中气而养木气便愈。回春丹如此用法。便有功无过。下文谓小儿不可吃万应锭回春丹，指不顾中而言。

小儿夜间发躁，便是中下阳虚，其脉必轻按微小，重按尤虚，或右脉小于左脉，用桂附地黄丸，蜜丸者五六钱，水丸者二三钱，煎服即安，误服凉药即危。如有可清之热，则渴饮昏睡而不烦躁，脉沉实或沉细有力，燥与躁须分别清楚，燥乃干燥，躁乃躁扰不安。肾阳扰动，心气失根故燥。

小儿头身手足均发烧热，腹泻不食，舌无胎而有黑黄色者，此为难治，须用手指按其舌心，如舌冷不热者，此内火将灭，凉药慎用。

小儿病须用药者，均宜分量极少，品数简单，并须和平之品为妥。至于普通习惯所用回春丹万应锭等类，切宜慎用。因药力恶劣，小儿体气如何能受。人见其服后，大便下些似痰非痰之物，认为腹内风气出来，真真胡说。小儿从此日见软弱，或数日即死，仍不悟也。小儿本是稚阳证，人乃称纯阳证，随便用辛散寒下药，甚且谓为胎毒，而用寒下药，可恨之至。如忽然风动之时目斜肢瘈，亦可用回春丹三厘以通窍，但须先备附子理中地黄汤，继续服下，以治根本。不可只知治风，不知治本，以误大事。小儿无甚病，养调脾胃，即无他事。如遇风寒鼻塞，或停食发热，用温热手巾，搓擦背脊两旁，暖卧即通，停食即消。须擦重些，作左升右降圆运动的擦法，不必服药。人身脏腑，皆系于脊，脊背两傍，为血管升降之总干，荣卫二气的中枢。外感揉搓背心，荣卫即通，脾胃即和，病即自愈。此法老人外感与停食，尤相宜也。

小儿感冒发热，服寒药后热仍不退，而反昏睡不醒，此寒药伤中，脾胃大败之证。速用茯苓白术党参各一钱，炙草五分，干姜五分，芍药三分，厚朴三分，即热退清醒。此证脉必浮虚，温补中土，兼用芍朴降胆经，故效也。

小儿感冒发热，服补药热药，反昏睡不醒，热反不盛，此热如肺家气热之证，不可用大寒大开药，可用银翘散，加枳实清降气分之热即愈。此证脉象必沉而实，热反不盛者，里热则表不热也。银翘散，银花、连翘、薄荷、荆芥、竹叶、桔梗、豆豉、甘草、枳实各数分。

小儿危证

小儿咳吐多日，胸腹煽动，头身发热，手足厥冷，昏迷不食，百治不效，此危证也。方用燕子窝泥一块，重约三两，研细，生桐油半酒杯，将泥拌匀，上火炒热，放地后温。先将小儿脐眼用棉花溅烧酒少许，略洗，用胡椒末一分，放脐眼中，人发盖住，再将桐油土包脐上，二小时后，小儿挣动汗出，能食而愈，极验之方也。或将小儿卧于无湿气的土地上，亦能得救，皆以土救土之意。

头身发热手足厥冷，此为外热内寒。昏迷不食，此为火逆中败咳吐而胸腹煽动，中气将离根矣，胡椒大热之性，能温内寒，燕窝泥能补土气，人发助元气，桐油通气也。此方用外治之法，温下补土，中气旋转，火气归原，升降复旧，是以汗出而愈。如用内服之药，不能下咽，下咽亦必吐出。且病气盛于上，元气虚于下，此方全由下治，由下而中，由中而上，全体活动，灵妙极矣。地面之际，宇宙的中气极旺，而身受之，故亦得效。

小儿脉法

医生两手，将小儿两手同时握住，用两手大指。按小儿两手三部，轻按在皮，重按在肉，再重按在骨，小儿出生即有脉可诊。除至数甚快，为小儿本脉外，轻按脉多，重按脉少，为中虚。轻按无脉，重按脉实。为内热。左脉大于右脉为中虚，右脉大于左脉为阴虚。左脉大于右脉，而左脉有力为肝热。小儿无论何病，只分中虚与内热两门。中虚与内热分清，用药便有依据矣。至数甚快，为小儿本脉，小儿中气未能充足，故脉快也。看纹靠不住。

答客问

客曰：小儿之病，不只一端，方药亦当不少。以中虚为脉的提纲，以冰糖糯米粥为方的提纲，岂不偏于太简乎。

答曰：小儿脉数，为本脉，数为中虚，是小儿本来中虚也。本来中虚，病则更虚，虽病停食，脉沉，舌黄之实证，亦是中虚。因食的消化，全赖脾胃升降的运动，运动不力，食乃停滞。消食的药，亦系催促脾胃的运动，食消以后，脾胃之伤可知。虽实证亦是中虚，尚有何证，不是中虚。知道小儿病全是中虚，自不敢轻用苦寒辛散攻下之药。冰糖糯米粥温润和平，无白术炙草之刚横，故小儿中虚宜之。白术炙草，普通补益中土之药，尚且斟酌，不敢轻用。一切恶劣不适宜于脏腑脆薄的小儿之药，自知谨慎从事。上海老医恽铁樵尝谓，最好是医生多害病多吃药，言医生须真知药物下咽后的作用，对于脏腑究竟是如何情形也。知冰糖糯米粥的意义，庶几少过失也。

客曰：小儿病以何年龄为限。

答曰：未婚男女皆可用小儿病治法，不过年龄愈小，中气愈虚耳。

客曰：医家用荆芥、苏叶、升麻、白芷、钩藤、蝉蜕、黄芩、生姜、治小儿感冒发热而病加。系统学用山药、扁豆、黑豆、桑叶、枇杷叶，治小儿感冒发热而病愈，何也。

答曰：认定此病是何原理，用药乃有着落。用荆芥等药，治小儿感冒发热，医家究竟是何原理乎。医家认定小儿的身体内有风寒，故用荆芥苏叶以散之，白芷升麻以提之。认定小儿要动风，故用钩藤蝉蜕以驱风。认定胎毒，故用黄芩以清毒。至于生姜三片为引，只是照例一用，更无所谓矣，不知小儿感冒发热，乃由荣卫被风寒所伤，荣气疏泄偏盛，卫气收敛偏衰。卫气者，肺气也，肺气不能收敛下降，又从而散之，又从而升之，肺气更伤，再用生姜散肺伤津，故病重也。系统学，用山药助肺家收敛之气，以平荣分疏泄之气，荣卫复和，是以病愈。用扁豆者，荣卫根于脾胃，荣卫失和，脾胃必虚，扁豆补脾胃以复荣卫也。不用白术而用扁豆，小儿脏气脆薄，术性刚燥，不相宜也。卫气不收，肺气必滞，桑叶枇杷叶，降肺气而理滞，黑豆降胆经，平荣热也。

客曰：风寒伤人，用药提寒散风，人人皆可了解。今曰荣卫，曰疏泄，曰收敛，令人闻之，莫明其妙，能适用乎。

答曰：人身一小宇宙，不明宇宙，如何能明人身，更如何能明医学。人人皆可了解之言，于事实完全不合，人人能谈医，此医学所由坏也。

客曰：风寒伤人荣卫，又用山药补肺，岂不将风寒关在人身，不得出来乎。

答曰：风寒伤人荣卫，发热恶寒，乃荣卫自病，并非风寒入了人身作病，而用驱风散寒之药，此自从有中医以来的错误也。欲知道是错误，而更正之，请读系统学处方基础篇，桂枝汤麻黄汤之解释，与内经原理篇，荣卫的解释，自然知道。

客曰：药品多矣，概用山药扁豆等，不关重大之药，岂不贻笑大方。

答曰：小儿发热，除宿食停积肝脾津伤外，皆疏泄偏盛收敛偏衰，金土不足。山药收金健土，能平疏泄，故皆宜之。此为多用山药等药，此治小儿病，须用平和药的标准、法则。系统学乃学知原理之书，原理既得，再由原理推而广之，可选用之药多矣。

客曰：用升散药治麻疹，病家医家，众口一词，三豆饮平平无奇，病家不信奈何。

答曰：可云三豆饮清热解毒，比升散药效大，千稳万妥，此乃扁鹊之方，故《本草纲目》称此方为扁鹊三豆饮，如此说法，自可徐徐改善习惯。

问曰：小儿疹病，大便泻者用巴戟天三豆饮。巴戟天性温，补益肝肾，疹病腹泻，可概用乎。

答曰：腹泻有因寒者，有因热者。因热腹泻，忌用温补。因寒腹泻，右脉必小。如因寒腹泻而右脉大，必大而松，大松乃虚脉之象。无论大人小儿，虚实寒热，皆宜证脉同断，不可执一而论。

客问曰：左脉比右脉小为火土旺津液虚。如右脉之大，只大在关脉者，亦火土旺乎。

答曰：右脉只关脉大者，脾胃虚也。其大必兼松象。凡火土旺者，右脉较左脉大而实在，不虚松也。小儿脉法，乃大纲耳。须合症状以为决定，凡大脉有虚实两义。大而松者为虚，大而实者，乃火土旺之实也。小脉共有虚实两义，小而松者为虚，小而实者为实。实脉必按之有力。

时方改错篇

治病之方，以见效为主，不必有经方时方之别。自习医者不知深求原理，于是不敢用经方而用时方，且用时方者最多也。此篇将时方错处，根据原理，加以改正。使用时方者，由错处以悟出不错处，由不错处以悟出时方合于经方处，仲圣心法，庶几人人皆可得其传矣。

按：理若圆融，方无分古今；事能通达，药哪有好坏。怕只怕本是"山穷水尽"却总以为"灯火阑珊"。愈是古人，愈有穷究无人之理的志向。彭氏能纪医者之偏，虽不是究境，然亦是正途，起码不是哗众取宠。我们要知道的就是，哪有什么古今，只有对不对症。若能明理，都是好方子。

时方改错篇序

此篇用汪讱菴重校《汤头歌诀》原本对照阅看。

时方补益之剂，升阳益胃汤，汪注曰：东垣治病，首重脾胃，而益胃又以升阳为先。夫脾以阴体而抱阳，阴中有阳，是以脾土之气左升，胃以阳体而抱阴，阳中有阴，是以胃土之气又降。凡人之能食，皆胃阴右降之能。尚或胃阴不降，胃阳上逆，则不思食而胃败矣。汤中黄芪，柴胡，羌活，独活，大队升阳之药，一若故意阻止胃阴右降以进食者，败胃之方也。发表之剂，人参败毒散，治时行感冒，川芎，柴胡，羌活，独活，大队升药。夫荣卫之理，升降平匀。感冒之病，升降乖错。故治感冒之病，以调和升降为事。汪注曰：羌活理太阳游风，独活理少阴伏风。风之为病，气之动也，以升散之药，治动窜之风，既动又动，有如此理法乎。喻嘉言曰：暑湿热，三气门中，推此方为第一，笼统标榜，贻误后学。时方大概不讲定理，类如此者，不知多少方也。欲后学不蹈覆辙，只有根据经方圆运动之理法，将《汤头歌诀》所用时方的错处，加以改正。学者由时方的错处，悟出经方的妙处，仲圣心法，人人皆可得其传也。

补益之剂

四君子汤

世以当归、川芎、芍药、地黄，四物汤，为补血之方。四君子汤，为补气之方。以气血对待而论，则血属肝经，气属肺经，血属荣分，气属卫分。而四君子汤，却非补肺经补卫分之药，乃补中补土之药，理中丸之补中土，有干姜之大燥大热，乃中土虚而又寒之方。四君子汤之补中土，乃中土虚而不寒之方，参草补中。苓术补土也。此方一切内伤中土虚而不寒者，皆宜用之。并可于此方加四维之药，以治四维之病，知原理有经验之医家，皆优为之。中医原理，出于河图，河图的整个圆运动，中气如轴，四维如轮。故四维之病，皆以中气为主。仲圣经方，有炙甘草者居多。世以为甘草能和百药，其实即中气能运化各经之气之故。如阴虚之人，中土虚者，当以山药扁豆代苓术，苏条参糯米豆豉代参草，或去参草之甘，单用百术之苦。如宜用甘味者，则冰糖白糖，皆较甘草性柔，颇为相宜，红砂糖则性热不能用矣。阴虚脉象枯涩，阳虚脉象柔润，判别甚易。中土虚而不寒之病，内伤病中十居七八，加陈皮半夏，加木香砂仁，未能尽四君子汤之妙。

升阳益胃汤

黄连降心经，陈皮降肺经，芍药降胆经，半夏降胃经，防风、羌活、独活升肝经，柴胡升三焦经，黄芪升气中之阳，白术、茯苓、泽泻、人参、炙草、生姜、大枣补土补中，以振升降之枢，而助升降之力。此方意义，与四君子汤，加四维之药，以治四维之病，意义相合，惟以升阳益胃四字名方，原解又曰益胃，又以升阳为先，后人学之，必致成升阳损胃的结果。缘人身脾经主升，不喜下陷，胃经主降，不喜上逆，升降互根，圆而又圆。胃经本降而使之升，是为大逆。即以下焦阳气，应当上升而论，只要上焦相火，降入下焦水中，水中有阳，自然上升，此天然之事，不可再用药以助之。而上焦相火下降水中，全系肺胆胃三经下降之力。倘将胃经升之使逆，胃经既逆，肺胆二经亦逆，相火且不能降入水中，下焦亦将无阳可升矣。升阳不能益胃，只能损胃，惟降阳乃能益胃。胃为阳腑，胃阳下降，则能纳谷，胃阳被升，即不纳谷，故曰，升阳损胃也。黄芪、防风、柴胡、羌活、独活，升而兼散，合并用之，升散之猛，实非寻常。仅止芍药一味，降而兼收。此方升多降少，如下焦阴分阳分不足之家服之，必将阳根拔走，可畏也。肺气不足之家服之，肺气遂散而不能收，可畏也。造化之气，有降然后有升。春生夏长，由于秋收冬藏，小建中汤之治虚劳，全身有病，而方法只在补中气，降胆经相火，升降平匀，运动乃圆，本不可偏。而偏于降者，尚可成升之功，偏于升者，必致坏降之事，可以思矣。

黄芪鳖甲散

此方看其补水养阴，固卫助阳，泻肺热，理痰咳，退热升阳云云，甚觉得宜。吾人多喜用之，却能见效者少。盖此病，即小建中汤，胆经不降，相火散逆，因而津枯肺逆，土败之事。相火散逆，柴胡最忌，生姜极伤肺液不宜虚咳。黄芪，升提，盗汗，咳嗽，均有过无功。升阳二字，骨蒸晡热，皆所畏者也。此病补阴不可犯寒凉，固阳不可犯燥热。肺气虚逆，不可通泻，中虚络滞，尤避横满。此方除柴胡，生姜，黄芪，升散最忌外，他药亦嫌未尽恰合机宜。此病本来难治，不如用鳖甲、龟板以养阴，甜苁蓉、刺蒺藜以养阳，山药、扁豆以养脾胃，首乌、艾叶以活血祛瘀，作丸多服，尝有效者。盖寒凉燥热，通泻横满诸弊，皆可避去。肝胆二经，既得温润，升降自易调和相火，与肺肾脾胃，均蒙其益，自然络通热退，各病自愈。仍小建中汤之原理，所变通而来之法，小建中汤甘味甚厚，如应当用小建中，服后不甚相宜者，用四君子汤，加芍药，必效，避去甘味，亦健中之理也。虚家用药治病，不如用药补助本身之气的运动以去病，为有效也。

秦艽鳖甲散

治风之药，大忌升散，柴胡切不可用，因风乃木气疏泄之病也。虚劳之热，须从热之来源处治之，不可用地黄，青蒿，寒凉之品，败火败脾，脾土一败，咳必更加，食必更减，病必更重矣。虚劳病，皆本气不足之病。不治本气，徒用升散寒凉去病，本气更伤，病气更难解除。经方小建中汤与薯蓣丸，实为治虚劳之大法。本书经方用法篇，玩味有得，自知升散寒凉通泻等药之误。乌梅补木气最佳，当归养血，须防湿脾滑肠，肠滑脾湿，食即大减，虚劳大忌肠滑食减。

秦艽扶羸汤

凡咳嗽，骨蒸，自汗，皆胆经相火上逆，刑克肺金之故。所以仲景小建中汤，重用芍药，降胆经，敛相火，而以养中之甘药和之。虚劳必咳嗽，芍药降胆经，敛相火，肺金安宁下降，咳嗽自愈，并不用治咳清火之药。此方柴胡升胆经、拔相火，切不可用。地骨皮极败阳气，虚劳之病不宜。生姜燥肺，虚咳大忌，余药均佳。秦艽补益肝胆，达本息风，虚劳妙药。凡咳嗽之病，肺家自病者，只有感冒风寒，肺络阻滞，不能下降之咳嗽。此外之咳，皆他经不降使之咳也。不治他经，徒治肺经，治咳之药，不是降气，就是降痰，伤气伤液，肺必受伤，既伤之后，咳必更加，此不可不分别者。有痰为咳，无痰为嗽。嗽为热气上冲，世以无痰为咳不合。周体疾医，冬有嗽上气急。此病嗽而上气，用白菜心一个，黄豆一把，煎服神效，养液降热也。金匮麦门冬汤，治咳嗽上气，麦冬清降无痰上气之嗽也。

紫菀汤

此病无肝胆相火之事，仅只肺家受热，伤及肺阴，故诸药皆极相宜。金、土二气相生，养阴之中，加以养中之品，平和可法之方。凡虚劳病，一经发热，便有肝、胆相火的关系，牵连即多，不如土金之病，一定不移者，易为虚治也。君臣佐使，于理不通，古人于此拘执，未免附会。方药所以治病，必病中有君臣佐使的事，而后药方有君臣佐使的法治。病须于认定着落，四字上用力。如小建中汤的病，系胆经，相火不降，故重用芍药，饴糖能和芍药的苦味，养中气，养津液。能祛瘀生新，故多用之，非饴糖为君之谓也。认定胆经相火不降，则重用芍药，便有着落，以此类推，便可排除凭空猜想之弊。圆运动的河图了然于心，认定着落四字，自有办法。

百合固金汤

肺秉造化大气之金气而生，其性收敛下降，乃自然之事。除感受风寒，肺络阻滞，降不下去，因而咳逆外，内伤咳嗽，非肺之过，乃胆经之过，缘人身十二经，惟胆经，最易逆升，胆属阳木而化相火，火性阳性，皆易上升，胆经逆升，化火上腾，木性上动，阳木之性，尤善冲动。木火冲动，肺金被克，肺气因之不降，而咳嗽生焉。圆运动的气化，无一息之停留，不往下降，必往上冲，此肺经咳嗽之由来也，肺逆则津液之源枯，木气疏泄，火气烧灼，皆伤津液，此方二地麦冬元参百合大补津液，润肺下降，肺逆则滞，贝母桔梗以疏肺滞，归芍以养木气，使胆经随肺经下行，甘草以补中气。原解不欲苦寒以伤生发之气，则甘草当以制过为宜。此方不用苦寒，只用甘凉而疏通之品，不用半夏、枳壳，只用贝母、桔梗，一派和养之品，可为滋阴养液之善法。惟桔梗，善于排脓，降性甚缓，人谓其载药上浮，不可为训，肺家药须下降故也。此方用之，利用其排脓之能，以活动二地，麦冬，玄参，百合之凝性耳。此方所治之病，其人必干咳痰少，且能吃饭。如咳而痰多，饭食已减，便不可用二地，麦冬，百合，以败脾胃也。百合性凉，食少者忌用。

补肺阿胶汤

此方治肺虚火盛，清热降气，与增液补气之药，配合适宜，真妙方也。李时珍云：马兜铃非取其补气，乃取其清热降气，肺自能安，其中阿胶、糯米乃补肺圣药云云。所谓认定着落，甚为明显。吾人对于古今有效药方，只须根据所用药性，便能寻出见效之理。李时珍立言之法，可以思矣。马兜铃，性劣慎用，凡咳嗽可用滋润药者，饭食必多，润药败脾胃也。

小建中汤

此方解释，详注经方用法篇。汪解不及降胆经相火一层，便失根据，既无认定，自无着落矣。

益气聪明汤

此方原解治耳聋目障。人身下部之气宜升，上部之气宜降。耳聋目障者，上部之气不降，浊气逆塞也。乃用蔓荆，升麻，葛根，黄芪，一派升药，使上逆之气，益加不降，不敢信其能见效也。如耳聋目障，由于清阳不升，乃下焦阳气虚少，升不上来。圆运动的原则，上下升降，互为其根，下焦清阳虚少，升不上来，所以上焦浊阴填实，降不下去，今既下焦清阳虚少，法当温润肝肾，以增下焦阳气，有阳则升，自然之事。乃不事温润肝肾，以增下焦阳气，反用一派升散之药，使下焦微阳，拔根而去，此李东垣偏升之误也。

发表之剂

麻黄汤，桂枝汤，麻黄桂枝各半汤，大小青龙汤，葛根汤。

了然本书古方用法篇，与伤寒方解之解释，自然辨别原解之何处为非，何处为是。

升麻葛根汤

升麻葛根，乃手阳明大肠经下陷之药。原解谓其发散阳明表邪，《伤寒论》云：阳明之为病，胃家实也。胃阳以下降为主，最忌升麻葛根。足阳明胃经下降，手阳明大肠经上升，是整个的圆运动。伤寒阳明表证，项背几几，于麻桂方中加葛根，项背几几，项背有反折之意，项背后反折，乃手阳明大肠经不升之态，葛根，升大肠经，大肠经上升，胃经自然下降。而病解，古人用升葛之意，原是如此。此方不问有无大肠经不升之证，升葛并用，发散阳明表邪，又谓升草，升阳解毒，故治时疫，不问疫毒从何经而生，统以升阳之事，又云，既治阳明，发热头痛，又治无汗，恶寒。恶寒无汗，乃敛闭之象，升药性散，本甚相宜。阳明头痛发热，乃上逆之象，切忌升散。含糊立方，于认定着落四字上讲不下去。不可为法也。

九味羌活汤

外感之理，不外荣气疏泄而发热，卫气闭束而恶寒。外感之法，不外芍药，敛荣气之疏泄，麻黄开卫气之闭束。芍药、麻黄，性皆下降，故又用桂枝，温达之性以调和之。荣卫一郁，中气必虚，故又用炙草以补中气。任何变通，当本此旨，不可偏用发散，而偏于上升之药，因荣卫升降，是整个的圆故也，九味羌活汤，羌活、白芷、川芎，升散之性皆烈，合并用之，其力极峻，又加生姜、葱白之温散，谓可以代麻黄、桂枝、青龙，各半等汤，不免贻误后学。初病外感更无用黄芩之寒，生地之腻之理。此方散力大，阴阳并伤，十分危险，原解谓阴虚禁用，是明知偏于升发。却又用之以教后人，此不明荣卫寒热之原理之弊也。如于麻桂各半之证，不敢用麻、桂、芍药，可用薄荷、桑叶代麻黄，以开卫气之闭束，仍用芍药，以敛荣气之疏泄。如不用芍药，可用黑豆以清荣热。而止疏泄，冰糖、大枣、豆豉，以补中气。如恶寒甚者，仍加入麻黄、桂枝少许。脉象柔润者，并可仍用炙草，无不汗出病解，毫无流弊。我见用九味羌活汤，一派升发温散之药，多有汗出而生他病者矣。此方为时方中发表最误人之方。

惟秋燥感冒，恶寒发热，鼻流清涕，脉紧不浮者，服之甚效。秋燥感冒，恶寒发热，病在肺家，不在荣卫。因秋金凉降则气通，秋金热燥则气结。肺主皮毛，皮毛主表，表气结塞，故恶寒发热，肺热则流清涕。羌活、川芎、白芷，性极疏泄，最开结气，黄芩、生地，善清肺热，故甚效也。细辛、生姜，伤耗津液，不用为妥。原解谓，羌活、防风、川芎、细辛、白芷、苍术，各走一经，可代桂枝、麻黄，各半等汤，驱风散寒为诸路之应兵，不知卫郁恶寒。尚可用羌活、川芎、白芷之升散，助疏泄以开卫闭，若荣郁发热，而服升散之药，则疏泄更甚，热必更加，贻误后学，其害大也。

外感病在荣卫。如不汗出，则入脏而病三阴附子证。或入腑而病大黄证。外感病在肺家，如不出汗，始终病在肺家，九味羌活汤，非桂枝，麻黄，之荣卫方，乃肺家之外感方耳。所谓驱风散寒，各走一经，无理无法，切当戒之。

十神汤

葛根、升麻、川芎、白芷升散猛烈，合并用之，为害大矣。又加紫苏麻黄之大散，非将人的中气升散亡脱不可。虽有芍药一味，能事收敛，无补于事。况且全无中气之药，又加生姜、葱白同煎，治风寒而感头痛，发热无汗，恶寒咳嗽，鼻塞，于荣卫中气之理，相去太远，须知风寒伤人之后，乃人之荣卫分离，中气太虚，荣卫本气自郁为病，非风在人身中为病。此方大升大散，全是想将风寒散出提出的主旨，不知调理本气，时方中最坏之方也。即云治瘟疫，乃是热病，热病只有清降，不可升散也。

神术散

一派燥散，而谓各走一经，燥药能治阴湿之病，必加阳燥之病，此方乱极矣。此方与十神汤，九味羌活汤，后人于外感病，多喜用之。下咽之后，小病变成大病，中败津伤，祸事起矣。

麻黄附子细辛汤

此方所解甚是，发表温经之经字，改为脏字，便完全合法。

人参败毒散

毒字原解云，即湿热也。湿热乃病，岂可谓毒，至云羌活理太阳游风，独活理少阴伏风，太阳与少阴同时为病，应有如何症状，并未说明。又云川芎、柴胡和血升清，枳壳、前胡行痰降气。血不和，清不升，痰不行，气不降，应有如何症状，亦未说明，统而曰毒，时行感冒，谓之毒乎。喻嘉言曰：暑湿热，三气门中，以此方为第一，乃不明列症状，指出原理，以立用药之所以然的根据，按之认定着落四字之义，令人无法下手。窃以暑湿热三气方法之最妥者，王孟英医案中甚多也。孟英先生于暑湿热三气之病，多用清降药，少用温升药，与病机适合，裨益后学多矣。人参败毒散，升散药多，清降药少。于秋金燥结之感冒，亦甚相宜。

再造散

此方既认定阳虚不能作汗，则姜附等药，自有着落。阳药之中，加用芍药，使阳药不燥动本气，尤见高妙，惟阳虚不能作汗，必须将阳虚症状补出，乃臻明显。至于外感之病，服汗剂不能作汗，不止阳虚一端。如气虚中陷之人而病外感，服补中益气汤，微汗而愈。血虚之人而病外感，服四物汤，稍加薄荷、桑叶，微汗而愈。如热伤风之人，服二冬膏，不加表药，下咽之后，不必微汗，立刻而愈。因外感伤着荣卫，乃荣卫自病，非风寒在人身内作病。汗乃荣卫复和之液，阴阳和则荣卫和，并非用药将汗提而出之，然后病愈，乃阴阳和而病愈耳，故外感之病之法。以调荣卫本气为主，并非驱风提寒也，此理不明。所以九味羌活等汤，升而又散，只恐风寒驱之不尽，提之不清，后人学之，外感轻病，治成内伤大病者多矣。

荣卫乃人身整个的圆运动，阳虚阴虚，血虚气虚，皆能使整个的圆运动至于不圆。补阳补阴，补气补血，皆能恢复其圆。故补阳补阴。补气补血，皆有作汗之可能。

麻黄人参芍药汤

原解治虚人外感，又谓东垣治一人虚热吐血感寒，一服而安。东垣治效此病，乃因一人之病，立一人之方，未可定为公共之法。虚人外感，须多顾中气，少用表药，乃是大法。脉象虚而润者，炙草、大枣以补中，薄荷、桑叶以治卫闭之恶寒，芍药以治荣郁之发热，脉象不涩或枯燥者，淡豆豉、冰糖以补中，薄荷、桑叶以治卫闭之恶寒，黑豆以治荣郁之发热，无有不效。外感已后，再用少许素日调养本病之品。因素日有虚病之人，一经外感，伤其荣卫，荣卫一郁，中气必虚。中气一虚，本病必加，故外感已后，须继以调养本病也。治虚人外感，见其脉象甚虚，形色不足，必须问其平日有何旧病，用药不犯旧病，便妥。此方麻、桂之性甚猛，黄芪、五味子补力甚大，麦冬败胃，均非虚人外感可用之品。细玩此方，令人疑惧。吾人学医，贵知原理，不贵死守成方，知原理可以应变于无穷。守成方岂能以死方治活病。时方不可不讲用法者此也。原解谓：芍药安太阳，太字可疑。芍药降胆经之药，谓为安少阳则可。

神白散

白芷刚烈上升，与甘草、豆豉、姜、葱同用，治感寒尚嫌其升散太过，治感风则疏泄更加，其弊有不可想象者。前人好用升散之药以治外感，总因不知外感之病，乃荣卫被风寒所伤，而荣卫自病故也。差之毫里，失之千里，一如治温病不知是本身的木火疏泄，误认为伏邪化毒，遂用寒散之药以驱毒邪，药一下咽，病加神昏，以为病重药轻，将寒散之药加重用之，火败胃败，连泻而亡。时方中羌、独、升、芷、柴、葛等，大升大散之方，西北方且不可用，东南方更不相宜，秋冬且不可用，春夏更不相宜，壮人且不可用，小儿、老人更不相宜。仲圣桂枝汤，麻黄汤，为治风寒感伤之祖方，麻黄、芍药俱是降性，桂枝之性，能升能降，并不偏散，认清此二方之理法，然后知偏升偏散之不合理不合法。

攻里之剂

三承气汤

三方原解均好，惟云传入胃腑，事实上乃胃腑自病，详本书伤寒论原文读法篇。

木香槟榔丸

攻坚破积之品全队出发，如非实滞之病，误服则中气被伤，百祸立至。果有实滞，每次少服最佳，惟用之于泻痢，须详实确系实滞之泻，实滞之痢，乃可用之。张子和论实滞之病，用攻破之方，效验明白，可以为法。但须先将中气之理，河图之理，明白之后，再研究子和之方，乃少错误。原解宿垢不去，清阳终不得升，去垢并非为升阳也。垢去则运动圆面阴阳和，中气复也，汪氏亦爱升阳偏矣。知阴阳贵和，则知阳气不可偏升矣。

枳实导滞丸

荡积清热泻湿方中，加茯苓，白术，以顾脾胃。而荡积之品，又不如张子和木香槟榔丸之多。此方适用之病，当比木香槟榔丸之证为多。孙真人云：胆欲大，而心欲小。窃以为治病之方，以适合病机为主，非所谓胆大胆不大也。吾人当于适合二字上，用切实功夫。本此方用茯苓，白术之意，以应用张子和之法，较完善耳。

温脾汤

人谓古人寒热兼用，乃互相监制之意。其实乃人身既有寒病，又有热病，故用温药以治寒，又用寒药以治热。按认定着落四字之义，此方应解作干姜、炙草、人参以理中焦，附子以温下焦，硝、黄下结积，不用枳、朴以伤气，而用当归以保血液，于温燥药中加当归以保血，引阳入阴，以阴养阳，极妙之法，此中下素寒而有热积之方也。此方分两想系古法，何如用丸为妥，不必一次重用，荡积总以缓下为稳。

蜜煎导法

结燥只在肛门，不在肠胃，此法最佳。如虚人病肛门结燥，用独参汤，凉服，津液日生，大便自下。猪胆汁灌入肛门，被肠胃吸收而上，亦能寒伤胃气。仲圣于阳明液虚用猪胆汁，因阳明病液虚，原有燥热之气，宜胆汁之寒耳。

涌吐之剂

瓜蒂散

误用吐法伤人，甚于误用汗下，因脾经主升，胃经主降，脾胃为诸经升降之关门，整个圆运动之中心。脾经升，则肝、肾、大小肠诸经皆升，胃经降，则胆、肺、心经、心包、膀胱诸经皆降。吐法极伤胃气，能使胃经上逆，胃经一逆，伤及胃阴，胃阴不降，便自吐不止，不能固守中气之阳，中气遂因之减少。以致于死。不死亦难于复元，非比寻常之误也。鹅翎探吐，手指探吐，较之用药，其害为大，探吐之法，乃直接吐法，足以引起胃经非往上吐不快之势，用药之吐，乃间接吐法也。胃经非往上吐不快，胃气坏不能救矣。如必须探吐，必探一下，万勿再探。瓜蒂性寒，实痰，热痰，粘据上脘，得之即豁，胃气主降，久据上脘之痰，凝结不活，胃气能降之便下。一得瓜蒂之寒苦，解其热实之性，痰遂活动起来，既已活动，不能停留，自然吐出。赤小豆、藜芦有毒，胃气不能相容，此毒气不能停留，亦自然吐出。并非瓜蒂、赤小豆、藜芦，善能吐胃也。《伤寒论》栀子豉汤，善吐虚烦之痰者，湿热凝聚成痰，瘀停上脘，栀子清其湿热之凝聚，痰无依附，自必吐出。豆豉善补中气，而有宣达之能，中气得补，而运动之力增加，瘀痰得中气运动宣达之力，所以吐出。人身圆运动之力，无一息停留，瘀痰既已活动，不能下降，所以吐出，此自然之事。烧盐汤，善吐寒霍乱者，盐补中气，烧过性温，中气得温补之力，于是运动之力增加，将停胃中之积冷，活动起来，既不下降，所以吐出。所以胸中无聊赖，而脉象又虚之人，常有服理中汤后，一吐而愈者。亦有胸中温温无赖，得食寒凉之物，一吐而愈者，皆瓜蒂散，栀子豉汤，烧盐汤之理，不必定要服瓜蒂散等药也。人每谓瓜蒂散等方，能将胃脘之物提而吐之，离医理远甚矣。赤小豆有两种，半红半黑者，乃吐药之赤小豆，其红如朱，有毒，亦名相思子。全紫红不黑者，乃除湿健脾之赤小豆，其红不鲜，粮店有卖者，名曰小红豆，亦名红饭豆。

稀涎散

中风痰升眩仆，此中气先败，然后痰涌之病，中气败而人仆，中气与荣卫俱坏，大事也。人身气化，是整个的圆运动，脏腑阴阳，交互于内，荣卫阴阳，交互于外，互交之机，根于中气。中气左旋，则阴气升而交阳，中气右转，则阳气降而交阴，旋转升降，圆而又圆，内不生痰，外不眩仆，一旦痰升眩仆，此内外交互的阴阳，忽然分开之所致，而必由中气先败也。详本书处方基础篇，黄芪五物汤。此时须看脉象如何，如脉象粗盛，气实牙紧，可先用稀涎散之法，以通关窍，随用四君子汤，以复中气，如脉象虚微，必须先进理中汤，先顾中气，然后化痰。如不先顾中气，中气一脱，尚何化痰之云乎。稀涎散，过于恶劣，可用灵宝丹，或万金油，如意油等以代之。原解谓皂角专治风木，是不知风木为何事之言也。世以风宜散之，皂角通散非常，散风最速，岂知风木之病，愈散愈重乎。倘并不痰涌，亦不眩仆，但忽然昏迷，不知人事，须以脉象为定，多有阴虚阳越化火，上干心肺者，清降心肺之热，养中顾气，自然清爽。如用猛剂通之，或用猛剂补之，皆能使病加重也。

和解之剂

小柴胡汤

原解谓柴胡升阳，未言升何处之阳，黄芩退热，未言退何经之热。不免含糊，详本书处方基础篇。

四逆散

四逆者，厥也，阴证而厥，为里阳虚，里阳虚不能达于四肢，故手足厥冷。阳证而厥，为里阳实，里阳过实，将外阴隔阻，外阴不能与里阳交合，遂孤格于外，自现阴之本气，故四肢厥冷。芍药、枳实泻里阳之实，使阴气内交，阳气外达，故厥愈。柴胡能将里阳升达于外，炙草补中气以为阴阳交合之媒也，此方清热解结之功为多。阴证之厥，肢冷如冰，阳证之厥，不过手足较凉耳。

黄连汤

腹痛乃中气虚寒，呕乃胸膈湿热，故用理中之法以温寒，黄连、半夏以除湿热，中寒上热，理中与黄连并用，是为定法。

病连荣卫，故用桂枝，大枣以和荣卫。原解谓此药属太阳，阳明药，荣卫即是太阳，本说得去，阳明二字无着落矣。

原解所云：丹田有热，胸上有寒，仲景亦用此汤。查丹田有热，胸中有寒二语，乃《伤寒论》坏病经文，寒字作痰字解，言下有热上有痰，湿痰被下热熏蒸，则舌上如脂膏之白，并无用黄连汤之文。汪讱庵八十老人，乃曰：丹田有热，胸中有寒，仲景亦用此汤，果何意也。丹田有热，无用干姜之理，《伤寒论》太阴病，腹中痛，欲呕吐者，黄连汤主之。腹中痛为中下寒，欲呕吐为上热，中下寒故用干姜，上热故用黄连，认定着落，有如此也。

黄芩汤

荣分之热，与少阳相火之热合并，热性散动，伤及金气，不能收敛，故利也。热利与寒利不同之点甚多，详本书处方基础篇。芍药，解荣分之热，黄芩解少阳之热，甘草、大枣养中气也。利乃泻利，痢乃木气郁结，里急后重，芍、芩，疏解郁结故愈。虞天民曰：芍药，不惟治血虚，兼能行气。芍药能和木气，不能治血虚。芍药治腹痛，亦和木气之功，非能行气，不可含糊。药不加甘草，极败脾胃之阳。芍药能治血虚，血因木气疏泄生热而虚者，芍药清木热，故治血虚。

逍遥散

原解极好，木气不郁则中土旋转，全体皆和，妙方也。惟《医贯》云：木喜风摇四字，不合医理。风乃木之病气，风气盛，木气衰，当改为木恶风摇才是。

藿香正气散

此方善治山岚瘴气，不可以治外感内伤。缘瘴气之病，寒、燥、热、湿之邪气，湿聚于胸，令人呕吐烦满，故外散内消并用，病即能愈，因有可散可消之物也。而降药多于升药，以开利胸膈为主，尤得扼要治法。邪气既去，正气自伸，故白正气。其他外感内伤，如亦用之，内伤之病忌外散，外感病忌内消，皆伤正气，无有不误事者。常见有寒霍乱之病，服之而气脱者，虽有术草，弗能救之。此方须认明是岚瘴之病之方，非外感内伤之方，不可含糊，原解谓正气通畅，邪气自已，其实乃邪气消除，正气乃畅耳。因有藿香之藿字，遂以为是治霍乱之方，可乎哉。

六合汤

此方以四君子汤，加生姜、大枣养中顾土为主，藿香、砂仁、半夏降胃理气，杏仁降肺，木瓜和木为辅，所谓六合，如此而已。非御风、寒、暑、湿、燥、火，六气之谓也。夏日之病，由脾胃湿滞，胃逆脾陷，肺气不降，肝胆不和所致，故此方为夏日治病之要法。夏日伤寒加苏叶，夏日伤暑加香薷，亦甚平稳。伤寒二字，非麻黄汤证之伤寒，不过微感寒气云耳。暑，乃相火之逆气，世谓暑甚于热，非是，详本书原理篇。夏日伤暑加香薷，香薷性散，不如藿香性降，夏暑宜降不宜散。

清脾饮

疟病寒热，荣卫之滞，脾胃为荣卫之本，荣卫滞者，脾胃必滞，故消滞健脾，为治疟之大法。原解极好，风、热、暑、湿、燥、寒，皆能使荣卫，脾胃阻滞而成疟。虽以消滞健脾为主，又须看六气之中，何气病多为治，荣卫之滞，由于金气木气之结，详时病篇。

痛泻要方

土败木贼，须扶土和木，此方甚佳。吴鹤臬所云，可以为法。如脉象微小，当用《伤寒论·少阴篇》真武汤，温补脾肾，兼和木气为治。

表里之剂

大柴胡汤

此汤与芍药柴胡加芒硝汤，桂枝加大黄汤。详本书伤寒方解篇。非将《伤寒论》整个原理明了，不能研究此方也。

防风通圣散

此方专治表里实热之疬毒，方用散而不用汤，表里两消，又有顾中之药，实质之病，自见功效。后人以之治外感内热，病在气化不在实质之病，理路不清，次序不分，非经验宏富，确有理解之高明医家，不敢用之。如不用散而用汤，难免鲁莽之祸矣。

五积散

时方最喜一方之中，各药皆有，各病皆治。不善学者，往往依样葫芦，治误了病，寻不出误之所以然。此方与防风通圣散，九味羌活汤，是也。原解谓：一方统治多病，惟善用者变而通之，苦口婆心有益后学之言。医学高明之医家，立方治病，不过数味，见效极神，盖能分别何病为主要，何病为附带，何病为原因，何病为影响，以定施治先后之次序，常有只治一病而诸病皆愈者，有原理以为贯通也。善用者变而通之，须如此变法，如此通法。

三黄石膏汤

三焦表里郁热，至于谵语发斑，非大寒之品，不能平去其热，非胃气闭束不开，里热不能郁成如此之盛，故此方极效。石膏，性寒味辛，能散能通，不仅平热而已。燥热伤津，经脉闭塞，石膏神效。惟须脉证确切，乃可用之，寒证误用杀人，虚证慎用。

葛根黄芩黄连汤

凡《伤寒论》之方，须在《伤寒论》整个病理中，作整个的研究。徒研究一方，无法解说，况属伤寒坏病之方，更无法解说。详本书伤寒方解篇。成氏之说合否，明了伤寒方解自知。

参苏饮

外感方中用人参，不如炙草、大枣、冰糖为稳。去人参、柴胡，加川芎、柴胡，名芎苏饮。芎苏饮，葛根、川芎、柴胡升散太过，甚不妥。外感方不可偏于升散，香苏饮较妥当。

茵陈丸

同时而汗、吐、下，三法并用，非将人治死不可，此方大可为戒。时气毒厉四字，毫无根据，时气如何有毒厉，时气不和为病，亦只不和而已，何至毒厉。况时气不和为病，皆是虚证也，详本书温病篇。

大羌活汤

两感伤寒。一日两经，阴阳同病，《内经》原有明文，编者四十余年，于事实上未曾经验，未敢妄参末议。

消补之剂

平胃散

夏日土湿中寒，易生满滞。此方极佳，理中丸，干姜、白术温而守，此方厚朴、苍术温而散，一方无滞，一方有滞，用错不得。厚朴，甚伤气分，最助疏泄，阴虚之家忌用。

保和丸

确系饮食内伤，此方服少许，所停饮食即顺下而愈。如脉虚者，加白术数分，煎汤送下甚妥。因是一派消药，虽平和之品，亦伤中气也。此方所治停食之病，其外证必系微发热，不思食，或仅嗳酸也。甚者则大便泻下次数甚多，小便亦利，腹痛发热，不欲起立，此方亦效。如大热大渴，腹泻清水，腹满痛拒按之宿食证，此方不能见效，须用大承气汤下之乃愈。舌上必有干厚黄胎也。

健脾丸

此方消补兼施，如气分不热而偏寒者，枳实慎用。荷叶包陈米饭为丸，引胃气及少阳甲胆之气上升，上升二字未妥，胆胃以下降为顺，胆胃之气下降，肝脾之气上升，升降复旧，运动有力，故食消耳，小儿停食。脉虚不能用理滞药者，用扁豆养胃藿香降胃亦效。胆胃之气，如引之上升，食必更停矣。

参苓白术散

平补之方也，桔梗降肺，其性缓降，并不上浮，肺经药都降。

枳实消痞丸

干姜、黄连并用，升降的运动增加，故痞消耳，非尽枳实之功也。

鳖甲饮子

久疟不愈，中有积癖。久疟不愈，肝脾必虚，消补兼施，可以为法。乌梅大补木气，木气旺而疏泄通，是以寒热不作而疟愈。原解取乌梅酸敛不合，愈敛则愈不通，疟益不愈。

葛花解醒汤

葛花、青皮性凉，砂仁、豆蔻、木香、干姜、神曲性温，温凉并用，升降活泼。用四君子补中补土，而不用甘草，酒家忌甘味，甘草性壅故也。此方温药比凉药多，此必经验有得。见酒家胃气多败，于酒后吃水果故也。酒醉则土湿中虚，继以水果生冷之寒，故酒后吃水果者，将来胃气必败。

理气之剂

补中益气汤

此方王孟英称为补中升气汤，中气下陷者宜之，如气虚不陷者忌用。中气乃整个圆运动之枢轴。只宜居中，不可升上。东垣升柴云云，于阴阳互根之理，尚未了了，阴阳互根，是个圆的，东垣云云，是个直的。虚劳内伤，都是阴虚，切忌升药，阳虚外感，则其相宜。阳气下陷，不能升发，此方宜之。此方能治阳虚外感，可见外感之病，乃中气荣卫，因风寒之伤而自病。故补中而荣卫自和，病即自愈。可以证外感病，非风寒入了病人身作病矣。

乌药顺气汤

中气中风，气是本身之气，风亦是本身之风，中气则肢冷口噤而脉伏，伏者非常之沉而有力，闭也，故用开药通药甚效。中气无痰，中风有痰，有痰则中虚，脉必不伏，便不可用开药。有痰而脉伏，仍是中气。许学士云：中气之病，不可作中风治者。中风脉不伏，肢不冷，口不噤，须用补中药兼柔风豁痰药，中气只可开通，不可补中故也。喻嘉言曰：中风证，多挟中气者。气如通畅，则运动圆不病风也。惟须认明风是本身木气不和之气，便稳当，此中字作病字看，病起仓卒，故曰中耳。若作中字看，便无办法，中字只有中外来的邪，哪有中本身之气之理。

越鞠丸

六郁同时并治，未见妥当。

苏子降气汤

降气降痰，贵兼补中，此方极妥。肉桂，乃温降胆经之药，胆经降则相火降。相火降则下焦充实，下焦充实，则中气运而上焦清虚，故病愈也。引火归元四字，着落在降胆经三字上。

四七汤

此方名是舒郁，实是除痰，痰豁气通，则郁舒也。

四磨汤

磨服此丸散见功迅速，不用汤者，汤则一顺而下，不及磨服药质随胃气运动，逐渐开通，不伤正气，既已浓磨，则剪之一字，乃燉热之意，不可多煎。

代赭旋覆汤

代赭、旋覆、半夏，合并用之，为降胃逆第一有力之方，非参、甘、姜、枣之温补中宫，不能胜其重坠之力，然非中气极虚，胃逆不至如此之甚，则参、甘、姜、枣，乃因中虚而用，非以御代赭、旋覆、半夏，重坠之力而用。而胃逆至于痞硬噫气，又非代赭、旋覆、半夏，合用不为功，认定着落如此。

绀珠正气天香散

方中用干姜，必脉有寒象，一派辛通，此方慎用。

橘皮竹茹汤

原解极妥。

丁香柿蒂汤

柿蒂，温降而有敛性，故效。原解妥当。

定喘汤

原解甚好，唯云麻黄散表寒未妥。因麻黄之治喘，因其能降肺气也。不可因伤寒用麻黄汤，遂认此病之用麻黄为散表寒。即如伤寒论，太阳病数汗发，汗出而喘。用麻杏石甘汤，麻杏石甘汤之用麻黄，乃以之降肺气之逆，非以之散表证之寒。汗出乃肺燥，故用石膏，以清肺燥，发汗后不可再用麻黄，岂有发汗后，汗出反用麻黄之理，可见因喘而用麻黄，非因散表寒而用麻黄也。定喘汤治喘而哮，喘而哮，此肺气实逆，虚喘则不兼哮。

理血之剂

四物汤

川芎性温而升，芍药性寒而降，当归性温而动，生地性凉而静，升降动静相配，最宜肝胆二经，又皆质润而厚之品，实为养血妙方。但只能养血不能生血，生血须脾胃气和，饮食增加，饮食精毕，乃化成血。四君四物，气血双补，其实乃四君健运于中宫，四物乃能灌溉于四维，和平之方也。十全大补加黄芪之上升，肉桂之大热，则非普通补益之方，乃大虚之方。十全大补，去黄芪生地甘草，名胃风汤，治肝风客于肠胃，风气疏泄克土，是以飧泄而完谷不化，参术培土止泻，归芎芍桂，养肝息风，去芪草则中气易于运动，去生地之湿也。瘕疝者，土败木枯而风动，胃风汤培土润木也。牙闭亦然，故并治之。

人参养营汤

川芎黄芪，其性皆升，故十全大补，不甚平和。今去川芎而加五味，不偏升散，名曰养荣，名实相符，荣血不喜升散也。薛立斋之言，亦须以脉证加减为妥。远志其性窜动，最伤膈上津液，心经不足者忌之，世以远志二字之字义，遂以为补心，不妥。

归脾汤

怔忡健忘，皆厥阴心包相火之气不降之故。肠风崩漏，皆厥阴肝经木气不升之故。不升不降，血液枯耗，中土受伤，故此方用参甘苓术以补中健脾，当归龙眼以养血泽枯，远志以燥膈上湿痰，枣仁以补心包下降之气，木香温降胆经以助肝经上升，黄芪姜枣，以和荣卫也，荣卫和则血液运行，不往外散，故曰归脾也。

养心汤

心气下降则安宁，中气不虚，血液不枯，痰涩不滞，然后心气下降。参甘苓芪以补中气，归芎柏枣以补血液，半夏远志，以除痰涩，肉桂温降胆经相火，五味子补肾，以藏纳下降之相火与心气。心气不宁，皆心包相火与胆经不降，火气上冲之故。故养心之法，以养中养血除痰降火为主。

当归四逆汤

此方原解，完全精妙，惟桂枝散表风一语，未妥，以为有外来之风在表也。欲知桂枝是否散外来之风，须明了本书古方用法篇桂枝汤解，然后知也。

桃仁承气汤

伤寒表证，未经汗解，里热与下焦养血结实则发狂，心主血，血热则心气被灼，神明扰乱，故狂。硝黄下结热，桃仁下蓄血，甘草补中气，桂枝益肝阳，血下则肝阳伤，故以桂枝益之。凡伤寒表证尚在，必脉浮或恶寒。此证脉沉不恶寒，凡里热已实者，表证必罢。此证小便已利。为里热已实，又不恶寒，又不脉浮，不得曰表证未除，表证如果未除，岂可用硝黄下之，然非将《伤寒论》整个明了，不可与语。

犀角地黄丸

阴虚血热之方，故皆养阴气平血热之药，皆平和不猛，惟犀角太贵，不用犀角亦效。有谓无犀角以升麻代之，一则性降，一则性升，不可代也。

咳血方

清轻之品，蜜丸嚼化，使肺经所受他经之热，徐徐降下，不伤胃气，是为清降肺热妙品。

秦艽白术丸

此方原解极好，秦艽苍术汤，秦艽除风汤，既加大黄，宜仍用丸为妥。

槐花散

肠何以会有风，大肠庚金，不能收敛，则木气疏泄生风，风入大肠而病便血。庚金不能收敛，柏叶助金气之收敛，木本生火，故风必有热，槐花清风木之热。荆芥活血，枳实理肠间滞气也。此病必骤然因肝经热动而成，如久病便血，则忌用矣。久病便血，须健脾凉肝暖胃润燥除湿理气并用。

小蓟饮子

此方乃因热而病血淋之方，如因虚而病，则归脾丸甚效。

四生丸

鼻属肺，肺属金，金气主收敛，木气主疏泄，衄之为病，乃金气不能收敛，木气偏于疏泄之病，木气疏泄则生热，热气逆而不降，故血由鼻出。此方柏叶助金气之收敛，地黄养木气之疏泄，血出则木之温气消失，用艾叶以养木之温气，荷叶活血祛瘀，四味生捣微煎，服时连渣吞下，徐徐降之，自见殊效。鼻血如有因中气虚者，单用党参一钱煎服自愈。或是血热，或是中虚，凭脉定之。大概无论何病皆有虚实，皆宜凭脉为准。常见有满纸医理而药服后，不惟不效，反加病者。此不凭脉只凭书之故，切不可也。

复元活血汤

血积必在两胁，可称发明，用汤不如用丸为妙。

祛风之剂

小续命汤

中风二字，切须辨明外风内风。蒙古一带，风气刚劲，偶有荣卫不固之人中之而病者。若内地则不分南北，决无中外风成病之事，都病本己身内之风也。人身荣卫主外，中气主内，木枯生风之人，气早中虚，一旦肺金收敛之气，不能制风木疏泄之气，则荣卫偏盛，偏盛之方，与偏衰之方，不能调和，则㖞斜不遂等病生焉。此方有麻黄桂枝之法，所以调本身之荣卫，非所以去外来之风寒。荣卫者，交济左右上下之整个力量，荣卫不能交济左右上下，于是下寒上热，所以附子温下，黄芩清上，亦合机宜。而川芎芍药升降肝胆，以和木气，尤为治风要药。风者，木气也。参草补中，杏仁降肺，防风润燥疏木，防己除湿，合成此方，当见奏效。人谓治风套剂，不知于外风内风已辨别否。刘氏之论，似亦认为中外风耳。此方亦能治外风。外风伤了荣卫，荣卫自己不和，故现㖞斜不遂等病。此方调和荣卫，故病自愈。虽治外风，亦非认外风入了人身，用此方将外风驱而出之，亦是治本身之荣卫与中气也。然非明白《伤寒论》麻桂两方之理，不能语此。此方名曰六经病，其实乃整个荣卫病耳。六经共和，即是荣卫，荣卫分开，乃见六经，此仲圣整个伤寒论之微旨也。

大秦艽汤

此方不列病证，统曰风邪散见，既不认定病证，用药便无着落。风者，疏泄之气，耗津液，煽相火，夺中气，动有余而静不足。羌活、独活、川芎、白芷，刚燥升散，风病忌之。此方四味并用，以治风邪散见，只有加病，绝不愈病。归、芎、二地、防风，皆能养木，乃是风药。石膏、黄芩并用，于风字不合，风病中虚，石膏绝无可用之地，既知用甘术，为何又用石膏，风伤津液，细辛温通亦不合用。刘氏之论甚好，汪氏则仍认为外风为病，刘氏高过汪氏。

三生饮

卒中者，平日中气虚亏，荣卫偏盛，肝阳偏泄，肺阴不足，偶因一切刺激，圆运动成了直不运动，遂卒然倒地也。详本书处方用法篇，黄芪五物汤。此方甚好，惟云中腑，中脏，中经，乃脏腑经自病。卒中二字，应改为卒病二字，方合事实。人都把中认为矢石中人之中，遂将自病的意义抹煞。如非自病，附子人参，便无着落。

地黄饮子

刘河间与《医贯》所论极好，远志、菖蒲，二味通力甚大，极伤心部津液，谓为补心，不合。痰迷心窍，远志、菖蒲将痰通开，心灵自复耳。如谋根本补心之法，须养中降肺，以降胆经相火归于肾水之中，水中火足，上升而化肝木，肝木阳气再升，乃生心火也。桂、附、苁蓉、巴戟天，以返真元之火一语，须再斟酌，返火惟肉桂、巴戟能之，肉桂、巴戟能温胆经下降也。附子乃直补下焦之火之药，既用巴戟，可不再用附子，附子宜于阴盛阳虚，水寒土败之人，不宜于阴虚火弱之人。

独活汤

瘰疬乃中虚，土湿，木枯，金燥之病。中虚土湿，则运化无力，四维阻滞。金燥则结聚不通，木枯则风气自动，动而不通，则瘰疬也。当用养中培土调木清金之法，少加活血、顺气、消食、化痰之品，徐徐调养，以复其旋转升降之原，自能病愈。此方羌活、独活、川芎、菖蒲、远志，大升大散，津液受伤，肺必更燥，木必更枯，中必更虚，病必更重，未见得妥。由于火盛者，宜清降火气，由于火衰者，宜补下焦之火。方中肉桂，能温降胆经相火以归水中，补火妙法。茯神，乃茯苓之气弱者，茯苓为松根之气射出所结，其气弱射不远者，则苓抱根而生，人见其苓中有根，谓之为心，名曰茯神，遂谓为补心，非是。

顺水匀气散

脉实气盛者，此方可用。然用天麻、白芷，升散药治风，不知风乃木之动气，既动再散，只加病耳。总因不明风字之理，故相习而成此错误。脉虚气弱之家，此方切不可用，总宜养中健脾润木清金，温水降火，用整个的本气治法，整个的运动圆，方能根本解决，有功无过。凡治风病，术须慎用，因病风之人，津液必亏，脉络必涩，术性极横，用之必增胀满也。不如将术，改为山药，扁豆较妥。

痛风汤

风乃肝木不和之气，有湿则挟湿，有痰则挟痰，有燥则挟燥，有热则挟热，有寒则挟寒。故治风病，须兼六气之药，以调理整个的圆运动，不必治风，风自能息。如单治一方面，而不治整个，必不能好。详本书古方用法篇薯蓣丸。风入肉质之内，常住不去，则成痛风，甚为难治。病势至此，尤非从整个圆运动治起不可。此方枝枝节节，不可为法。桃仁、红花，少用多服较妥。

独活寄生汤

原解极好，桑寄生活血脉通经络，柔而不燥，远胜他药，三痹方解尤妙。

消风散

标本兼治，原解甚好，如用之不效，便是风木之病，不喜散药矣。与其用散药散风，不如养木调中兼和荣卫为可靠。

川芎茶调散

岂有太阳，阳明，少阳，少阴，各种同风之事。风热上攻，宜于升散，巅顶之上，惟风药可到等语，更是不合气化生理。《局方》多有此类方法，不可学以误人，风药上攻，宜用降法也。须知风乃本身木气，肝经上升，升而不降，则巅顶病风。宜降胆经，肝风乃平。

青空膏

少阳胆经，自头走足，其性下降，不降则病热逆。芩、连，苦寒下降，正合胆经热逆之病，乃用羌、防、芎、柴，升之，无是理也。高巅之上有湿热，只有降法最忌升法，此理至浅，容易证明。用升散治高巅之病，不合医理。惟肾肝阳气不足，不能升到巅顶，浊阴逆塞之头痛，可温补肾肝以助阳气上升，以降浊阴之逆。然亦只宜补药，不宜升散药也。

人参荆芥散

原解甚好。

祛寒之剂

理中汤　真武汤

原解甚好。

四逆汤

原解甚好。太阳，初证脉沉亦用之一句，须加声明。太阳，乃表证，表证脉应浮，表证脉沉，沉乃阴寒里证，既现阴寒里证之脉，故用此方以温里，里乃表之本。里气内温，然后表气外发耳。

白通加人尿猪胆汁汤　吴茱萸人参汤　益元汤

原解甚好。

回阳救急汤

加麝香通窍一节，可以不必，亦不稳妥。三阴寒而至厥，此火土将败，古人干姜，附子，炙草，四逆之法，回复火土，回天之功大矣。病到此时，胃中消化力弱，不宜加白术，以滞胃间转运之气。陈皮、半夏，亦耗胃气，非此时所宜也。肉桂、茯苓，亦嫌刚燥，不合时机。尚使肝阳难复，肝阴被劫，岂不反生病变。虚人忌用麝香，虚证不可通散。

四神丸

原解五更将交阳分，阳虚不能键闭而泄泻一证，五更乃寅卯阳时，寅卯阳时而阳虚，此问题解决，温病不可吃升散寒凉药的原理解决。小儿麻疹不可吃升散寒凉药的原理亦解决。无论小儿大人，一切发热而舌无干黄胎无白粉胎，多方医治，热不见退，不可吃升散寒凉药的原理解决。一切肤红身痒，或身起红疙瘩红点粒，不可吃升散寒凉药的原理解决。天人一气，中下为本。春生，夏长，秋收，冬藏，收藏为生长之本。夏长者，长春之所生。春生者，生冬之所藏。冬藏者，藏秋之所收，所收为何，阳气是也。收藏则阳气入，生长则阳气出。《内经》曰：夫虚者气出也，实者气入也，寅卯为春生之时，阳气出也，阳气出于上，则虚于下。在下之阳气，为中气之根，阳气出则下虚，中亦虚矣。寅卯泄泻，中下阳虚。温病麻疹发热身痒等，皆收藏之阳气外出之病。阳气外出，阳气已散，故不可吃升散药。阳气外出，则中下阳少，故不可吃寒凉药。如有违反，则阳愈出而热愈增，热极则阳气出尽而人死也。人见外热不知内虚者多矣。一年之气，春气虚，秋气实。一日之气，寅卯虚，申酉实。因申酉金气将阳气收入地面之下，故实耳。人身亦寅卯阳虚，申酉阳实，所以伤寒阳明腑病，日晡则热作，日晡为申酉之交也。《内经》曰：圣人春夏养阳，不可伤阳气也。秋冬养阴，养阴气以藏阳气也。若秋冬之时，伤损阴气，阴气收藏之力衰，则阳气飞散。阳气原是动的，秋冬阳气收藏，阴气收藏之耳。此古今大惑，不可不求彻底解决者。四神丸，用温肾不偏于刚烈之品，煎入富有津液之枣肉之中，临卧盐汤送下，补益中下阳气故病愈也。如不见效，乃肾气失藏，肝阳妄动之病，宜肾气丸治之。如仍不效，则木动生热，金气不收，宜用凉木收金之品矣，鸡鸣泻亦然。

厚朴温中汤

此方极妥，原解甚佳。

导气丸　疝气丸　橘核丸

三方皆佳，原解甚好。然均是止痛一时之方，非根本治愈之方，欲求根本治愈，可用大橙子一个，切下蒂皮数分作盖，将内瓤取出不要，杀鸡一只，将全付肠杂，乘热取出，装入橙内，肠杂不可洗，只将有粪之肠，剪去粪污，拭干水气，一同装入。

用橙皮盖盖住，竹签签好，上笼蒸取自然汁，不可用水蒸，睡时将汁饮下，连服三个，每日一个，无新旧老少，均能除根，先天所受之疝病，亦能治好。因痛病乃肝阳结聚，不散之病，肝阳结聚，则肝阳虚损，不能自达，鸡性大补肝阳，肠杂属内藏之物，其力较肉为大，橙皮能疏结气，肝阳得补，疏泄复旧，又加橙皮以散其结，故愈。治病分本气为病，病气为病，两个界限。导气三方，治病气为病之病，此方治本气为病之病。凡脉象不实之病，皆本气为病之病也。本气详本书原理篇。如无橙子，可用真广青橘皮，三钱，加水一酒杯与鸡杂同蒸。

祛暑之剂

三物香薷饮　清暑益气汤　缩脾饮　生麦散　六一散

张洁古曰：中热为有余之症，中暑为不足之症，张氏之言，乃有阅历而又合于原理之言也。热之为病，能烧灼肠胃津液，劫损真阴，令人神识不清，舌胎黄而干，甚则焦而黑。暑之为病，《内经》曰：气盛身寒，得之伤寒，气虚身热，得之伤暑。气虚身热四字，为伤暑之主证。因暑乃相火之气，此火不降，则生中土，不伤肺气，上清下温，不病暑病。此火不降，则成暑病。香薷饮，用扁豆以补中土，厚朴温降胆胃，胆胃降则相火降，相火降则暑气降。香薷性散，宜改用藿香，暑气只可降不可散，藿香能温降胆胃，使暑气下降也。清暑益气汤，麦冬、黄柏清肺家之暑气，五味子、青皮助肺家之降气，参芪、二术、当归、炙草，补益中土，补气补血，神曲和中，泽泻除湿，麦冬、黄柏清肺者，因逆入肺家的暑气，即相火灼肺之热，故宜清之。升、葛，则暑气所忌。缩脾饮，砂仁、草果、甘草、扁豆，皆温中补土之药，乌梅培胆经，以收相火也。生脉散，补气生津。六一散，利水润肺。皆以清肺为主。暑月温盛，湿盛则相火不易下降，而暑气上腾，清肺即以祛湿，祛湿即以降暑。暑气亦热气，特以相火为中气之本，故暑病皆是虚证，与热之病实不同，事实上显明易判者也。谓暑病为虚证则可，谓暑病为阴证则无是理。惟相火不降，下焦之火无根，有阴寒腹痛泄利者，则寒霍乱之属，非可曰阴暑也。暑虽是热，但只有虚无实，所以金匮治暑，用人参竹叶石膏汤，仍清肺与大补中气而已。如肺气不燥渴，必不用石膏也。著者尝用乌梅白糖汤热服，治暑极效。敛相火补胆木，使暑气下降有力，故效。此数方原解均好，惟中热中暑的中字，应改为病字，须认明是本身的热本身的暑自病，不过经感触大气中的热，大气中的暑，引动本身之热与暑，用药乃有着落，世乃有伏暑之说，亦由叔和误解《内经》冬伤于寒，至春变为温病，为伏气温病，臆度而来。按之事实，何尝之有。

利湿之剂

五苓散

太阳腑三字，乃整个《伤寒论》的名词，言腑者，为别于脏也，言太阳者，为别于阳阴等他经也。太阳腑三字，应为膀胱二字，便多生枝节，肉桂化膀胱气一语，无着落，膀胱主藏，气化则出，此气非膀胱之气，乃木气也。木主疏泄，木气阳足则能疏泄，肉桂温补本中阳气也，利便消暑句之消暑二字，亦无着落。

人身上焦相火之气，本来下降，只因湿气阻格，故相火上逆而为烦渴。五苓散将湿气由小便利去，相火得降，故不烦渴。相火降则暑降，暑气即是相火，相火即是暑气，五苓散消暑之剂也。肉桂乃温降胆经相火之品，五苓利而消暑，可见暑乃虚证，猪苓汤乃治湿而热之方，五苓散乃治湿而寒之方，寒热分别，以脉象为断。吴鹤臬之论全非，猪苓汤，乃土湿木枯，肺气又燥之病，苓泽祛土湿，阿胶润木枯，滑石清肺燥，各有着落。白术性干而横，木枯者忌之，故猪苓汤，不用白术。

小半夏加茯苓汤

水停心下而至成痞，故半夏、茯苓、生姜，合并用之，以行水而消痞。此方如当用而过用，与不当用而误用，皆能劫损津液，而成痨瘵。茯苓甘草汤，加桂，除夏，治悸厥者，悸乃心跳之意，湿气在胸，隔住木火升降之路。心包相火降不下去，则悸，肝阳不能升达则厥，茯苓祛湿以降火，桂枝温达肝阳，故悸厥皆愈。桂枝亦能治悸，足厥阴肝经能升，手厥阴心包自降也。

肾着汤

姜、苓、术、草，阴虚慎用，风水的风字，即木气疏泄之气。水阻木气，木郁风生。故汗出。水湿伤及荣卫，故身重，黄芪通表，防风行水，白术、姜、枣，补中土和荣卫，故愈。防己性恶，不可常用。

舟车丸

猛药攻水，未见妥当，参看下方。

疏凿饮子

上下表里分消，凡药能达到上下表里，须本身中气能达到上下表里。阳水实证，脉象充足，故能达到上下表里，若虽阳水，脉气力量不实，亦不能达到上下表里，凡水证治于未成之先，较易于水病已成之后。因人身水道，外则汗孔，内则小便，荣卫调而肺气舒，则汗通孔，肝胆和而膀胱降，则小便利，而要非脾胃健运，中气四达不为功。水病已成，荣卫肝胆肺与膀胱，本来的作用已失，内外的水道已闭，欲以舟车丸将水从大便攻出。愈攻水道愈闭，势所必然。不如疏凿饮子较为活泼，然总不如先疏汗孔以通水道，使水仍循旧道而去为有望。张隐庵先生治一水肿，用苏叶、防风、杏仁，开通肺气，汗出之后，小便随之而利，肿立见消，继以扶脾暖肾之品，调养而愈。膀胱经行身之表。肺则统主皮毛，膀胱经随肺气以俱通，故得汗之后，即得小便也。经方治水肿热证，麻黄兼石膏，疏清肺气，汗出尿利，水肿寒证，麻黄兼附子，总以疏肺气开汗孔为主，皆兼养中之药。又有水肿病，单用羊肉浓汤去油淡吃，而尿利肿消者，羊肉补木气助疏泄，木气疏泄，则尿利也。据苏叶、防风、杏仁、麻黄、羊肉之理求之，则不惟舟车丸无理路可用，即疏凿饮子亦非有效治法。又有西瓜一方极效，方用大西瓜一个，切下蒂皮，掏去瓜瓤瓜子，装入独头大蒜连皮四十九枚，砂仁四两，装紧之后，将蒂皮盖上，竹签插稳，用陈酒坛泥头土，陈酒泡散，捣细，包瓜约一寸厚，于干泥土上挖坑，用砖将瓜架空，以木炭烧之，须瓜之周围俱有炭，约炭二十斤，炭烧完，次日将瓜药研末装瓶，每服三钱，一日二次服，小便自利而肿消，忌盐百日，此方功效可靠，须医家制好备用。如无制备者，用西瓜汁一茶杯煮开，搅入砂仁末一钱，蒜捣如泥，一钱，温服亦效，或用西瓜烧焦三钱，砂仁末五钱，蒜泥五分，吞服亦效，水肿之病，膻中必先壅满，此处壅满，则心不能下行，脾经不能运化，血脉凝聚，水道因以不通，此方最能活动膻中，故效。女子不月之病，发于心脾之郁，膻中通疏，心脾和畅，血脉流通，月经自来，与西瓜方意义相同也。比之疏凿饮子之理，精妙多矣。岂有本身表里上下，不发生作用，而能将身内积水，向表里上下分消得去者。

实脾饮

土能制水，此话不尽妥。五行生克，土气克水，须土气燥则克水，土气沥则不能克水，反为水侮。如阴虚之家，尺厥微弱，忌服补中培土之药，服之则尺脉愈弱，阴液愈亏，是谓克水，此燥土克水也。如伤寒真武汤，补火土以制水，亦燥土克水也。如漫溢肿胀之水，乃中土湿滋，不能运化，肝木下郁，不能疏泄，肺金上郁，不能收敛而成。水之就道，全赖金气收之，木气泄之，金收木泄，全赖中宫土气升降旋转，今土败于中，金木皆郁，是以水不就道，漫溢成肿。此方实脾之意，乃欲中土旋转，以升木降金而行水也。岂欲制水，使水不敢不就水道以去乎。木之有余四字，亦不甚妥。此病土虚不运，乃土气湿寒使然。故用苍术、姜、附，以除湿寒而扶土气，木瓜，所以舒木气之郁，非以去木气之有余，惟木郁必冲击横塞，土气更不能运化，此又木克土之意义。有余之义，与郁字之义，各有不同，不可含混，余解甚效，此方阴水最效，阳水则西瓜方最效。

五皮饮

以皮行皮，于理不确，此病须于荣卫中气与肺经求之。

羌活胜湿汤

风能胜湿，湿者水气凝聚所成，风者，大气动荡所成，风主疏泄，能将凝聚的水气散开，故曰，风能胜湿。羌活、独活、蔓荆、藁本、川芎，其性疏泄，所以能散湿气，谓为湿药则可，谓为风药则不可。治病之物为药，风病疏泄，岂有风病疏泄，又用疏泄之物以减其疏泄之理，只有用疏泄之药加疏泄之病耳，含糊立论，贻误后人者，大矣。气升则水自降一语，亦不合此方之义，此方发汗之方，湿随汗散，非下降也。

大橘皮汤

五苓与六一并用，治湿热最妙之法。加槟榔峻下一语，不合机宜，因水之下行，要脾肝经气上升，胃胆肺经气下降，活活泼泼的圆运动，然后水归膀胱而出，切下不得，峻下更不敢当，中气下伤，升降停顿，大事坏矣。用茯苓泄水湿，须看中气不虚，津液富足，方可用之。津液乃人身至宝。阳气之所归藏，元气之所化生，负人身生命多半责任。茯苓极伤津液，曾有一医治水病重症，用茯苓二两，泽泻厚朴等药，我劝勿服，病家服之，药下一小时，胸部胀痛，头上出汗而亡。因病到此时，茯苓、厚朴，不能将水利去，反伤损肺家津液，津液脱离肺脏，故胸痛，津液脱离肺脏，阳气无归，故汗出而死也。用药治病，不如用药以帮助本身各经之气，发生作用，由本身作用以去病。疏凿饮子等方，用药去病之方，故功效不可靠。苏叶、防风、杏仁方，西瓜方，羊肉方，皆系帮助本身各经之气，以发生作用，由作用去病，故功效可靠，观重用茯苓，治水病而汗出人死，学时方不学原理，可乎哉。

茵陈蒿汤

原解极好。

八正散

脉实之家相宜，若脉虚者，须参补中益气汤之法，因皆寒凉下行之药故也。尿血之病，如脉不实，归脾汤最好。

草薢分清饮

淋浊之病，乃下部津液不能上升之病，下部津液上升，全赖肝肾之气充足，脾胃之气强固之力，此方所治之淋浊，乃津液不升，湿热下注之症，热至外泄，湿主下流，湿热混和浊，气必滞涩，故方中萆薢以清湿热，菖蒲、乌药以疏滞涩，草梢清热，茯苓除湿，益智固脾胃，脾胃固则津液不下注也。如非湿热为病，须以肝肾为主，此病如因花柳而得，已成慢性淋浊者，早服肾气丸三钱，晚服清宁丸五分或一钱，肾气丸所以补肝肾上升之阳，肝肾上升未能照常，必于子半阳升之时，化生湿热，晚服清宁丸以清湿热而助封藏也。须服一年半年之久，忌食鸡肉、鲤肉、韭菜等动阳之物，又必清心寡欲，改变得病的环境，然后能愈。此药早晚分服，关系极重，早不可吃清宁，晚不可吃肾气，因晚来阳气在下，子半阳气化热，必举阳遗精，肾气补阳助动，清宁清热止动也。人身阴阳，与造化同体，午前中下阳虚，午后中下阳实，早服清宁则伤阳也。如经涤洗，将脂膜洗坏者，则难治矣。

当归拈痛汤

中虚土湿，湿热停瘀，荣卫阻滞，则成疮疡，东垣用此方治脚气，则升麻葛根汤宜矣。盖下陷之病，宜上升之法。

润燥之剂

炙甘草汤

地冬麻仁阿胶大枣，甘润之品，和以姜桂之温调，动静得宜，此为滋补津液第一方也。肾水化气上蒸则为津，肺气化水下注则为液，升降之机，在乎脾胃，故中气又为津液之本，故加人参炙甘草补中气，而以炙甘草名方。伤寒误汗伤了医经津液，木气枯结，故心动悸，脉结代，肺家津液干枯，枯痿。胆经津液干枯，故胆热多睡。津液伤则阴质损，故虚劳津液枯，则肠胃干涩，不能顺降，故呃逆。所以此方皆能治之。原解姜桂辛温以散余邪，无着落。

滋燥养荣汤

火燥伤金，故用黄芩以清火。炙甘草汤不用黄芩，因无应清之火也。凡无应清之火而用黄芩，皆能寒中败土，危及生命。此方用之，火燥伤金故也。归芍二地芄防，滋燥发荣妙剂，防风乃润木疏木之药，木润不郁，则风不生，故名防风，非防外来之风也。防风秦芄皆润木之药，而兼有宣散之性者。

活血润燥生津饮

此方凡枯燥之病，大概都效。红花、桃仁，少用极妙，栝蒌能活泼膻中，膻中活泼，气血流通自易。枯燥之病，日久必有瘀血，治瘀血以缓攻为妥，此方宜用丸药。

韭汁牛乳饮

反胃之病，胃家津液必干。噎病日久，则液干而又血瘀也。牛乳多，韭汁少，润胃和血，韭汁温降，牛乳润补，所以见效，此病如用下气之药必死，有韭汁活血，可以不用藕汁，牛乳已润，可以不用梨汁，韭汁已辛通矣，可以不用姜汁。胃气已败，生藕生梨伤胃，慎之。胃液干者，生姜亦不相宜也。药已合病，不必着急。如须加清凉之药，藕汁较梨汁不伤胃。

润肠丸

燥病必结，此方于润燥开结之中，加羌活之疏散，则开结之力，无微不至，妙方也。

通幽汤

噎塞用升麻，危险，此病全在肠燥不通。桃仁、红花、当归、二地，燥润通便，有炙草之补中气，便通而下焦之清阳上升，上焦之浊阴自降，噎塞自愈。如其不愈，独参汤补胃液以助降气可也。原解清阳不升，则浊阴不降，故大便不通一语。下焦气升则下通，上焦气降则上通，非上焦浊阴不降，大便因以不通也。果系上焦不降，因于下焦不升，不降至于噎塞，中土将散，二地桃仁红花当归，均在禁忌之列，乃经方大半夏汤证也。半夏降胃，白蜜润燥，人参补中，使升降复元，然后见效。更无用升麻之理，大半夏汤之肠燥胃逆，乃降胃以生液而润燥，岂可再用升麻以助胃逆乎。

搜风顺气丸

搜风二字，不可含糊，外风乎，内风乎。如曰外风，外风只伤荣卫，治之之法，亦只调荣卫之法，无搜风之法。如曰内风，内风乃木气不和之气，治之之法，亦只敛金，清热暖水润木以息风，亦无搜风之法。自搜风之说起，治风之药，遂皆升散开发之品，内风之病遇升散开发，无不病上加病者，因风乃木气疏泄妄动之气故也。此方攻下之力太猛，慎用。肠风二字，乃木气下郁于魄门，升不上来，故疏泄而便血，攻下之品，绝不相宜。

消渴方

胃热消渴，此方极妙。黄连宜少用，性燥而寒，甚伤胃气。

白茯苓丸

消之为病，全是木气化风之过。木既化风。则不生火，黄连败火第一，只可少用。茯苓乃祛湿之品，湿郁于中，则上下不交，茯苓祛湿，故上下交耳。鸡秉造化木气而生，鸡内金为鸡之土气，人身六气不偏见者，因有中土之气之运化，以调和不分也。消之为病，乃风气偏盛，不惟中气无力运化而调和之，风气且疏泄于中气之间而克土气。此方重用鸡内金，引木气与土气调和，使风气就中气之运化，法至善者，故此方见效。风伤津液，而成消病，脾胃必结滞难运，鸡内金能祛脾胃之结滞。

猪肾荠苨汤

此方主义，在因服邪术热药而毒盛一语。若非服邪术热药成毒，绝不病强中。故此方黄芩石膏并用以祛热毒，诊其脉象必沉而实。如脉象不沉而实，虽热药成毒，黄芩石膏，亦不可用，只可用绿豆汤解毒，以此病总是虚证之故。此方分两，一两可改为一钱，然不如用丸为妥。曾治一阴茎常举，尺脉特弱，用五味子五钱，冰糖二两而愈，可与此证对照。

地黄饮子

医书常有将燥躁二字印错者，燥乃干燥，躁乃急躁，不自安之象，气离根则躁。此病消渴而至于躁。消伤津液至甚，津液涵不住气，气欲离也。此方枇杷叶枳实二味，降气下行，而与参草地冬并用，使气归入津液之中以止躁，妙法也。然用之失当，则躁现，而服枳实，亦能使人气脱。石斛能降肺胃之气，入于肾家，枇杷叶并不补气。此方黄芪欠妥，躁忌升药，黄芪性升。

酥蜜膏酒

此妙方也。饴糖养脾胃，炒焦用之，尤长于散瘀祛滞，不炒则腻而败脾。用色白者，功效亦与色红者同，白色者乃红色者拉扯而成，较红色不炒者，腻性少些。

清燥汤

肺金病热湿，用升麻黄芪，此东垣个人习惯之偏，不可为法。

泻火之剂

黄连解毒汤

此湿热当泻之方也，六气偏胜为病，独胜为毒。圆为生气，直为毒气。一气独胜，诸气消灭，圆运动成了直不运动，故曰毒，毒则死矣，三黄又加石膏，此病千人中不曾见一，伤寒温毒一语，伤寒阳明腑热实证，偶或有之，温病决无此症，因温病都是虚证，万无毒气可用三黄加石膏者。温病无毒，详本书温病时病篇。此皆王叔和伤寒序例，寒毒藏于肌肤，至春变为温病一言，误了后人也。

附子泻心汤

心下痞软，脉浮汗出，为湿热盛于上，故用三黄清降之，恶寒为肾阳虚于下，故以附子温升之。非所谓恐三黄伤阳，故加附子，伤寒痞满，从外之内，故宜苦泻云也。大黄附子汤，阳中有阴，宜以温药下其寒一语，不免误人。阳中之阴，阴中之阳，乃人身至宝，岂可下之。此方乃肠胃有热积，脾肾阳气又虚之方也。尝见此等应当寒热并用之病，医只用寒下，未用温阳之药，服后不见泻下，另易一医，见其脉象中下无根，知为未用附子之故，因单用附子一味，下咽之后，一泻而亡。此因寒药已将中气下伤，不能运动，是以不泻。寒药得附子之阳，一动而后泻出，中气即随泻而脱也。当单用附子之时，脉象既中下无根，应用干姜炙草，温补中气，中气不至动摇，乃不随泻而脱。《伤寒论》此方黄连黄芩大黄三味，只用麻滞汤渍一顷刻，略有苦味，并不煎煮，附子则煎，其意深矣。麻沸汤，水开至细珠满锅如麻子，故云麻沸，取其上浮之意。

半夏泻心汤

平人上清下温，病人上热下寒。惟其上热，所以下寒，惟其下寒，所以上热。上热所以下寒者，热逆于上，火虚于下也。下寒所以上热者，上热下降，全赖中气旋转，中气旋转全赖下焦火足，下寒而中气无根，旋转停顿，故上火不能下降，而现热于上也。此病呕而胸满为上热，故用芩连以清上热。饮食不下为中气虚寒，故用参枣补中气之虚，姜草温中气之寒，假使清上热而不温中寒，芩连益伤中气，上热益不能降。温中寒而不清上热，姜草增加上热，呕满必益甚也。原解甚好，但不如如是解法，为有着落。

白虎汤

此方为清金燥之方，石膏大寒，用之以清金气之燥，极伤中气，所以炙草粳米人参同用。后人用石膏每加芩连地冬等寒腻之药，将石膏清燥之功，酿成寒中之过，服后烧热更加，病势更重。烧热更加者，中气被寒药所伤，不能旋转，上焦诸火，更不下降，故更烧热也。原解极好，小便赤为内热，白为内寒一语，须再研究。内热之小便赤，必赤而长，射得远，若赤而短射不远，则属内寒。内寒之小便白，必白而短，射不远，若白而长，射得远，则属内热。参以脉证，自然明显，见赤色便以为火，而用凉药下火，浩劫也。若内热小便赤而短，尿孔必痛，不过虚热，亦非实热，虚热，忌用石膏。

竹叶石膏汤

肺气燥热，中虚胃逆之方也。脉虚者，肺气为燥气所伤，故虚。虚而用石膏，石膏清凉除燥气，则肺气复也。然非加参米姜草温补中气，不能助石膏成功。

升阳散火汤

阳气只愁不降，不愁不升，有阳则升，自然之理，惟下焦阳微则不能升耳。阳微不升，应当益阳，不当升阳，阳微而用升药，则阳脱矣。火气只愁不降不收，不愁不散，火性原散，岂可助散。人身心包火气，下降藏于肾水之中。胆经相火导之于前，肺经金气收之于后，然后火藏水中，为中气之本。生命之根，不可些须外散也。阳经之火，乃阴经阴中之阳之根。如阳明胃经火气，降而取之，则成太阴脾经之阳，如太阴脾经之寒，阳明胃经之火散去，不能化成脾经之阳也。如阳经火郁之病。以清降之药治之，服药之后，气爽神清，此即阳降化阴之征兆。散乃火性之病，火散则热，如用散药帮助火之散性，势必愈散愈热，非将火气完全散完，热不能退，五行之火，乃人生之原质之一，六气乃五行之病气，热亦只可清降，不可散，况火乎，只知散热，不知顾火，已背医理。今乃明指火而散之，不知五行之火，乃人生原质之一故也。此方升阳散火四字。有过无功。原解又任意乱说，以助其恶，贻误后学，不可不辨，参看升阳益胃汤。

凉膈汤

薄荷桑叶，皆下降之药，原解升散于上四字错误。凡上升二字，只宜用于下焦之病。下降二字只宜用于上焦之病，膈乃上焦之位，膈下方属中焦，原解上升下行而膈自清一语，理路不清，上焦而用升药，试问要升到哪里去。

清心莲子饮

躁烦用柴胡上升，恐益躁益烦，况又加黄芪上升乎，崩淋之病，因热因虚，虚则参草，热则芩冬。下部之病用芪柴较为稳当。《局方》多与东垣同一偏处，因不知人生原理，是一整个圆运动，无怪其然。

甘露饮

方中皆凉降之药，此胃热而脉不虚之方，脉虚用之，中寒胃败矣。犀角非平热必不可少之物，其价太昂，可以他药易之，谓无犀角以升麻代之，犀角性降，升麻性升，何可代乎。

清胃散

汪讱庵先生云：上升之药，不可轻施，此阅历有得之言，我之师也，医东垣之药也。原解当归引血归经一语，无着落，血热则离经，热平则归经耳。

泻黄散

此胃热乃木郁之热，其脉必沉实之中而有弦细一条，故石膏、栀子清胃热，藿香、甘草降胃气之外，重用防风以疏木气也。弦乃木郁之脉。

钱乙泻黄散

胃热口疮，而用升麻，白芷之升性，可怪。胃热宜降忌升也。

泻白散

清泻肺热，必兼养中，此定法也。

泻青丸

木气本生火，木郁则不生火而生热。肝经上升，胆经下降，升降通调，则木气不郁。此方龙胆、栀子、大黄以降胆经，羌活、防风、川芎、当归以升肝经，木调热退，名曰泻木，实乃调木，脉虚人忌用。

龙胆泻肝汤

原解甚好。惟肝经主升，只宜清热，不宜泻热。世每称平肝，其实肝经主升，无升的太过应平之理。肝经觉得升的太过，皆胆经不降之过。平肝之说，亦宜改称降胆，方有着落。肝病必郁，郁而平之，则必下陷，平胆经肝郁自舒，平胆之药，即降胆之药。治木气之病，总以升肝降胆为宜，运动圆则病愈耳。此方之柴胡、当归，升肝经之药，龙胆、芩、栀、生地，降胆经之药也。必如《伤寒论》厥阴热利下重而渴之白头翁汤证，乃肝经可清之病。白头翁汤证，乃肝经因热不升之病。

当归龙荟丸

原解非实热不可轻投一语，所谓实者，乃胃热实非肝热实，肝热决无实证。原解又云，肝木为生火之原，诸经之火因之而起一语，须加研究。肝木上升，能生心经君火。心包经与肝经同属厥阴，又生心包相火。谓肝经为生火之原诚然，然非胆经相火下降，藏于水中，化生肝阳，肝经不能生火。木生之火，只恐不足，不见有余，决无诸经之火，因肝经而起之事。

左金丸

吐酸吞酸，乃胆热郁于胃脘，非肝火也。黄连清郁热，加吴茱萸少许，寒热混合，则起运动，将胆热运动而下，胃中酸味自消也。原解反治，正治，反佐云云，无有着落，不可为训。

导赤散

原解甚好。但火之下降，须赖中气下降。此方尚系中气不虚之方也，以脉断之。

清骨散

骨蒸而肆用寒凉药、升散药，不妥也。治病须将病气为病，与本气为病，界限分清。如表邪与热邪为病，乃病气为病，此方宜之。骨蒸劳热，乃肾水亏耗，相火泄露，肝胆枯滞，脾胃不健之病，为本气为病之病。此方忌之，又宜滋水藏火调木运土为治。

普济消毒饮

天行热盛至于头肿，须防下虚，清热平风之中，须养胃气。马勃鼠粘，甚伤胃气。头上之病，以降为治，不宜升柴。连芩苦寒败胃，尤不妥当，将此数味去之不用。加金银花、淡豆豉、龙井茶，较相宜耳。此病口必臭，如其头肿而面赤，口气不臭，则中虚已显，凉药下咽，必至变故，可用六味地黄丸以降之，山药扁豆煎汤调服。如面红而环唇青黄，凉药下咽立死，又须桂附地黄丸，降上温下为治。此三证以脉断之，不可只知清毒。

清震汤

头面肿痛、疙瘩，头如鸣雷，此阳气有升无降，木气离根，万无再用升麻柴胡之理。曾尝用乌梅二枚，龙井茶一钱，治愈夏日此病，与清震汤药性适相反也。升阳解毒，乃东垣个人天性之偏，非学理之偏，如谈学理，岂有木气升极不降，再用升柴散之之理。

桔梗汤

肺痈治法，一面清热祛腐，一面须补质生新。曾尝用去核大枣肉二两，带核红葡萄干四两，贝母五钱，桑叶三钱，浓煎徐服而愈。枯梗汤，补质之药少，祛腐之药多，极伤中气，未为安也。带核红葡萄干，补益血肉，既能祛腐，亦能生新，此病特效。

清咽太平丸

原解甚妥。用芎少而薄荷多，降多升少，故宜。

消斑青黛饮

此方于大队寒凉之中，用醋用参，乃经验有得之法。热现外者，内火必虚，清外热能顾内虚，妙法可师。

辛夷散

头上之病，只宜降药不宜升药，既成息肉，则浊阴凝聚成形，非得清阳上升，不能化之使降，故此方升药甚宜。此方原解，极合此旨，甘草须炙过，补中之力大，奏效较速，中气者，升降之轴也。

苍耳散

此病乃湿热，非风热，风病不宜白芷与葱。此方如服后不效，加补中药即效。

妙香散

饮食化精，积精化气，积气化神，精自不遗也。然必肺金能收，心包相火下降，肝胆木气，升降无阻，中气健旺，运化灵通，乃不自遗，梦遗之家，肺金不收，胆木不降，肝木不升，心包相火不降，中气运化阻滞，睡熟之后，相火增加，增加之相火，不能藏于肾水之中，以化生心火，则浮动成梦。肝胆木气，既已升降不通，木郁疏泄，则成梦遗。此方重用山药，助金气之收敛，以降相火降胆经，用木香以升肝木止疏泄，肺经胆经心包经下降，与肝经上升，全要气机无滞，脉络流通。用桔梗、辰砂、远志、茯苓、麝香，疏通滞气。升降之机，全凭中气，故又用参草以补中气，所以能愈梦遗也。黄芪不用较妥。惊悸之病，亦系肺经心包经胆经不降，肝经不升，中虚络滞，故此方亦效。《金匮》治梦遗，用桂枝汤加龙骨牡蛎，桂枝升肝木，芍药降胆木，炙草姜枣补中，龙牡祛滞以通升降之路也。妙香丸，列入泻火之剂，以为梦遗乃相火之动，而方中无直接泻相火之药，乃系调升降之药。此病如泻火，便失治法。梦遗乃运动整个不圆之病，此方妙处，全在复其运动整个之圆，中宫运化有方，四维气机无滞而已。方中麝香太重，宜减半用，如脉象有热而梦遗，盐水炒黄柏一钱，好烧酒泡透，临睡饮少许神效，此泻火最妥之法。妙香散，有整个圆运动的理法，王荆公知宇宙造化之妙矣。

久病遗精之家，百药不效者，用八珍丸二钱，桃仁、红花各一分，卧时吞服，久服自效。因遗精之病，多年不愈，必有瘀血阻碍圆运动之路。每当节气之前，肝胆之气的升降不通，子半阳升则阳动而泄。八珍丸，参、术、苓、草以补气，归、芎、芍、地以养血，桃仁、红花以通瘀祛滞。气血既足，瘀滞既消，肝胆之升降畅通，圆运动的气机活泼，精能化气，遗病乃痊。子丑之间，肝胆气动，故须临卧服之，以应天人一气的机会与运动的力量也。桂枝加龙骨牡蛎汤，龙牡之效，在既能收涩，又能通滞耳。

除痰之剂

二陈汤

治病分对证治法与根本治法。二陈等方，对证治法之方。原解治一切痰饮，一切二字不妥。痰有阳虚之痰，阴虚之痰，二陈汤乃阳虚之方，如阴虚之痰，半夏茯苓，切须禁用。阴虚何以会成痰，因阴虚之痰，乃津液凝聚不降，被相火熏灼而成。阳升阴降，自然之性，阴虚而降力不足，相火因而浮逆，津液因之凝聚也。阴虚之痰，色白而胶黏。阳虚之痰，清稀色白而带水，或稠不带水而色黄。带水者须温中，色黄者且须温中而兼降火。温中宜干姜，降火宜黄芩。半夏茯苓，徒伤津液，不能见效。阴虚之痰，则当降肺胆息风热，莫伤中气为治。痰之为病，最能堵塞气机，发生险象。如顽痰胶固，则导痰汤，温胆汤，诚不可缓。

涤痰汤

原解甚好。如有外实内虚之脉象，又当参理中之法。

青州白丸

原解甚好。惊风如系急惊，须润燥调木养中之法。如系慢惊，须健脾胃温肾肝之法。此方温降力大，于小儿病不甚合。

清气化痰丸

原解极好。

顺气消食化痰丸

如服此方后，病去复发，或服后病更重者，宜于根本处求之。补脾胃，降肺经，调肝胆，运动圆，痰不自生也。

滚痰丸

凡攻沉疴痼疾，须兼补法，且须补多攻少，方能见效。此方峻猛，原解谓非实体，不可轻投，诚然。但病此者，病实而体不实者多矣，不可将病实认为体实，因痰病之脉，易现实象，痰实人必虚也。

金沸草散

《局方》不用细辛之辛燥，茯苓之祛湿。而加麻黄，赤芍药之降散，因肺家风寒宜降散，不宜直泻，辛苓皆直泻也。甘草，乃和中非发散。既加麻黄，宜去荆芥，免过散之害。原解用赤茯苓入血分而泻丙丁，未必然。

半夏天麻白术汤

原解风虚非天麻不能定，陈皮调气升阳二语，陈皮乃降气降痰之药，升阳非陈皮之事，气与痰降于右，阳自升于左耳。风虚须从虚之所以然治起。天麻升散，风病忌之。世皆用之，可怪也。

常山饮

原解阳明独胜之热，太阴独胜之寒，独字应改为偏字，因同时俱病，则不可称为独也。此方用乌梅补木气以行疏泄，木气疏泄，能通滞气，是以疟愈痰消。

截疟七宝饮

此方与常山饮，俱治实疟之方。疟病虚证多，实证少。实疟，胃间有积食积热，舌上有厚胎且黄也。虚疟须补脾胃与通滞气并行。六气皆能成疟，又须以治六气为主，通滞为辅，疟的原理，乃金木双结，详时病篇。

收涩之剂

金锁固精丸

龙骨牡蛎，通滞固脱，非涩也。如系收涩，治遗精必不效。因人身圆运动，是活泼滑利的。中气运于中，肺胆二经降于右，肝肾二经升于左，自不遗精。此方不合此理，所以不效。涩则滞，滞则木气更不通，势必妄动，妄动则更遗精矣。

茯菟丹

菟丝大补肾精而能通滞，五味子大补肾阳而助收藏，石莲降心经火气，茯苓除湿气，通心肾，山药补肺气以助收敛，下消之病，肾阳外泻化热，热盛于外，阳虚于内，五味大补内虚之肾阳，精滑于外，内必滞涩，菟丝通内部之滞涩，故此方极效也。石莲难得，普通莲子亦可，不可去皮。莲子降心火以交肾阳，五味子补肾阳上升以交心火，升降回环，精不外泄，下消自愈也。

治浊固本丸

原解甚好。

诃子散

果系寒泻，河间方中，黄连太重，久泻伤阴，黄连又不可少，不用黄连，本香反燥木气而疏泄更甚，此方用时，须多审慎。

桑螵蛸散

原解心脏行而小肠之腑宁一语，小肠为水谷变化之所，而非小便输出之所。据此方所用药性，龙骨、菖蒲、远志、茯苓、当归性能通滞，桑螵蛸、龟板能补肾阴，人参能补中气，则此病当是肾阴虚而不纳，中气虚而不固，而又有滞之病，所以小便数而短也。如其短而不数，则为脾湿之病。

真人养脏汤

原解甚好。

当归六黄汤

原解甚好，胃弱气虚当忌是也。

柏子仁丸

此方甚好。

牡蛎散

阳虚自汗，黄芪、麻黄根，均难见效。八珍丸较佳，浮麦性凉，则大忌矣。阴虚盗汗，小柴胡汤去柴胡，桂枝汤去桂枝亦效。

杀虫之剂

乌梅丸

乌梅丸一非杀虫，二非安虫，乃调补木气使不生虫也。详本书古方用法篇。

化虫丸

明白乌梅丸之义，然后知此方之非。不从根本医治，愈化愈有，必至人与虫俱死而后已。

痈疡之剂

真人活命饮

荣卫运行，有所阻滞，热留血停，便生痈疮，血热成脓，脓祛气通，复生肌肉也。故治痈疮，以清热和血表散为主。此方原解极好，惟一切痈疽能溃散一语，疽字应改作疮字，发于阳者称痈，发于阴者称疽，疽要用温药也。阳证亦须补中，中气为荣卫之本也。此方宜重加炙甘草。

金银花酒

蜡难消化，矾伤胃液，不宜轻用。此方金银花甘草，清热不伤中气，疮毒不致攻心。凡疮毒攻心，皆过用凉药伤了中气，或脉象已虚，不知于清热方中，加补中之药，使荣卫内陷所致。故痈疡虽属阳证，亦须照顾中气，中气旺则荣卫外发，脓成乃易。不知顾中气以调荣卫，只知用凉药清热，结果必坏，而成疮毒攻心矣。

托里十补散

痈疮大忌脉弱，脉弱则荣卫内陷，不能外发，便成坏事。此方甘草可用炙的，原解极好。痈疮脉象微弱者，用十全大补丸内服，外贴普通生肌膏药，气血充足，荣卫复和自愈。

托里温中汤

阳热主外发，阴寒无热则内陷。明乎《伤寒论》荣卫脏腑阴阳寒热之理，自能明疮疡阴阳寒热之理。原解舍时从证一语，不知夏月之病，中下寒者多，此方正是合时的治法。

托里定痛汤

托里温中，乃阳虚气虚之法。此方乃阴虚血虚之法。

散肿溃坚汤

此方大泻诸经之火，主义不妥。疮疡荣卫阻滞，外热中虚者多。如此苦寒，不顾中气，犯险极矣。凡疮疡坚不能溃，皆阳热不足，此方以大寒之药溃坚，事实上未之见也，或体气特别壮实之人有之软。以上皆痈疮，凡名为痈疮，皆只一个，如系数个，便非痈疮，乃荣卫中气虚败之证，皆宜补中气，和荣卫，益气血，方能见效。又有虽止一个，而一个附近一带皆肿，此亦荣卫大败，所以痈疮之根盘不能收束而散漫作肿也。又有忽然四肢发痒发红，起疙瘩成片，此亦中气大虚，荣气偏疏，卫气不收之证，当补中自愈，此证误服凉药多死。

经产之剂

妊娠六合汤

妇人病，除经产外与男子同。经产病亦不外中气旋转，四维升降，五行六气，故经产病之治法，仍与治中气四维五行六气之法同。海藏妊娠六合汤，四物为君，随证再加他药。妊娠血虚，当用四物，亦须补中扶土，方无他虞。妊娠而血不虚者甚多。亦用四物，湿脾败中，坏证起矣。此方不可为法，仍当按病施治，不可拘执四物养血为是，他如经停与受孕，分别不清，有受孕误认经停，于四物汤中加攻血之药而误事者。须知经停治法，只有调养使通，必须腹有痛处，按之更痛，方可用攻破之法。如经停而腹不痛，只宜调养。如受孕不能分别，仍用调养之法，是受孕则调养即能安胎，是经停则调养即能通经，详本书古方用法篇温经汤。怀孕呕吐诸药不效者，乌梅二枚，冰糖二两，徐徐服之神效，补胆经以助降气也。孕而呕不止，多致不救，乌梅汤为要药矣。

胶艾汤

川芎性温而升，芍药性寒而降，当归性动而润，地黄性静而滋，升降动静，以成一圆运动，质味浓厚，故善养血，阿胶润木气之枯燥，息风气之疏泄，艾叶温木中阳气，木能生火者，木中有阳也，疏泄不收，则木中之阳气散失，故艾叶与阿胶并用，善治胎动血漏腹痛。此三病皆木气疏泄，木阳散失之证也。然经血不调，土湿者多，土湿则中气不运，木气之升降郁阻，四物阿胶最助土湿，又须补中燥土兼施，使饮食有味，乃不致伤坏根本。

当归散

胎之不安，多由于热，热气善动，热又伤血，故黄芩清血热，为安胎要药。然胎气之固，全赖中土健运之力，故黄芩须与白术同用，方能奏功，苟无白术，黄芩败脾胃也。血漏而脉寒，胶艾为主，血漏而脉热，芩术为主。原解白术补脾，亦除胃热，岂有胃热而可吃白术者。胃气降则不热，脾气升则胃气降耳。《金匮》当归散，芍药、黄芩、川芎、当归之中，加以白术，养血少须补土之意也。

黑神散

热以动血一语，当动不动，助热以动之，固宜矣。不如下列二法。产后瘀血腹痛，用五灵脂末五分或一钱，吞下立愈。衣胞不下，用头发扫咽喉，使产妇恶心，衣胞即下，产后气血皆虚，服药有偏助偏伤之害，不如不服药为妥。

清魂散

平人不昏晕者，肝阳升于左，而胆经降之于右也。产后血虚木动，中气微弱，肝阳上升，胆经不能降之，肝阳化风，郁充于上，故作昏晕。此方参草补中，泽兰降胆，荆芥舒郁，川芎性升，昏晕之病不宜。

羚羊角散

风者，木之郁气，防独能达木气，羚羊乃大补木气之药，非平火之药。木愈虚愈生热。羚羊补木气，木气不虚，则不生热。此方芎归补血，羚羊补肝以息风，枣仁、茯苓、薏苡、杏仁，降胆肺以平风，防独达木以息风。木香，甚燥木气，不用为宜。有芎归二味，已能活动木气矣。生姜伤肺伤津，风病不用为妥。风动成痫，中气必虚，炙草不可少。痫病木气拔根。此方用羚羊，因归芎不及羚羊能补木气之根也。子痫病，多有僵仆而不抽搐，只目珠摇动者。

当归生姜羊肉汤

原解甚好，此大虚大寒之病之药，病减即不可多服，姜伤津液，慎之，因常服生姜，暗中酿成肺热木燥，以致小便特多，阴亏阳越，而不知其故者，比比皆是也。

达生散

原解甚好，川芎易白术治子悬。子悬之病，肝阳弱而下寒，下寒则子不安，故上冲。川芎温肝家之阳，用之亦宜。

参术饮

参术炙草补气，归芎芍地补血，气血充足，运动有力，胎胞复位，故愈。此方芍药宜少用，川芎宜重用，以助升气，陈皮半夏生姜能降滞气，以助升气也。

牡丹皮散

原解甚好。凡祛瘀之方，须看饮食不减，如食减则脾胃虚败，须停祛瘀之药，设法以健脾胃。脾胃既健，再续用之，用散不用汤，少量服之为妥。祛瘀虽用药，如中气不旺，瘀亦不能自祛，此点切当悟透。

固经丸

经色紫黑属热，亦有属寒者。此病属热，必健脾而脉象不虚。火气主煊通，水气主封藏，火旺水弱，则煊通过甚，封藏不及，故病经多。寒病助水气，则封藏力增，与煊通之力平，运动圆。故崩漏止。

柏子仁丸

《内经》曰，中焦受气取汁，变化而赤，是谓血。中焦为脾胃小肠之部位，谷气化血，即在小肠。小肠丙火与心经丁火相表里，心火下降，而后小肠之丙火上升，起圆的运动，谷气化血，在此成功。心包相火与三焦相火相表里，三焦相火者，肾水中之火也。心包和火下降，而后三焦相火上升，起圆的运动，而后脾胃运化，纳谷进食，血多由于谷多，谷多由于火降。此方以柏子仁降心经之火，与降心包经之火为主，而以补血活血之品助之，故治血少经闭。此方治妇科郁闷所生诸病最效。心下之位，名曰膻中，臣使之官，喜乐出焉。心火下降则喜乐，喜乐则血活气舒，血活气舒故经调也。膻中血活，全身的血皆活，世以妇科郁闷诸病为肝郁，不从膻中施治，而用芍药平肝。芍药苦寒败火，心火一败，无火下降，血愈不生，大病来矣。肝经不可平，胆经可平，柏子仁丸，最能平胆，胆降然后心火有下降之路。

望梅丸

木气属春，生机所在，木者，水中之火气也。人身津液，由下升上者为津，津降然后成液，津液者，木气之所生，水中之火气也。《伤寒论》厥阴篇，乌梅丸之重用乌梅，即大补木气之义。乌梅白糖二味，治暑月烦渴最佳，暑月之烦，虽系上升之火降不下去，实由下降之木，升不上来。因火生于木，木气旺于春而衰于夏；夏月木气衰歇，火气失根。圆运动升降互根，今既木之升力不足，故火之降力不足，火之降力不足，故浮动于上而作烦耳。木气不升，不能生津，故作渴耳，乌梅大补木气以生火生津，故为夏季要药。夏月市上广售乌梅汤，冰糖乌梅酸甘相得，大汗饮之，肺金下降而汗收。尿短饮之，木气疏泄而尿利。烦渴饮之，心火有根，下降力足而烦止，津液上奉而渴止。皆乌梅大补木气之功。木气既足，肝木升于左，胆木降于右，人身整个圆运动有力，故饮乌梅白糖汤后，精神加增也。

骨灰固齿散

原解甚好。

软脚散

防风白芷川芎皆升药，气陷则足软，气升则足健。

小儿稀痘丹

小儿痘疹，皆荣分木气偏于疏泄，卫分金气失于收敛之病。偏之轻者，则成疹。偏之重者则成痘。疹色红而粒小，荣分木气疏泄，金气尚能收之，不过收敛之力，不及疏泄之力，故粒小，木生热，故色红。痘色白而粒大，卫分金气，被荣分木气疏泄而散退，金败不收故粒大，木气疏泄，木气伤故不红，金气败自现本色，故色白，金气败而不收，则不成颗粒而成片矣。故治疹只须养木气，平疏泄，顾中气。治痘则须养木气，兼补金气。稀痘丹，红饭豆、黑豆、绿豆，治疹神效。豆能治疹，养木气，平疏泄也。豆能使痘稀，木气得养，疏泄可不偏胜，不致将金气冲开而成痘也。世谓疹为胃热，痘乃胎毒，不敢赞同。此方取腊月粪坑，仍是去毒的成见。梅花，则暗与乌梅补木气之意相合，而不知也。

葡萄亦能治疹，亦能稀痘。《本草纲目》载，葡萄，北方以之补肾，南方以之稀痘。事实上，则北方以葡萄治疹，甚收宏效。吾人于此，可知痘疹皆木气之病。葡萄既补肾，又稀痘，又治疹。肾气乃木气之根，肾气足则木气足，木气足则痘疹稀少，而病愈也。

金匮药性脉法医案
女科外科读法篇

系统的古中医学一书，著者并不为个人著作编的，乃为后来学中医的科学青年能将中医学到彻底编的。学到彻底，然后真能治病，然后能将古圣遗教大明于世，使人人信仰，以垂不朽。经过多少思维，多少商量，然后决定，惟有将人身与宇宙同一大气圆运动的法则，于实在的事实上，说成有系统的说法，方有使科学青年学到彻底之望。上列各篇，前人成书中无有现成可取用者。故著者不揣谫陋，于民国八年（1919年），受太原中医改进研究会聘充理事并系统学教授后编成以上各篇。民国二十五年（1936年），经陈立夫先生函荐，中央国医馆焦易堂馆长聘充本馆编审委员会系统学专任委员，兼附设特别研究班系统学教授，本班新旧同学，一致赞成。继于昆明成都教授时，又有增修。因思金匮，药性，脉法，医案，女科，外科，前人书中已有合于系统原理者，自以前人之书为是。特将读法说明，曰金匮药性脉法医案女科外科读法篇，以竟全功焉。

按：诸篇补全，仍不离阴阳水火、升降出入、生克承制、一气圆融。

金匮药性脉法医案女科外科读法篇序

吾人既读宇宙篇，知古中医学的来源，是圆运动的大气。读原理篇，知古中医学的阴阳五行的所以然，是大气内的物质与物质发生的作用。读处方篇，知古中医学的法则，是宇宙人身同一大气的圆运动。读伤寒篇，知人身整个病的根源与治法，仍是大气的圆运动。读温病时令病小儿病篇，知一切时令病，皆人身本身之气作病。读时方篇，知时方无原理之错误。此后应读各书，一为金匮，一为药性，一为脉法，一为医案，一为女科，一为外科也。

中华民国二十九年（1940年）庚辰夏至
子益重著于成都四川国医学院

《金匮》读法

《伤寒论》的病，整个圆运动的六气运动不圆之病也。一百一十三方，谓为治六气运动不圆之一百一十三病也可。谓一百一十三方，为治六气运动不圆之一个病也可。其实一百一十三病，乃六气运动不圆之一个病所分析，故能学一百一十三方，以治一百一十三病，不如能学一百一十三方，以治六气运动不圆之一个病之效大而机灵，思精而术巧也。不能治一个病，未必能治一百一十三病，既未彻底了然整个的，自然不能明白分析的。《伤寒论》是六气的一个病，《金匮》则一方一病，一病一个。如此，是学《伤寒论》成功不易，学《金匮》成功不难矣。何以彻底了然《金匮》者，亦寥寥也。学《金匮》者，不得合于教科之善本故也。

近时医校采用之金匮教本，大概广集各家之议论，不加断语，一如茶肆谈天无须负责，此乃医学既成之后，参考性质之书，非学医时一定不易之教科书。

今于系统学伤寒论学成之后，欲求金匮教科书，惟黄坤载金匮解最好。处处是整个河图圆运动，字字有认定，字字有着落，就经解经，不参己见。读罢系统学各篇之后，展卷读之真有驾轻车就熟路之快，不惟不白走一步，而且妙趣环生，俨由己出。学成之后，再参考各家议论，未为晚也。

读《金匮》次序，须先读内伤杂病呕吐泄下利各方。次读痰饮咳嗽各方，肺痿肺痈咳嗽上气各方，胸痹心痛短气各方。再次读血痹虚劳各方，奔豚各方，腹痛寒疝宿食各方，消渴小便不利淋各方，水气各方，黄疸各方。再次读趺蹶手指臂肿转筋狐疝蛔虫各方。然后读外感五脏风寒积聚各方。痉湿暍各方，疟病各方，百合狐惑阴阳毒各方。然后读外科疮痈肠痈浸淫各方。然后读妇人妊娠产后杂病各方。先从土气入手，次则金气，次则木气。由中宫而升降，依河图圆运动的次序，以探求人身整个气化之妙。于是外感内伤仍是一整个的妙处，自能了然于心，自能扫除一切六气伤人身体作病，冬寒藏在肌肤，而用驱风逐寒清温解毒之害。原文次序，首列外感，外感之病，如不先将内伤认识，荣卫认识，未有能彻底了解者也。

药性读法

学医结果在用药治病。一药下咽，不能取出，用之得宜，起死回生，用之失宜，杀人害命。曾在天津见一医学毕业某君，自己医治家人疾病，一年之内，将自己八口之家，医死六口，着急成疯，可为鉴也。果将原理学明，药性学清，纵有差错，当亦不大，何至杀人害命，至于如此。但学清药性，颇不易易，各家本草注疏，不读则已，一读之下，言人人殊。即如芍药，本是收降胆经主药，兼入肝经。徐灵胎各家则谓芍药入肝经而不及于胆经。叶天士且认为专入肺经。麻黄本是专入肺经卫气之药，性善通降。张隐庵乃谓麻黄专入肝经，肝经以上升为性，麻黄以开降为能，适得其反。差之毫厘，失之千里，后人如何学法乎。

药品多至一千余品，散漫无有系统，更见难学。神农本草三百余品，以上品中品下品为系统。附子回阳要药，古医方最重要地位，列为下品。矾石干漆罕用之药，列为上品，令人认识先错。此上中下之分，不可为药性系统也，李时珍《本草纲目》，灿然大备，而以山草隰草水草等等为系统，于研究药性甚觉无味。《神农本草经》《本草纲目》只言某药治某病，于某药何以能治某病的原理，并无一字之说明，吾人要将药性学清，真是无有下手之处，无原理无系统，奈何奈何。

仲圣伤寒金匮，为中医方药祖本，自序云，撰用胎胪药录，不言神农本草，胎胪药录，今世不见。伤寒金匮所用之药，原理如何，系统如何，后人何从得知。中医原理，出于河图，河图的圆运动，为中医学的原理系统。非用河图的圆运动来解释药性，焉能得药性之正义。惟有黄坤载八种之《长沙药解》，就伤寒金匮之方，由河图的圆运动，解出药性之原理。首列中土药，次列木气药，次列金气药，次列火气水气药，再次列其他各药以为系统。字字有认定，字字有着落。读本书处方篇后，再读《长沙药解》，无不欢欣鼓舞，相庆得升仲景之堂也。由伤寒金匮得到药性的根本认识，根本稳定之后，再参看各家之说，自能妙于化裁，而又能滴滴归源，此读药性的唯一妙法也。附录《长沙药解》数则，一览览知。

附录 《长沙药解》甘草薯蓣羊肉附子黄连黄芩

甘草，味甘，气平，性缓。入足太阴脾，足阳明胃经。

备冲和之正味，秉淳厚之良资。入金木两家之界，归水火二气之间。培植中州，养育四旁，交媾精神之妙药，调剂气血之灵丹。

伤寒炙甘草汤。治少阳伤寒，脉结代，心动悸者。以少阳甲木化气于相火，其经自头走足，循胃口而下两胁。病则经气上逆，冲逼戊土，胃口填塞，碍厥阴风木升达之路，木郁风作，是以心下悸动。其动在胃之大络虚里之分，正当心下。经络壅塞，荣血不得畅流，相火升炎，经络渐而燥涩是以经脉结代。相火上燔，必刑辛金，甲木上郁，必克戊土，土金俱负，则病转阳明而中气伤矣。甲木之升，缘胃气之逆，胃土之逆，缘中气之虚。参甘大枣益胃气而补脾经，胶地麻仁滋经脉而泽枯槁，姜桂引荣血之瘀涩，麦冬清肺家之燥热也。

金匮甘草附子汤。治风湿相搏，骨节痛烦，汗出短气，小便不利，恶风不欲去衣，或身微肿者。以水寒土湿，木郁不能行水。湿阻关节，经络不通，足以肿痛，湿蒸汗泄，微阳不固，故恶风寒。术甘补土燥湿，桂枝疏木通经，附子温其水寒也云云。

人之初生，先结祖气。两仪不分，四象未兆，混沌莫名，是曰先天。祖气运动，左旋而化己土，右转而化戊土，脾胃生焉。己土东升，则化乙木，南升则化丁火。戊土西降，则化辛金，北降则化癸水，于是四象全而五行备。木温火热金凉水寒，四象之气也。木青金白水黑火赤，四象之色也。木臊水腐金腥火焦，四象之臭也。木酸金辛水咸火苦，四象之味也。土得四气之中，四色之正，四臭之和，四味之平。甘草气色臭味，中正和平，有土德焉，故走中宫而入脾胃。脾土温升而化肝木，肝主藏血，而脾为生血之本。胃主清降而化肺金，肺主藏气，而胃为化气之源。气血分宫，胥乘土气。甘草体具五德，辅以血药，则左行己土而入肝木。佐以气药，则右行戊土而入肺金。肝血温升则化神气，肺金清降则化精血。脾胃者，精神气血之中是，凡调剂气血，交媾精神，非脾胃不能，非甘草不可也。肝脾之病，善于下陷，入肝脾者，宜佐以升达之味，肺胃之病，善于上逆，入肺胃者，宜辅以降敛之品。呕吐者，肺胃之上逆也，浊气不能下降，则痞闷于心胸。泄利者，肝脾之下陷也，清气不得上升，则胀满于腹胁，悉缘中气之虚。上逆者，养中补土，以降浊气，则呕吐与腹满之家，未始不宜甘草。前人中满与呕家忌甘草者，非通论也。

上行用头，下行用稍，熟用甘温，培土而补虚。生用甘凉，泄火而消满。凡咽喉疼痛及一切疮疡热肿，并宜生甘草泄其郁火，熟用去皮蜜炙。

薯蓣味甘，气平，入足阳明胃，手太阴肺经。

养戊土而行降摄，补辛金而司收敛。善息风燥，专止疏泄。

《金匮》薯蓣丸。治虚劳诸不足，风气百疾。以虚劳之病，率在厥阴风木一经。厥阴风木，泄而不敛，百病皆生。肺主降敛。薯蓣敛肺而保精，麻冬清金而宁神，桔梗杏仁破壅而降逆，此所以助辛金之收敛也。肝主升发，归胶滋肝而养血，地芍润木而清风，川芎桂枝疏郁而升陷，此所以辅乙木之生发也。升降金木，职在中气，大枣补己土之精，人参补戊土之气，苓术甘草培土而泄湿，神曲干姜消滞而驱寒，此所以理中而运升降之枢也。贼伤中气，是为木邪，柴胡白苬泄火而疏甲木，黄卷防风燥湿而达乙木，木静而风息，则虚劳百病瘳矣云云。

阴阳之要，阳秘乃固，阴平阳秘，精神乃治，阴阳离决，精神乃绝。四时之气，木火司乎生长，金水司乎收藏。人于秋冬之时，而行收藏之政，宝啬精神，以秘阳根，是谓圣人。下此于蛰藏之期，偏多损失。坎阳不密，木郁风生。木火行疏泄之令，金水无封藏之权，于是惊悸吐衄，崩带淋遗之病种种皆起。是以虚劳之证非一，无不成于乙木之不谧，始于辛金之失敛，究之总缘于土败。盖坎中之阳，诸阳之根，坎阳走泄，久而癸水寒增，己土湿旺，脾不能升，而胃不能降，此木陷金逆所由来也。法当温燥中脘，左达乙木而右敛辛金。薯蓣之性，善入肺胃而敛精神，辅以调养土木之品，实虚劳百病之良药也。

羊肉，味苦，气膻，入足太阴脾，足厥阴肝经。

温肝脾而扶阳，止疼疼而缓急。

《金匮》当归生姜羊肉汤，用之治寒疝腹痛者，以水寒木枯，温气颓败，阴邪凝结，则为腹疝。枯木郁冲则为腹痛，羊肉暖补肝脾之温气以消凝郁也。治胁痛里急者，以厥阴之经，自少腹而走两胁，肝脾阳虚，乙木不达，郁迫而生痛急，羊肉暖补肝脾之阳气以缓迫切也。治产后腹中疼痛者，产后血亡，温气脱泄，乙木枯槁，郁克己土，故腹中痛，羊肉补厥阴之温气，以达木枯也。治虚劳不足者，以虚劳不足，无不由肝脾之阳虚，羊肉补肝脾之阳，以助生机也，云云。羊肉淳浓温厚，暖肝脾而助生长，缓急迫而止疼痛，大补温气之剂也。

其诸主治，止带下，断崩中，疗反胃，治肠滑，暖脾胃，起劳伤，消脚气，生乳汁，补产后诸虚。

附子，味辛苦，性温，入足太阴脾，足少阴肾经。

暖水燥土，泄湿除寒，走中宫而温脾，入下焦而暖肾，补垂绝之火种，续将绝之阳根。治手足厥冷。开脏腑阴滞，定腰腹之疼痛，舒踝膝之拘挛，通经脉之寒瘀，消疝瘕之冷结。降浊阴逆上，能回哕噫。提清阳下陷，善止胀满。

伤寒附子泻心汤。治太阳伤寒下后，心下痞硬，而复恶寒汗出者。以下伤中气，升降倒行，胆胃俱逆，胃口填塞，故心下痞硬。君相二火离根上腾，故下寒上热。上热熏蒸，是以汗出。大黄泄胃土之逆，黄连泄心火之逆，黄芩泄胆火之逆，附子温癸水之寒也。金匮桂枝附子汤，治风湿相搏，骨节疼痛，不呕不渴，小便不利。以水寒土湿，木气下郁，不能疏泄水道。姜甘大枣和中补土，桂枝疏乙木之郁，附子温癸水之寒也云云。

阴阳之理，彼此互根，阴降而化水，而坎水之中，已胎阳气。阳升而化火，而离火之中，已含阴精。水根在离，故相火下降而化癸水。火根在坎，故癸水上升而化丁火。阴阳交济，水火互根，此下之所以不寒，而上之所以不热也。水火不交，则热生于上，而寒生于下。病在上下，而实原于中气之败。土者，水火之中气也。戊土不降，故火不交水，而病上热。己土不升，故水不交火，而病下寒。升降之倒行者，火衰水胜，而土湿也。火盛而土燥，则成水枯，而病实热，阳明承气之证是也。承气之证少，真武之证多。以水易盛而火易衰，燥易消而湿易长。火衰土湿，丁火奔腾，而癸水泛滥，同以寒盛于中下也。盖火不胜水，自然之理，所恃者壮盛之时，生土以制之。至其渐衰，母虚子弱。火土俱亏，土无制水之权，而火处必败之势。寒水上凌，遂得灭火而侮土。火复而土苏则生，火灭而土崩则死。人之死也，死于火土两败，而水胜也。是以附子真武四逆诸方，悉火土双补以胜寒水。仲景先师之意，后世庸工不能解也。附子沉重下行，走太阴而暖脾土，入少阴而温肾水。肾水温则君火归根，上热自清。补益阳根之药，无以易此。相火者，君火之佐也。君行则臣从，足少阳以甲水而化相火。随君火下行而交癸水。癸水之温者，相火之下秘也。君火不藏，则相火亦泄，君相皆腾，是以上热。而上热之剧者，则全缘于相火。相火之性，暴烈迅急，非同君火之温和也。人之神宁而魂安者，二火之归根也。君火飞则心动而神悸，相火飘则胆破而魂惊。故虚劳内伤之证，必生惊悸，其原因水寒土湿而二火不归故也。庸工以后血虚而用清凉之药，诸如归脾补心之方，误世多矣。当以附子暖水，使君相二火，归根坎府，神魂自安。但欲调水火，必先治土。非用补土养中燥湿降湿之味，附子不能独奏奇功也。惟惊悸年深，寒块凝结，少腹硬满，已成奔豚者，莫用附子。用之药不胜病，反为大害。当以桂附椒姜研熨脐下，积寒消化，用之乃受。凡内伤虚劳，以及各门杂病，皆缘中气不足，水旺火奔，下寒上热。未有下热者。下寒若胜，即宜附子暖癸水而敛丁火，决有奇功。至于伤寒三阴之证，更为相宜也。其下热而不宜附子者，水寒土湿，而木陷也。生气不足，故抑郁而生下热。下热虽生，而病本仍是湿寒，如漏崩遗带淋癃痔漏黄疸气鼓之证，悉木郁下热之证。但是清肝润燥，而寒湿愈增，则木愈郁而热愈盛，法宜于姜甘苓术之内副以清风疏木之品，郁热一除，即以附子温其下焦，十有九宜。但法有工拙，时有早晚耳。纸包数层水湿，火中灰埋煨熟，去皮脐切片，砂锅隔纸焙焦用，勿令黑。庸工用童便甘草浸，日久全是渣滓，毫无辣味，可谓无知妄作之至矣。

黄连，味苦，性寒，入手少阴心经。

清心退热，泻火除烦。

伤寒黄连汤。治太阳伤寒，胸中有热，胃中有邪气，腹中痛欲呕吐者。以中气虚寒，木邪克土。脾陷而贼于乙木故腹中痛，胃逆而贼于甲木故欲呕吐，君火不降，故胸中有热，姜甘参枣，温中而补土，桂枝达乙木而止疼，半夏降戊土而止呕，黄连清君火而泄热也。

金匮黄连粉，治浸淫疮。以土湿火升，郁生上热，湿热蒸泄，结为毒疮，从口而走四肢则生，从四肢而入口则死。黄连泄湿热之浸淫云云。

火蛰于土，土燥则火降而神清，土湿则火升而心烦。黄连苦寒，泄心火而除烦热。君火不降，湿热烦郁者宜之。土生于火，火旺则土燥，火衰则土湿。凡太阴之湿，皆君火之虚也。虚而不降，则升炎而上盛，其上愈盛，其下愈虚。当其上盛之时，即是下虚之会。故仲景黄连清上诸方，多与温中暖下之药并用，此一定之法也。凡泄火清心之药，必用黄连，切当中病即止，不可过剂，过则中下寒生，上热愈盛。庸工不解，以为久服黄连反从火化，真可笑也。

黄芩，味苦，性寒，入足少阳胆，足厥阴肝经。

清相火而断下利，泄甲木而止上呕。除少阳之痞热，退厥阴之郁蒸。

伤寒黄芩汤，治太阳少阳合病自下利者。以太阳而传少阳，少阳经气内遏，必侵克戊土而为泄利。逆而不降，则壅逼上脘而为呕，降而不舒，则郁迫下脘而为利。利泄胃阳，则入太阴之脏。利亡脾阴，则传阳明之腑。少阳以甲木而化相火，易传阳明而为热。甘草大枣补其脾精，黄芩芍药泄其相火也。

金匮泽漆汤，用之治欬而脉浮者，清相火之刑金也云云。

甲木清降，则下温癸水而上不热，乙木温升，则上生丁火而下不热，足厥阴病，则乙木郁陷而生下热，足少阳病，则甲木郁逆而生上热。以甲木原化气于相火，乙木亦含孕乎君火也。黄芩苦寒，并入甲乙，泄相火而清风木，肝脏郁热之病，非此不能除。然甚能寒中。厥阴伤寒脉迟，而反与黄芩汤彻其热，脉迟为寒，今与黄芩汤除其热，腹中应冷，当不能食，今反能食，此名除中，必死。小柴胡汤腹中痛者，去黄芩加茯苓。心下悸小便不利者，去黄芩加茯苓。凡脉迟腹痛，心下悸小便少者，忌之。清上用枯者，清下用实者，内行醋炒，外行酒炒。

以上甘草为中土药，薯蓣为肺金药。羊肉为肝木药。附子为肾水药。黄连为心火药。黄芩为相火药。将此六味研究明了，便得药性整个学法。整个者，整个河图运动也，初学医学，不可心乱，按次序学去，则不乱矣。药品不过百味，即可敷用，而最要者不过数十味。不按次序，白费脑力，此心一乱，苦闷丛生矣。

兹将研究药性次序，开列于后。照此次序，去读《长沙药解》，《长沙药解》明了之后，再看别家本草以求变通。

中土药补品

炙甘草	温补中气。
干姜	温运中气。
人参	补中生津。
大枣	补中养血。
冰糖	补中。
白糖	养中。
豆豉	平补中气，兼养阴液。
白术	平补土气，除湿生津。
薏苡	除湿补土，阴虚忌用。
饴糖	炒焦用，养中祛瘀。

神曲	调中祛滞。
粳米	养中生津。

中土药泻品

大黄	下热攻积。
厚朴	温泻积气。
草果	温运结滞。
玄明粉	滑泻积热。
苍术	除湿发汗，性燥伤津。
鸡内金	消食最良，过用伤胃。

中土药升降品

茯苓	升脾祛湿。
泽泻	祛湿升脾。
扁豆皮	利湿升脾。
干姜	升脾降胃，阴虚忌用。
半夏	降胃燥痰，阴虚忌用。
南星	降胃润痰，不伤阴液。
藿香	降胃温胃。
扁豆	降胃补土，阴虚最宜。
吴萸	温降胃胆。

金气药补品

山药	补降肺胃。
沙参	补肺生津。
苏条参	补肺生津。
百合	凉肺补气，胃寒忌用。
麦冬	凉补肺液，胃虚忌用。
西洋参	补肺生津，收降力大。

糯米	补肺生津，阴虚最宜。
白及	专补肺损，阴虚最宜。
黄精	润补肺胃，阴虚妙品。

金气药泻品

牛蒡子	泻肺生津。
贝母	泻肺清热，专化燥痰。
麻黄	泻肺发汗，力猛慎用。
薄荷	泻肺发汗，虚家少用。
黄芩	清热泻肺，极能寒中。
石膏	凉泻肺燥，最能寒中。
白芥子	泻肺化痰，阴虚忌用。
苏子	大泻肺气。
葶苈子	大泻肺水，力猛非常。

金气药升降品

黄芪	升补卫气，阴虚忌用。
升麻	专升大肠，阴虚忌用。
莴根	专升大肠，凉润解表。
杏仁	降肺化痰，阴虚慎用。
桔梗	降肺排脓，阴虚忌用。
橘皮	温降肺胃。
枇杷叶	疏降肺胃。
竹叶	专降肺气，清凉不寒。
枳实	降气通滞，气虚忌用。

木气药补品

当归	和血润燥，湿脾滑肠。
羊肉	温补木气，滋养非常。

阿胶	润木息风，脾湿忌用。
乌梅	大补木气，收敛生津。
枣皮	收敛阳气，补木生津。
枣仁	滋补胆经。
艾叶	温补肝阳。
地黄	养血息风，木燥妙品。
羊肝	温养木气，补助肝阳。

木气药泻品

苦楝子	专破结气，并止热痛。
桃仁	性热破血。
红花	专祛瘀血，祛瘀生新。
青皮	大泻木气。
香附	专泻肝经。
郁金	泻肝解郁。
五灵脂	祛瘀散结。
赤芍	最散木气。.
延胡索	专攻木气，祛结散血。

木气药升降品

桂枝	升达肝阳，阴虚慎用。
川芎	温升肝经，窜性最大。
蒺藜	温升肝经，兼能滋补。
木香	温升肝经，木燥忌用。
白芍	专降胆经，收敛相火。
肉桂	温降胆经，直达肾脏。
吴茱萸	温降胆胃。
龙胆草	清降胆经。

黄芩	凉降胆经。
厚朴	温降胆经。
猪胆汁	凉降胆经。
舌酒	收降胆肺。

水气药补品

附片	专补肾阳，除湿破结。
巴戟	温补肾肝，滋润不燥。
菟丝	温肾补精。
淫羊藿	温补肾肝，平和之品。
覆盆子	温补胆肾，能取小便。
熟地	滋补肾精。
甜苁蓉	温补肝肾。
破故纸	温补肝阳。
胡桃	温补肾阳。

水气药泻品

车前	除湿利水。
猪苓	利水通窍。
通草	清利水道。
海金沙	泄水祛结。
泽泻	泄水利湿。
萆薢	通利水道。

水气药升降品

凡补品皆升，泻品皆降。

火气药补品

温补肝肾之品，皆补心火，并补相火。

火气药泻品

黄连	专清心火，并除湿热。
莲心	专清心火。
灯心	轻清心火。
栀仁	凉泄心火。
朱砂	妄降心火。
黄柏	清泄相火。

火气药升降品

柴胡	专升命门，善解结气。

凡温补肝肾之品，皆能升火，凡泻火之品，皆能降火。惟肉桂补火，系温降胆经相火。

荣卫药

外感和荣药

芍药	降胆收热。
淡豆豉	养木抑阴，调养中气。
黑豆	降胆湿水，养中降火。
大枣	养中养木，滋补津液。
绿豆	养中清热。
黄豆	养木调中。

外感和卫药

麻黄	善开卫闭，能通腠理。
薄荷	泄卫开肺。
杏仁	降肺泄卫。
陈皮	温降肺胃。
生姜	散肺伤津。
竹叶	轻降肺卫。

以上药品,《长沙药解》所无者,载黄氏《玉楸药解》。

药性完备,莫如《本草纲目》。各家论说,兼收并蓄。是医学成后的参考书,不是初学医时的教科书。即如五味子,乃温补肾家的药,都说成肺家止咳药。只因伤寒论小青龙汤用五味子以治咳嗽,后人故都认为肺家药。不知小青龙汤证的咳,乃肾寒水泛。故小青龙汤用细辛以降水,五味子以温肾,干姜以温中,肺家咳嗽而用五味燥热收聚之性,未有不愈用愈咳者。最可笑的是李东垣,他说五味收肺气,升也。肺气不降则病,岂有用升药之事。降则收,升则散,此平常之理,李东垣一生好升阳,遂将肺气亦认为当升,误后学多矣。诸如此类,《本草纲目》不可胜数。故学者须先将基础立定,乃可多看药性书。要立药性基础,只有《长沙药解》。

用药处方,尝有由配合之巧,发生特别之功者,各人之聪明不同,应用各异也。所以叶天士谓芍药入肺经,缘肺金以收敛下降为顺,胆经不降,相火上逆,火逆伤金,故肺气不收敛下降。芍药将胆经降下,相火不逆,肺经自能收降。芍药降胆经为因,火降然后金收为果。叶天士因用芍药而肺金收降,遂谓芍药入肺经。倘肺金不收,并非由于胆木不降,相火上逆,则芍药必不见效矣。所谓因者,原理是也。由原理推广之结果,乃有着落。

近人邹润安《本经疏证》,谓芍药能破能收,合桂枝则破荣分之结,合甘草则破肠胃之结,合附片则破下焦之结云云。不知皆芍药降胆经的结果,并非破也。内经谓十一脏之气皆取决于胆。斯言也因胆经降则全体流通,胆经不降则全体结塞。气降则收,气降则通,胆经降为因,结气通为果也。知芍药善降胆经,则凡因胆经不降诸病,自然知芍药通用之妙。不知芍药善降胆经，只谓芍药入肺，芍药能破结气，则无的放矢，有不冤杀无辜者乎。所以学知药性，务先认识原理，认识原理，必须学知伤寒金匮各方用药之意义，则《长沙药解》之外，无可令人能得原理的认识之本也。

学药结果在用药，认识药性原理，既如此之难，而普通言论，又形成一种恶习，使人堕入其中，振拔不出，即如芍药平肝一语，今昔一致，南北同风，病家医家，众口一辞，芍药功用，遂失其效。肝经由下上升，秉阴中之阳。肝经诸病，皆由肝阳下陷，升不上来使然，岂可用芍药平之，使之欲升不得乎。胆经降则肝经升，芍药降胆经则肝经升。芍药于事实上，本是平胆，乃曰芍药平肝，相反如此，后之学者，不为所误有几人乎。故系统学用药，全在认定着落四字用工夫，而归根于河图的圆运动。河图的圆运动，于根本上示人以药性原理之准则，于变动上示人以运用药性原理之灵巧。由准则发生灵巧，由灵巧归于准则，药性学清应当如此学法。

可于《长沙药解》中，分为常用者，不常用者。常用者先读，不常用者后读。按土气木气金气水气火气的河图系统，不可任意取舍，致将整个的意义失却，得不着一以贯之之妙。本书处方篇所列各方，惟大黄䗪虫丸所用之虫类药，为不常用者。能将处方篇各药研究彻底，熟记于心，自然发生妙于化裁的机会。

现在学校初期课程，列国药一科，无有原理，无有系统，伤寒不晓，金匮未知，先讲国药，听者莫明其所以然，误人多矣。

现在中央书店出版的药性大辞典极好，分补阳类，补阴类，补气类，补血类，收敛类，发散类等等，便于检查。每药皆有禁忌一栏，尤为合用，可以减少用药之误。其于原理，则一字不题，更是此书长处。原理说错了，必误后人也。

脉法读法

脉法一曰主病，一曰脉象，一曰脉理。脉象宜读周梦觉《三指禅》，以无病之胃气脉为纲，二十六病脉为目。先学知无病之胃气脉，乃能学知有病之二十六脉病脉。虽有二十六脉，常见者不过十余脉，将常见者认识明白，不常见者自亦随之明白，脉象虽多，以胃气脉为系统，自得整个学法。学胃气脉，须常诊元气未泄身壮无病之脉，乃知。

主病宜读李濒湖修正之《四言举要》，不必背得，只记纲领，久之自能取用。惟不可由脉猜病，务要问病对脉。如问病为停食，诊得沉紧脉，食停则病在里，故脉沉，食停则气聚于食，故现紧象，紧者，聚之意也。以此类推，自得办法。

脉理宜读黄氏八种《四圣心源》。黄氏所论脉理，有整个系统，如脉浮为病在表，脉沉为病在里，脉数为主热，脉迟为主寒。有表病脉沉，里病脉浮者。数脉为虚，迟脉为热者。大脉为阳，亦有大不可认为阳者。小脉为阴，亦有小不可认为阴者，黄氏所论脉象之理，根据《内经》《难经》《伤寒》《金匮》经文，反复申论，实有益于初学。因脉理活泼，妙不可言，如不先将根底学清，从活泼揣摸，必蹈恍惚之害。欲学根底，黄氏最好。

自来诊脉，两手分诊。系统学诊脉，必须两手合诊，因整个圆运动的消息，须两手合诊，方能审察得出。又须三指斜下，次指按在浮部，中指按在中部，无名指按在沉部。沉部在骨，中部在肉，浮部在皮。斜下者，中指比次指重，无名指比中指重，即《难经》所谓三菽之重，六菽之重，九菽之重是也。是为三部诊法。若三指不分轻重，便不合寸关尺三部脉的本位。三部之法之中，有又九候之法。三部九候者，一部三候，三部九候。寸脉

357

本位在浮部，浮部有浮部的浮中沉。关脉本位在中部，中部有中部的浮中沉。尺脉本位在沉部，沉部有沉部的浮中沉。三部九候的诊法，只须三指斜下，三指同时由轻按而重按，由重按而再重按，再由重按而轻按，由轻按而再轻按，将寸关尺三部九候的整个诊法得着。

诊脉所以审病，诊脉时却不可先存审病之念，只须审察整个的圆运动。欲审察病人整个的圆运动，须先将无病之人整个的圆运动印于脑中，然后能审察病人的整个圆运动。知无病人的脉的运动圆，乃知有病人的脉的运动何处不圆。不圆之处，即是有病之处。《三指禅》的胃气脉中，寻不出二十六病脉之一病脉，是为无病人的圆，但见二十六病脉之一病脉，便是不圆。所谓不可先存审病之念者，只须审察圆与不圆，病脉自然显现于指下。三部九候，必须诊的彻底，由浮按至沉，又由沉按至浮，不得忽略一丝。

要如何才不至忽略一丝，可将皮肉骨分作九个字，一字一层的按，心中觉得不含混了，便一丝不忽略了。但这九个字的九层地位。是皮肉骨的地位，不是脉的个体，是下指的方法。方法与地位彻底了，然后诊脉。看脉在此地位中的动态如何，这个地位方法，如不用心研究彻底，下指诊脉，必犯下列之弊。

下指诊脉，每将指头死按脉上。就如用眼睛看物，却把眼珠放在物上，如何能将所看之物看得明白。故诊脉不可将指头死按脉上，致将脉的动态诊察不出。诊脉称为看脉，指头上并无眼睛，而看字的意义却妙极矣。孔子曰：圣人南面而听天下。又曰，听讼吾犹人也。将看字改为听字，能将听字的意义体会有得，则诊脉必有聪明过人处。听字比看字静得多，活泼得多。看是我去看，听是听他来。必能听而后得整个的认识也。三部九候

的候字，候者等候之意。我的指头，只在九个字的地位上，审察
地位，等候脉来唤我，我再去听脉。候字听字的意义，大医的妙
用，全在于此。最好办法，是先将指头审察九个字地位，以候脉
来。指头与脉见面之后，仍不听脉，仍只审察九个字地位。有意
无意之中，听出脉的病点来，然后跟续搜求，由合听而分听，由
分听而合听。整个脉体，即是整个人身的河图。由合以求分，便
知病之所在。由分以求合，便得处方的结果。总而言之，不可由
我去找脉，须候脉来唤我，此秘诀也。

诊脉，须先听六脉整个大体，切不可先注意关脉怎样，寸脉
怎样。先诊整个大体，听出大体是阳虚是阴虚。阳虚者脉气润，
阴虚者脉气枯。然后据所问之证，在脉上审察，切不可由我去找
脉上何处有病，须听脉自己呈出病来。由我去找脉，我有成见，
所找出之脉，多是我的成见的结果。听脉自己呈出来的病象，才
是真象。诊脉的工夫，须先将医生的性情练和。心神练静，指头
练活。能将我的心移放在指头上，指头即是心，便活矣。如将心
去照管指头，便不活矣。

九个字整个地位如明镜的个体，脉如镜中所照出之一物，将
此点悟出，便可不犯指头死按脉上之弊，而自然发生说不出来
之巧。

两手合诊，如有不便时，可多诊一次，亦较明了。病脉须比
较确切，然后显明。如右手脉较左手脉大些，此为阳盛阴虚，宜
用阴药。但阴药应当用至如何程度，须视左手小于右手的程度如
何而定。右脉大为阳盛，须大而实，如火而松，则为阳虚。不两
手合诊，比较不确，则程度之相差如何不确，用药即有太过不及
之弊。两手合诊，其中有予医生以决断治法的巧妙处。两手合诊
惯了，一旦两手分诊，只觉心中自问不得过去。何也，不比较不

知道也。两手分诊，不免有自欺欺人处，奈何奈何。

著者为病人诊脉，必两手合诊，因整个圆运动必合诊乃能对照无遗耳。上文所说九个字的地位手法，总要切实体会。这九个字的地位中，不管有脉无脉，心中只先审察地位，不要先审脉。必须先将九个字的地位手法认清，然后静听脉来之象，以求其象之理，以定方中所用之药。处方定药，全在此时决断，定药要在指头未离脉时，研究决定。如诊脉放手，再来定药，即不准确。在脉上定方，即在脉上审察所用的药，与脉的轻重，审察再三，心中安了，放手即提笔写方。写方之后，再写医案，然后可同别人说话。万不可先写医案，后写药方。写完医案，再写药方，所写之药，必不全合所诊之脉矣。

拟方定药，要在指未离脉之时。如认为中气虚寒，拟用理中汤，是必脉来松软，润而不枯。倘肝胆脉比较细涩。则干姜伤津，细涩乃津伤之脉，须加少许芍药当归以润肝胆津液。如脉来松软，证现虚寒，当用理中补虚温寒，而左尺比较短少，左尺属水，是水气不足，当加生地麦冬以补左尺水气。理中汤乃不发生燥热伤津之过。

如麦门冬汤治中虚肺燥，其脉必涩。倘涩而兼细，宜去生姜，并减半夏，姜夏伤津，细涩之脉最忌。

如小建中汤治虚劳，以芍药降胆收相火为主，须右脉关寸之间脉气较他脉为盛，乃受得芍药之苦寒。倘右脉关寸之间脉气不盛，胆胃之热不足，当减轻芍药，或不减轻芍药。加冰糖白糖以和芍药之苦，免伤胆胃之阳。

如肾气丸治肾气不足，须有左尺右尺比较之多少。左多右少为火虚，附桂宜稍加重。右多左少为水虚，附桂即宜轻用。

如当归生姜羊肉汤治肝经虚寒，倘肺脉虚弱，生姜只宜少许。肺主收敛，生姜伤肺也。

如泻心汤治心火不降，吐血衄血，倘脉来不实，便不可用也。

如诊治伤寒麻黄汤证，问证无差，是麻黄汤证也。当用麻黄多少，当以寸脉尺脉而定。寸脉弱尺脉少，只宜轻剂麻黄，便可出汗。寸脉弱，肺家收敛力少，尺脉少，肾家津液不足也。倘麻黄分量与脉不称，则服后汗多，诸祸作矣。

如诊治桂枝汤证，问证无差，是桂枝汤证也。而脉气虚软，芍药寒中，宜多用炙甘草以扶中气。以减去脉之虚软，则芍药乃能免寒中之弊。如诊治普通外感，用薄荷以调卫气，用黑豆以和荣气。薄荷散性甚大，倘脉气无弦紧之象，不可多用，多则辛散伤肺，更加发热。

如诊治内伤虚证。拟用白术炙草以补中土，须脉象虚松，或脉象微小，乃可不生横滞之害。

如诊治肠胃热滞。拟用大黄以消去热滞。倘脉象重按不实，便不可用。如其不能不用，必须用术草以补之，乃不发生下伤中气之祸。

如诊治吐血之虚热证，饮食甚少，阴液又伤。拟用补土养液之药。补土之药，必伤阴液，养液之药，必伤土气。必须详审脉象，脉象细数，术草不可并用，或术草均不可用，则用山药扁豆以代术，用白糖以代草。细数之脉，最忌辛散，当归不宜，只宜阿胶。虚热吐血，肺脉如细，更须保肺。橘皮下气，亦能伤肺，半夏更不能当。

如诊治腹泻，腹泻因于食滞热滞者多，因于阴寒阳败者少，两下诊治错误，关系生死甚远。认为阴寒，脉必微少无神，乃可用姜附以温寒回阳。食滞热滞，脉必紧细有力，乃可用神曲谷芽以消食，栀子黄芩以清热。脉虽紧细，右脉较左脉无力，消食须防伤中，清热须防败火。前人有云：人迎紧伤于寒，气口紧伤于食，其实伤食不必紧在左脉。

如诊治阴寒夹暑。其人不食，不大便，不小便，但欲寐不能寐，口不渴而苦，舌无苔。六脉洪大异常，沉按虚空，而左关脉中下有弦细之象。洪大虚空阴寒之诊。口苦而左关中下两部弦细，乃暑脉也。方用重剂四逆汤以回阳，用冬瓜蒸自然汁以煎药，冬瓜清暑也。何以不用他药清暑，而用冬瓜汁清暑，冬瓜汁不伤人也，诊治此病，最难在冬瓜汁想得去。因病人已近九十岁矣，服一剂痊愈。

如诊治妇人经停。脉象平和，寻求结果，在左关脉得着病象。左关脉较他脉多些，此木气不调也。用桂枝汤一剂，左脉多处平了，仅食饭加增。再诊则左尺较他脉少，此血热液少也。桂枝汤加生地以补左尺，一剂左尺脉起，经来如常。

如诊治妇人经停，是孕是停，脉数而弱是停，不数不弱是孕。治孕之法，与治停之法，只是一个调养二字之法。治孕用调养，治停用攻破，愈攻破则停矣。调养之法，术草以补养中土，芍药以降胆经，桂枝以升肝经，中宫运化，升降机复，饭食稍加，再加神曲以祛滞，当归以活血。腹部如有痛处，定在不移，按之更痛，是有瘀积，然后可加桃仁红花以祛瘀积，缓缓见功，自然经通，无有他弊。

以上审脉用药之分别学法也。又有笼统学法。六脉以关脉为主，凡中部以上脉盛，中部以下脉虚。无论何病，先补中气，再配治病之药。凡中部以上脉少或无脉，中部以下脉多或有力。无论何病，温药补药忌用，宜用消滞清热养阴药。中部以下主里，中部以上主外。里气不足，故先补中。里气有余，故忌补药。右为阴道，左为阳道。左脉阳虚，则升不上来。右脉阴虚，则降不下去。升不下来，则左郁而虚大，宜温升之药。降不下去，则右郁而实大，宜凉降之药。左属水木，右属火土。左脉沉细，水木枯涩，宜滋润水木药。右脉微小，火土衰退，宜温补火土药。左寸属心火，左寸不足，不治左寸，木气足则左寸足也。右寸属肺金，右寸不足，不治右寸，土气足则右寸足也。右尺属相火，右尺不足，宜直接温肾，兼降胆木，此笼统学法也。笼统学法中，更有笼统学法，即上文所说脉的大体柔润为阳虚，无论何病，不可用凉药攻伐药，脉的大体干枯为阴虚，无论何病，不可用燥热药横补药是也，只要指法活泼，大体认清，笼统之中，已得应用地步了。学医最后，乃可学脉。以上学法，理路明白，试验多人矣。

总要把病人身体，认为宇宙河图的气体。如不把病人身体，认作一个宇宙造化，认作一个五行六气圆运动的河图，诊脉之时，只想着肺体如何，肝体如何等，那是绝对不能用中医药方治好了病的。中医学的原则，在人身最初的一个细胞，这个细胞，是宇宙造化五行六气整个圆运动的河图，人身六脉，是窥探造化消息的所在。故两手诊脉，只窥探造化消息的整个方法，试验便知。

诊脉之道如调琴音。调阳弦必同时证以阴弦，调阴弦必同时证以阳弦。如不同时取证，只调一方，所调之音，必不准确。知此便可悟两手合诊之必要矣。况乎人身六脉，虽分左右，原是一气回环的整个圆运动。既是一气回环的整个圆运动，自非两手同时将六脉合诊，同时取证不可。

还有好些省份诊脉，病人伸手就诊，都将掌心向上仰着，更无法诊得明白。万不可掌心向上，定要虎口向上，而且将掌向内微弯，则脉来流利，医生乃能用指法去细细寻求，此义务必要向病家说明。李濒湖修正之《四言举要》曰：初持脉时，令仰其掌，不可为训。

诊脉之时，即是定方之时。此时指下心中，只知病人身体整个气机的圆运动如何不圆，要用如何的方法，以补救其圆。所开药方，却要自己立法，此时切不可有一句古人的书在我的心里，若是心里有一句古人的书，心就离开指示，忘却病人整个气体，便不能立出合于病机的方法来。自己立法，本非易事，但须由这个路上学去，自然得到自己立法之境。若诊脉时心中想到古人书上去，则自己立法之境，便难得到矣。

诊脉之时，既不可想着病人身体的形质，又不可想着书上的一句话，此时心中，只觉两手按着一个圆运动的河图。此妙法也，亦捷诀也。想着书想着形质，决不成功，试验便知。

医案读法

医案。应当多看前贤之医案，所以增长吾人经验阅历的知识，愈看的多愈好。然未读本书以前，则医案愈看的多愈乱。譬如乘无罗针之船，航行无边大海，东西南北，以意为之耳。本书诸篇。罗针也，既有罗针指定南方，则头头是道矣。无论何家医案，皆有益处。看之之法，全凭药性。如案中有炙草党参，中气虚也。白术茯苓，土气湿也。芍药，胆经热而不降也。桂枝，肝经寒而不升与表阳虚也。贝母麦冬，肺胃燥也。橘皮半夏，肺胃湿也。大黄，热结也。麻黄，肺气卫气闭而不开也。黄芩，肝胆热也。桃仁，血结也之类。精药之性，求病之理。病证繁多，方法各异，皆可用整个圆运动原理以归纳之。各家医案，议论不同，而药方见效，无不与圆运动原理暗合者。如药中用甘草干姜，自云甘温能除大热，我知其中寒不运，相火不降也。用芍药甘草，自云酸甘生阴，我知其为补中气降胆经相火也。用桂枝汤，自云攻表，自云发汗，我知其非攻非发，乃平荣气之疏泄，以和卫气也。以类推之，头头是道者，亦滴滴归源矣。

将本书读完后，再看前贤医案，先看黄坤载之素灵微蕴各病解。次看王孟英医案，再看陆氏三世医验的一世二世。

王孟英先生医案，无整个原理。而临证多经验富，医方细密，用药活泼，对于躁热伤津，横补滞络诸弊，告诫深切，裨益后学，实非浅鲜。黄坤载先生医书，有整个原理，而经验太少，处方板重，用药偏燥偏热，犯王孟英所戒之处甚多。然其劝人不可肆用寒凉，伤损中下阳气，不可肆用滋腻，败坏脾胃运化，又皆有益后学之名言。陆氏三世医验，全凭脉象下药，医案之根据脉象，便于学步者，此书第一。初学医时，看书不可不专，将此三家用功研究，把握已定，然后遍览各家医案，据其所用药性，以探所治病理，务必将认定着落四字，丝毫不可放松，自然成功。认定用药是何着落，即知是何原理也，黄氏《四圣心源》，所论杂病，亦是极有原理，可以为法之书。惟一病之起因，皆有风热暑湿燥寒的关系，黄氏杂病，未能一一都备，只可作一部分之参考而已。黄氏偏于养阳，王氏偏于养阴，合两家以会其通，便成整个。故系统学以先学两家为根本。

黄氏偏于贵阳贱阴，崇补火土。学黄氏者，无不随黄氏之偏，好用茯苓白术干姜附子桂枝炙草等，伤津液滞经络之药，将平常小病，治成阴虚伏热大病。轻者归入虚损，重者渐成痨瘵，一遇温病湿热，无不动手便错。黄氏八种，温病、疹病最坏。温病初起之方，用生姜、大枣、炙草、浮萍、燥横发散之品，最不合宜。大概黄氏长于内难伤寒金匮之理，临证经验尚少之故，其治内伤各病，果系外现燥热，内伏湿寒者，则黄氏治法甚优。

黄氏主治中气之方，不论中土有无寒湿证据，皆以干姜茯苓炙草为主。只顾崇阳补火，不顾伤液劫液，于阴以养阳之义，破坏无遗，则黄氏之缺憾也。

黄氏误认仲圣伤寒脉法，阳病见阴脉者死，阴病见阳脉者生，为阳贵阴贱。又误认伤寒少阴篇，少阴负于趺阳者顺，为当崇补火土。不知河图中宫属土，阴数在外，阳数在内。中气之旋转，全是阳寓阴中之功能。倘阴气伤损，包围不住阳气，阳气外越，中气即渐消灭。因阳无阴则动而散，非中气真寒，何可统用干姜以伤胃阴乎。

吾人须知中气属土，土气生于相火之下降。又须知相火下降，降于阴金之内收。阴金将相火收入肾水之内，水能藏火，乃生元气。水火俱足，元气乃足，元气上奉，乃生中气。《内经》阴平阳秘，精神乃治之旨，原是如此。凡人能食者，胃阴旺也。食能消化者，脾阳旺也。阴主收，故能食。阳主化，故食能消化。然必阴能包阳，而后能食能化。阴平者，阴与阳平也。阳秘者，阴能养阳，阳乃秘藏也。

如随意好用燥药热药，劫夺津液，将阴金收降之气损伤，津液不能复生，火气外泄，胃不思食，中气消灭，便无法挽回。凡虚劳之人，睡醒出汗，与饭后出汗，饭后胸部觉热，皆是阴液亏伤，包藏不住阳气的现象。此乃显而易见之事，但已到了这样地步，要去补阴已来不及。因阴液伤到如此地步，不是骤然成的，乃是日渐日久成的。气化坏了，可以用药还原，形质的津液坏了，便难还原。故古人曰：阴脉旺者多寿。阴者津液，津液多，包藏得住阳气，故寿也。医家治病，须十分小心，不可误用凉药，伤了人身相火。不可误用燥热药，伤了人身津液。必须脉气实滞，乃用凉药清热。必须真有内寒，乃用温药温寒。中病即止，不可太过。与其太过，宁可不及。太过必定坏事，不及尚可加增。

用清凉养阴药的事实上，常有服至数月仍宜再服之病。在用燥热药的事实上，多系一剂二剂之后，便少有宜再用者。可见阴液难复，阳气易复也。阳虽易复，却不可伤。倘非真是中下阳实，而肝肺偏燥之病，若误服寒凉，立见阳亡之祸。如肝肺偏燥，而中下阳虚，须用凉药以清燥，须兼用温补中下之药以顾中下。经方中此法，宜研究彻底也。时令外感之属于相火外泄外热而内寒，死于寒凉药者太多矣。面红目红身痒之属于相火外泄外热而内寒，死于寒凉药者太多矣。

尝谓中医书籍，惟黄氏当得住一个偏字。有整个乃可言偏，无整个即不能言偏，惟黄氏有整个也。整个者，整个河图也。整个河图是圆的，阴阳平和则圆，阴多则往下不圆矣，阳多则往上不圆矣。故读黄氏书，须于系统学有把握之后，乃可读之，自能法其是处，戒其偏处。陆九芝《世补斋医书》，驳黄氏扶阳抑阴最为切实，惜于黄氏好处，未尝道及。陆氏不知五行的所以然之故耳。

黄氏谓内伤杂病无水虚者。不知内伤之病，虚劳为多。虚劳之病，无不由津液耗伤而起。黄氏因感愤医家好用滋腻之品，补水败土，欲救此弊，不觉立言之失常。其实乃黄氏治病经验不多，未曾见内伤水虚不易调治之病，故不觉立言之失耳。黄氏又谓纯阳则仙，纯阴则鬼，故宜扶阳抑阴，不知人乃阴阳平和之体，纯阳谓之仙，纯阴谓之鬼，阴阳平和谓之人。阴性向下，阳性向上，阴阳平和，则成上下之中的圆运动。人字两笔，即阴阳各半的表示。所以草木发生，皆是两芽，亦阴阳各半之事实也。黄氏又谓阴如人居之宅，阳如宅中之人，人存则宅亦修。不知阳与阴是平和圆运动的，阴是封藏阳气的。无阴则阳气上飞，尚何人存则宅亦修之云也，惟阳者万物资始，阴者万物资生。有阳在先，阴乃能生。宇宙造化之成，由于太阳的热射入阴体之地面而起。有阳之阴，乃为生阴，无阳之阴，不能生物，便是死阴。以此之故，阳贵于阴，乃为正论。然阳热射入阴体的地面，亦须此地面水湿滋润，阳热乃能入于阴体，以成圆运动的造化。阴主吸收，无水湿滋润之地面，阴不吸收，阳热虽射不能入内，则阳热亦返射而散去。故善养阳气，须培津液，何可只知贵阳不知贵阴也。万物的动力，起于阳热。有阴液包藏的阳热，其动力是圆的，圆则生也。无阴液包藏的阳热，其动力是直的，直则死矣。阴不自动，随阳而动，阴如无阳，便不知动，所以圆的运动，阴阳不可偏重。惟其先有阳热，阴乃能动，故仲圣曰阳病见阴脉者死，言将无阳也。阴病见阳脉者生，言仍将有阳也。少阴负于趺阳者顺，言水能克火，土生于火。少阴水气之脉较趺阳土气之脉负，则水不能克火，故曰顺也。岂可抑阴乎哉，故系统学本圆运动之义，以为系统，不可错用寒凉之药，以伤相火之阳热，不可错用燥热之药，以伤藏阳之阴液，相题并重，学者庶几不失于偏乎。

以上所论黄氏各节，并非专为黄氏而发。于此可见阴阳不可偏胜之义，有如此也。

朱丹溪主滋阴，刘河间主泻火，李东垣主脾胃，张子和主攻破，似乎各偏其偏，其实各有功效。吾人将四家之偏，合成一整个圆运动去研究，四家皆我之师也。

前贤医案，多有见效于某地某时，而不能通用于别地别时者，吾人于宇宙大气的圆运动中，得到生长收藏的认识，便能对于前贤医案加以判断，据各地之生长收藏以为判断也。谢利恒先生谓晋冀地方用附片极轻，四川地方用附片多至数两，习以为常，因川江之水，由西康雪山而来，水性甚寒，川人饮之，故体寒宜于附片。不知沿江而居，以江水为饮者，只少数之人耳，川省地层皆红砂石，土薄水浅，地下封藏的阳气不足，冬令不冷，雪少无冰，地面上的阳气不能全入土下，地方的大气，地方土下水中之气也。此气的阳热不足，人呼吸之以为生活元素，故人亦阳气不足，故宜多用附片以补阳气。凡冬令雪少无冰，冰冻不大之地，大略相同。冬令冰冻之地，地下水中所封藏的阳热多，大气中阳热多，人身中阳热亦多，故少有用附片之病，《温热经纬》余师愚论疫，皆用寒凉药。如地方冬令不冷，其地如发生疫病，绝无纯用石膏之证。去年成都夏至后，霍乱成疫，一街一日死至七十人，医家用麦冬滑石兼干姜白术者，皆得不死。纯用热药皆死，纯用寒药亦死。是疫证医案亦宜指出某地某时，乃有着落。

大概川滇两广福建，冬令不冷之地，大气中阳气皆较少。冀晋豫以北以西地方，冬令冷冻，大气中阳气皆较多。黔湘以至江浙，冬令亦冷之地，大气中阳气亦多。

以上以地而言。如以时而言，则大寒后的病多阳虚，处暑后的病多阳实。大寒后大气动升而疏泄，处暑后大气静降而收敛。升而疏泄，阳气出外，故阳虚。降而收敛，阳气入内，故阳实。冬令不冷之地，大寒以后，处暑以前，如病发热，凉药散药，多不相宜。如其冬令不冷，立春前又鸣雷，则立春以后，处暑以前，下寒之病，非常之多。五月六月，多而危险。王梦英浙江医案，昆明成都多不合用。各家医案的读法，又须分地分时，未可执一而论。

雪山之水，其性不寒。无雪之地，水性乃寒。医家如能明白此理，便知宇宙造化之道，然后温疹原理可望大明于世。广东产妇产后，必吃生姜，亦无雪之地之水，其性必寒。其实乃广东冬令不冷，大气中的阳气不足，故人身宜温性食物耳。

女科读法

女科以《傅青主女科》为宜学之本，只须先将处方基础篇学习透彻，根据温经汤之理法，由所用之药之性，以求出其原理，便能运用有效。傅氏此书，与《石室秘录》所载相同，想系后人假傅之名，将《石室秘录》所载另为一本，《石室秘录》出书在傅之前，全书文法又与傅本相同也。《济阴纲目》，继续再看。

外科读法

外科以徐灵胎《外科正宗》为最好，按其所用之药之性，以系统学中气荣卫脏腑阴阳之理求之，便学着矣。

全书结论

古语有云：大匠能与人以规矩，不能使人巧。系统的古中医学，则能与人以规矩，又能使人巧者也。阴阳分开研究，规矩也，合成一圆运动研究，巧也。五行分开研究，规矩也，合成一个圆运动研究，巧也。六气分开研究，规矩也，合成一圆运动研究，巧也。处方篇之各方分开研究，规矩也，各方合成一圆运动研究，巧也。《伤寒论》之一百一十三方，分开研究，规矩也，一百一十三方合成一圆运动研究，巧也。温病时病小儿病等方，分开研究，规矩也，各方合成一圆运动研究，巧也。本书各篇分开研究，规矩也。各篇合成一圆运动研究，巧也。自己良心上，自问已得到最后之巧矣，又必研究《金匮》，研究药性，研究脉法，研究医案，研究女科、外科，无不融贯，无不分明。无不分明，无不融贯，然后为人诊病处方，庶少过失。

编后感言

现在用科学方法整理中医，都以形体解剖为根据，以为合于科学。中医学是活的，气化与宇宙间的大气，是合而为一的整个圆运动，形体解剖是死了无气的片段物质，形体解剖只可作中医考查形质的帮助，不可作中医学生理病理医理的根据。于治疗功效看来，学气化的医生，见功实多，而且容易。谈形体解剖的科学医生，见功实少，而且艰难，科学青年，须知治病以见效为主。科学二字，是方法，非形体解剖也。西医形质之学，自有它的好处，独不可用于气的生物上来。即以科学而论，科学二字的意义，是有原则，有系统，有实在的事实，有物质的证明之谓。非将活着整个联系整个圆运动的气体，硬扯在相反的死了片段不动不联系的固体上去说之谓，本书生命宇宙篇，用现代十三种科学，证明我中国古医学，生命宇宙，是一不是二的原则，较之用一种死的片段、不动的科学硬扯不上的办法，为何如乎。民国丙子，著者在南京中央国医馆特别研究班，教授系统学生命宇宙篇，承上海陆渊雷先生在所出中医新生命上，将著者骂的十分有趣，并谓研究医学不可说到宇宙上去，著者只好不答以答之。

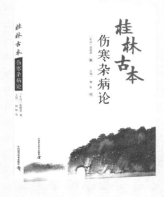

《伤寒杂病论》是中医学四大经典著作之一，为东汉张仲景（张机）所著。至今流传有多种版本，桂林古本《伤寒杂病论》是其中之一。桂林古本《伤寒杂病论》为清代桂林左盛德藏书，载方326张，用药147味。从桂林古本多出的内容来看，文字古朴，且载方用药甚简，配伍精当，绝非后世日趋于繁的文风和方剂可比，故应予高度重视和深入研究，对进一步完善仲景理论体系、充实方证内容、指导临床实践等方面，将会发挥巨大作用。

本书据桂林已故老中医罗哲初手抄本整理而成，对六淫病邪（风、寒、暑、湿、燥、热）及六经辨证等论述较为详尽，此为本书与其他版本不同之最大特点。同时，书中还保存了大量有效方剂。全书内容丰富，理、法、方、药连贯紧凑，理论联系实际，实为学习中医必循的重要医著之一，适合中医药工作者、中医药院校广大师生及中医药爱好者阅读参考。

（东汉）张仲景 著

王冠一 周 羚 校

定价：38.00 元

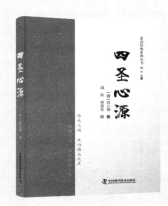

《四圣心源》是清·黄元御撰写于1753年的医书，又名《医圣心源》。作者将黄帝、岐伯、秦越人、张仲景视为医中四圣。本书阐发《内经》《难经》《伤寒论》《金匮要略》诸书蕴义，卷一天人解；卷二六气解；卷三脉法解；卷四劳伤解；卷五至卷七杂病解；卷八七窍解；卷九疮疡解；卷十别人解。是一部包括中医基本理论和部分临床医学的综合性著作。

（清）黄元御 著

周 羚 胥荣东 校

定价：19.80 元

出版社官方微店